Carl-Auer

Für Raili und Angelika,
Sonia, Matthias und Philipp

Kurt Ludewig

Systemische Therapie

Grundlagen, klinische Theorie und Praxis

Mit Vorworten von Helm Stierlin und Heinz von Foerster

Vollständig überarbeitete und aktualisierte Neuausgabe, 2015

Umschlaggestaltung: Uwe Göbel, Daniela Gaus
Umschlagmotiv: Illustration Uwe Göbel.
Satz: Drißner-Design u. DTP, Meßstetten
Printed in Germany
Druck und Bindung: Freiburger Graphische Betriebe, www.fgb.de

Erste Auflage, 2015
ISBN 978-3-8497-0060-7

Eine frühere Ausgabe erschien unter dem Titel
»Systemische Therapie – Grundlagen klinischer Theorie und Praxis«
im Klett-Cotta-Verlag.

Bibliografische Information der Deutschen Nationalbibliothek:
Die Deutsche Nationalbibliothek verzeichnet diese Publikation
in der Deutschen Nationalbibliografie; detaillierte bibliografische
Daten sind im Internet über http://dnb.d-nb.de abrufbar.

Informationen zu unserem gesamten Programm, unseren Autoren
und zum Verlag finden Sie unter: www.carl-auer.de.

Wenn Sie Interesse an unseren monatlichen Nachrichten aus der Vangerowstraße haben,
können Sie unter http://www.carl-auer.de/newsletter den Newsletter abonnieren.

Carl-Auer Verlag GmbH
Vangerowstraße 14
69115 Heidelberg
Tel. 0 62 21-64 38 0
Fax 0 62 21-64 38 22
info@carl-auer.de

Inhalt

Vorwort

Das vorliegende Buch wurde ursprünglich zu Beginn der 1990er Jahre verfasst, im Jahr 1992 veröffentlicht und im Jahr 1997 in 4. Auflage zuletzt gedruckt (vgl. Ludewig 1992). Seit einigen Jahren ist es vergriffen. Als eines der ersten seiner Art fasste es den State of the Art der systemischen Therapie zu einem Zeitpunkt zusammen, als zu diesem Psychotherapieverfahren zwar ein ansehnliches Korpus von Konzepten und Modellen erarbeitet worden war, ein umfassendes Grundlagenwerk darüber aber noch fehlte. Die damals vorhandenen Texte hatten sich zumeist darauf beschränkt, spezifische Aspekte zu thematisieren. Deshalb lag es nahe, die in früheren Publikationen in Einzelteilen dargelegte klinische Theorie umgreifend in einem Buch zu thematisieren. Zu der Zeit hatte das Interesse an Aus- und Weiterbildungen in systemischer Therapie und Beratung stark zugenommen. Dementsprechend war der Bedarf an einem umfassenden Grundlagenwerk entstanden, das nicht nur wissenschaftlich, sondern auch professionell ausgerichtet für Ausbildungszwecke verwendet werden könnte. Die Resonanz war dementsprechend; die erste Auflage war im ersten Jahr der Veröffentlichung bereits vergriffen.

Die vorliegende, vollständig überarbeitete und aktualisierte Neuauflage strebt zwei Ziele an. Sie bietet den praktizierenden systemischen Therapeuten und anderen Interessierten einen nach wie vor aktuellen Zugang zu den theoretischen Grundlagen, auf denen die systemische Therapie aufbaut. Dazu gehören insbesondere die biologischen und erkenntnistheoretischen Voraussetzungen des zeitgenössischen Konstruktivismus und die sozialtheoretischen Positionen der soziologischen Systemtheorie sowie ein systemisches Verständnis der psychischen Systeme. Die Neuauflage soll aber auch angehenden wie eingeweihten systemischen Therapeuten ermöglichen, einen direkten Einblick in die Entstehungsgeschichte ihres Fachs zu bekommen. Um den historischen Aspekt zu betonen, wurde ein Großteil der bei der ersten Veröffentlichung berücksichtigten Literatur beibehalten und nur insoweit durch neuere ergänzt, wie dies hinsichtlich einer angemessenen Aktualisierung notwendig erschien, ohne den ursprünglichen Charakter des Werkes zu entstellen.

Allgemein lässt sich feststellen, dass der Diskurs der systemischen Therapie bereits zu Beginn der 1990er-Jahre den Stand erreicht hatte, der heute noch weitgehend gültig ist. Die später eingebrachten, neueren Beiträge zum metatheoretischen Überbau sind nicht nur mit den Grundprämissen *systemischen Denkens,* wie sie in diesem Buch erörtert werden, vereinbar, sondern sie konsolidieren und ergänzen sie. Unter diesen Erneuerungen erscheint mir neben anderen erwähnenswert: der narrative Ansatz und die Position des Sozialen Konstruktionismus sowie die intensivere Betonung der therapeutischen Beziehung, insbesondere der zugrunde liegenden emotionalen Prozesse *(affektive Kommunikation).*

In der Forschung verzeichnet unterdessen die systemische Therapie eine beträchtliche Zahl an wissenschaftlichen Forschungsergebnissen, die sie empirisch untermauern und die zum Beispiel in Deutschland zu ihrer Anerkennung als wissenschaftliches Verfahren geführt haben. Nach allmählicher Überwindung der in der systemischen Bewegung der Achtzigerjahre entstandenen Skepsis gegen die empirische Forschung hat eine erfreuliche Rückbesinnung darauf stattgefunden. Diese neue Entwicklung bedeutet zwar eine heilsame Überwindung von ideologischen, selbst auferlegten Hindernissen, sie ist aber nach wie vor unvollständig, denn die Entwicklung einer regelrechten systemisch orientierten Forschungsmethodik befindet sich nach wie vor im Werden. Die Übernahme einer konstruktivistischen Erkenntnistheorie als Grundlage systemischen Denkens hatte eine radikale Abkehr von Konzepten der Kausalität und den entsprechenden Methodologien zur Folge. Die Radikalität der Anfangszeit ist aber nach und nach von einer gemäßigteren und souveräneren Einstellung abgelöst worden, die nicht nur den internen Diskurs erleichtert, sondern auch die Basis schafft für eine positivere und respektvollere Einschätzung der systemischen Therapie in der Gemeinschaft der Psychotherapeuten. Bedenkenswert bleibt jedoch nach wie vor der Umstand, dass eine allzu enge Anpassung an den Mainstream in Theorie und Forschung einen zunehmenden Verlust an Eigenheit zur Folge haben kann. Die Chance, die mit der Übernahme systemisch-konstruktivistischen Denkens als metatheoretischer Rahmen für ein neuartiges Verständnis von menschlichem Miteinander und so auch für Psychotherapie entstanden war, wäre dadurch leicht verspielt. So wichtig diese empirische Thematik ist, sie wird in der vorliegenden Neuauflage nicht detailliert behandelt; sie soll der mittlerweile vielfältig vorhandenen speziellen Literatur überlassen werden. An den passenden Stellen werden entsprechende neuere Literaturhinweise eingefügt.

Die zum Beispiel in letzter Zeit zunehmend vernehmbare Ausrichtung der klinischen Praxis an wie auch immer definierten »Störungskonzepten« bzw. an davon abgeleiteten »störungsspezifischen Interventionen« birgt bei allem Streben nach wissenschaftlicher und gesellschaftlicher Anerkennung die Gefahr, unbemerkt im Bereich ontologisch und kausal erdachter Kategorien zu landen und so die durch systemisch-konstruktivistisches Denken neu gewonnenen Handlungsmöglichkeiten leichtfertig zu verspielen.

Im Hinblick auf die Praxis haben die Weiterentwicklungen der systemischen Therapie in den letzten Jahren im Wesentlichen dazu beigetragen, die in den Achtzigerjahren eingeführten Ansätze zu verbessern und zu konsolidieren. Ein wichtiger Aspekt dabei betrifft die Einbeziehung von technischen Elementen aus anderen Psychotherapieverfahren. Im Einklang mit der Forderung von Psychotherapieforschern, die Psychotherapie von einer »Konfession« zu einer »Profession« umzugestalten, ist auch bei systemischen Therapeuten eine zunehmende Öffnung gegenüber den anders orientierten Therapeuten zu vernehmen. Techniken und Methoden, die in anderen Schulen entstanden sind, sind integriert worden, darunter zum Beispiel die Berücksichtigung der Emotionen und des Übertragungskonzepts aus den individuumszentrierten Therapien, die Einbeziehung von konfrontativen und desensitisierenden Ansätzen aus den Verhaltenstherapien, die respektvolle Haltung gegenüber den Personen aus den Humanistischen Therapien. Dies gilt ebenfalls für Techniken aus der hypnotherapeutischen Richtung und den Einsatz von inszenierenden Aktualisierungen familiärer und traumatischer Erlebnisse aus dem Psychodrama und den Gestalttherapien. Gleiches gilt in umgekehrter Richtung. So hat sich zum Beispiel die aktuelle Verhaltenstherapie einige in der systemischen Therapie entstandene Denk- und Handlungsweisen angeeignet.

Alles in allem lässt sich aus den Beiträgen der letzten zwanzig Jahre feststellen, dass die Fortentwicklung der systemischen Therapie, getreu ihrem Selbstverständnis auf den Konzepten systemischen Denkens aufbauend, im Fluss bleibt und dabei den zu Beginn der Neunzigerjahre erreichten Entwicklungsstand in Theorie und Praxis erweitert hat, ohne wesentlich von ihren Fundamenten abzurücken.

In diesem Sinne fühle ich mich berechtigt zu konstatieren, dass das vorliegende Buch, zwei Jahrzehnte nach dem ersten Erscheinen, nach wie vor im Wesentlichen den State of the Art der systemischen Therapie wiedergibt und seinen Charakter als Grundlagentext nicht eingebüßt hat.

Das Buch gliedert sich in drei Teile. Der erste Teil – *Ursprünge* – führt zunächst skizzenhaft in die altertümliche Geschichte des Denkens über das menschliche Heilen ein und verortet dann im Anschluss die jüngste Entwicklung der Psychotherapie – die systemische Therapie – in die Geschichte der psychotherapeutischen Ansätze. Der zweite Teil – *systemisches Denken* – fasst die wesentlichen Denkvoraussetzungen zusammen, auf denen das sogenannte systemische Denken beruht, und zwar aus biologisch-kognitiver, sozialtheoretischer und neuerdings auch systemisch-psychologischer Perspektive. Aus biologischer Perspektive wird vor allem der Beitrag des Neurobiologen Humberto Maturana zur Autopoiese und Erkenntnistheorie in den für die Psychotherapie relevanten Aspekten zusammengefasst. Aus sozialtheoretischer Perspektive werden die relevanten Aspekte der Kommunikationstheorie und der Theorie sozialer Systeme nach Niklas Luhmann dargestellt. Die lange Zeit vernachlässigte Auseinandersetzung mit den psychischen Systemen ist in dieser Neuauflage hinzugekommen. Der dritte Teil – *klinische Theorie* – befasst sich zunächst mit den am therapeutischen und beraterischen Geschehen beteiligten Systemen und mündet in die Formulierung einer klinischen Theorie, das heißt, einer Theorie der Praxis aus systemischer Sicht. Im Anschluss daran wird unter Verwendung von drei klinischen Konstellationen – kindliche Unruhe, jugendliche Magersucht und psychotische Krise – illustriert, wie diese klinische Theorie in die tatsächliche Praxis umgesetzt werden kann. Der dritte Teil endet mit einer summarischen Darstellung der Ergebnisse, aber auch der Probleme, die sich im Hinblick auf eine empirische Evaluation der Psychotherapie insgesamt und des systemischen Ansatzes insbesondere ergeben.

Danksagung

Idee und Konzeption dieses Buches entstanden in jahrelanger Arbeit und Diskussion mit Freunden und Kollegen zuerst in der Abteilung für Kinder- und Jugendpsychiatrie des Universitätsklinikums Hamburg-Eppendorf, später in unserem 1984 gegründeten Hamburger Institut für systemische Studien. Ihnen allen verdanke ich weit mehr, als ich hier ausdrücken kann.

Darüber hinaus danke ich:

- den Klienten und ihren Familienangehörigen, die unsere therapeutische Arbeit indirekt anleiteten und korrigierten;
- den Teilnehmern an meinen Lehrveranstaltungen für ihre hilfreichen Rückmeldungen sowie den Studenten, die mich bei der Durchführung der empirischen Projekte unterstützten;
- meinen geistigen Vätern, Humberto Maturana und Heinz von Foerster†, die mich freundschaftlich bei meiner Arbeit ermutigten;
- den Pionieren der systemischen Therapie, Steve de Shazer† und Harry Goolishian†, die mich an ihren praktischen Erfahrungen und an der Entstehung ihrer Innovationen teilhaben ließen;
- meiner ehemaligen Vorgesetzten in Hamburg, Frau Prof. Dr. Thea Schönfelder†, die unsere Arbeit großzügig förderte, obwohl wir weder ihren Arbeitsstil übernahmen noch die therapeutischen Gepflogenheiten der Klinik einhielten;
- den vielen Muttersprachlern, die für eine angemessene Verdeutschung meiner sprachlichen Vorlagen gesorgt haben; ihnen allen – insbesondere aber Hans Günter Holl, der bei aller kritischen Distanz zum Thema mit großem Engagement bei der Vorbereitung der ersten Publikation mitgewirkt hat sowie Veronika Licher bei der vorliegenden Auflage – verdanke ich nicht nur stilistische Korrekturen, sondern auch hilfreiche sachliche Anregungen;
- last, but not least Fritz B. Simon, der mich als einer der Geschäftsführer des Carl-Auer Verlags ermuntert hat, dieses Buch aus der vergriffenen Versenkung herauszuretten, sowie dem Lektorat dieses Verlags, insbesondere Dr. Ralf Holtzmann, für tatkräftige Unterstützung.

Schließlich gilt mein besonderer Dank meiner Familie: meiner ersten Frau, Raili Ludewig, geb. Saaristo, und unseren Kindern Sonia und Matthias sowie meiner jetzigen Frau, Angelika Sieber-Ludewig, und unserem Sohn Philipp. Sie alle haben es mir zu unterschiedlichen Zeiten mit liebevoller Geduld und Zurückhaltung ermöglicht, die mit der Vorbereitung eines Buches unvermeidlich einhergehende, langzeitige Isolierung durchzustehen. Ihnen allen sei dieses Buch in Liebe gewidmet.

Kurt Ludewig
Münster, im Herbst 2014

Geleitworte zur ersten Auflage

Geleitwort von Helm Stierlin

Die systemische Therapie, um die es in diesem Buch geht, hat sich in den letzten Jahrzehnten stürmisch entwickelt. Dies trug wesentlich dazu bei, dass die sogenannte Psychoszene sich sowohl für Mitglieder der helfenden Berufe als auch für Klienten immer komplexer und unübersichtlicher darstellt. Umso notwendiger scheint der Text, der dieser Komplexität gerecht wird, ohne sich davon überwältigen zu lassen, der das Wesentliche erfasst und auf den Begriff bringt, dabei den historischen und kulturellen Hintergrund in Rechnung stellt und bei aller notwendigen Reflexion der theoretischen Grundlagen doch immer praxisbezogen bleibt. Einen solchen Text legt Kurt Ludewig mit diesem Buch vor. Es steckt darin die Denkarbeit vieler Jahre, nicht zuletzt die Arbeit, die aufgebracht werden musste, um das eigene therapeutische Vorgehen immer wieder kritisch zu hinterfragen und gelegentlich zu ändern. Diese Arbeit hat sich meiner Meinung nach voll ausgezahlt: Es gelang dem Autor ein Werk, das einen weiten Bogen spannt und doch, was Prägnanz und innere Geschlossenheit anbelangt, seinesgleichen suchen dürfte.

Ludewig lässt erkennen, dass heute insbesondere zwei Autoren systemisches Denken befruchtet haben: der Chilene Humberto Maturana und der Deutsche Niklas Luhmann. Der eine konzipierte seine Systemsicht aus einer biologischen, der andere aus einer soziologischen Perspektive. Beide regen uns an, Grundannahmen über Bedingungen und Möglichkeiten von sozialem Verhalten und damit auch von Psychotherapie neu zu überdenken. Beide tun dies auf einem oft hohen Abstraktionsniveau und in einer nicht selten schwer verständlichen Sprache. Beide zeigen sich, obzwar sie selbst keine Kliniker sind, relevant für die systemische therapeutische Praxis. Aber beide scheinen sich auch, gerade was solche Relevanz anbelangt, aufgrund ihrer Leitannahmen und Leitunterscheidungen in wichtigen Punkten zu widersprechen.

Nicht zuletzt an der Weise, wie Ludewig sich mit dieser Widersprüchlichkeit auseinandersetzt, erweist er seine Fähigkeit, das Wesentliche zu erfassen und zugleich von unterschiedlichen Perspektiven her zu beleuchten, erweist er aber auch seine Fähigkeit und Bereitschaft zum eigenständigen Denken. So steuert er zu dem angedeuteten Diskurs einen eigenen originellen Beitrag bei. Dieser Beitrag bezeugt sich vor allem in dem von ihm vorgeschlagenen Konzept des Mitgliedes. Damit schlägt er gleichsam eine Brücke zwischen Maturana und Luhmann und lässt gleichzeitig die Wichtigkeit beider für die systemische klinische Arbeit transparent werden.

Die Implikationen, die sich aus Ludewigs Überlegungen für das Verständnis nicht nur von systemischer Therapie, sondern von Psychotherapie überhaupt ergeben, sind weitreichend. Man könnte sagen: Diese Therapie lässt sich von einem radikal entpathologisierten System- und Klienten- bzw. Kundenkonzept leiten. Das jeweilige Vorgehen bestimmt sich vom Anliegen des oder der Kunden her. Es bezeugt sich darin Respekt für deren Sinnkonstruktionen, Lebensentwürfe und auch bisherige Problemlösungsversuche, Respekt vor allem aber für deren Autonomie. Und das bedeutet auch: Letztlich werden ihre Wahrnehmungs-, Erkenntnis- und Motivationsstrukturen den Ausschlag dafür geben, ob und wie sie sich von einem Therapeuten oder einer Therapeutin anregen bzw. verstören lassen werden. Was dies im Einzelnen für die Praxis bedeutet, illustriert Ludewig dann in den letzten Kapiteln.

Dieses Buch wird sich, daran hege ich keinen Zweifel, seinen Platz unter den vergleichsweise wenigen grundlegenden und wegweisenden Texten zur systemischen Theorie und Therapie sichern.

Helm Stierlin
Heidelberg, im Mai 1992

Geleitwort von Heinz von Foerster

Ich fühlte mich geehrt und war entzückt, als Kurt Ludewig mich einlud, ein paar Worte seinem Buch voranzuschicken. Es fügt sich nicht oft, dass Gedanken, ihre Entstehung, ihre Entwicklungsgeschichte und ihre Übersetzung in verantwortungsvolle und oft lebensentscheidende Handlungen, wie sie in dem vorliegenden Werk über systemische Therapie aufleuchten, fast auf jeder Seite zu Gesprächen mit dem Autor oder mit sich selbst anzuregen imstande sind. Vor über einem halben Jahrhundert habe ich als junger Mensch die großen Umwälzungen im physikalischen Weltbild mit Faszination miterlebt und mitgemacht: die erstaunlichen Resultate der Relativitätstheorien wie die Äquivalenz von Masse und Energie oder die Krümmung unseres Raums und die Folgen dieser Einsichten für die Struktur und Geschichte unseres Weltalls; oder die zunächst unbegreiflichen Ergebnisse von dem sprunghaften Verhalten der Welt im Kleinsten etc.

Mit ähnlicher Faszination bestaune ich heute die große geistige Umwälzung, die nicht so sehr unser Wissen von der physikalischen Welt als unser Wissen von unserem Wissen (oder Unwissen) von jedweder Art von Welt betrifft. Ja, es ist schon der Schritt, bei dem der Besucher sich herumdreht und sich selbst zu sehen und zu verstehen sucht, der Ungeahntes aus den tiefsten Tiefen unseres Menschseins zur Oberfläche bringt.

Was für erstaunliche erkenntnistheoretische Wendungen ergeben sich doch, wenn man zum Beispiel nicht nur das Problem des Lernens irgendeines Fachgebiets in Betracht zieht, sondern das Lernen selbst zum Fachgebiet wird und man jetzt dem Problem des Lernens von Lernen gegenübersteht; oder wenn man über Bewusstsein von Bewusstsein, also Selbstbewusstsein reflektiert oder gar die Doppelzüngigkeit der Sprache zu durchschauen versucht, die das eine Mal so tut, als spreche sie über Gegenstände, das andere Mal so, als spreche sie über sich selbst.

Es ist das explizite oder implizite Studium der Begriffe, die auf sich selbst anwendbar sind, manchmal sogar sich selbst benötigen, um zu entstehen, das Studium der Begriffe »zweiter Ordnung«, die das Tor zu einer Epistemologie geöffnet haben, die einerseits aus der Praxis jener professionellen Helfer hervorgeht, die geistig Geplagten, Hilfesuchenden zu Hilfe kommen, und andererseits wieder als Leitfaden und Wegweiser in diese Praxis zurückfließt.

Das vorliegende Buch ist ein Musterbeispiel für diesen Kreisprozess, bei dem während jeder Umschreitung philosophische Grundlagen weiter vertieft werden.

Von welcher Art sind diese Grundfragen, diese treibenden Kräfte der heutigen Umwälzung unseres Denkstils?

Obwohl es zunächst so aussieht, als wären diese Fragen verschiedenen Ursprungs, sehe ich doch ein ihnen Gemeinsames, nämlich die Bemühung, sich von der tausendjährigen Doktrin des unbeteiligten, unberührten, unbeeinflussbaren, isolierten, vereinsamten, objektiven Beobachters loszusagen und sich zu fragen: Was sind denn die Eigenschaften dieses Beobachters; wie kommt es, dass der eine dieses, der andere jenes erzählt? Ja, wie kommt es überhaupt zum Erzählen? Das Gemeinsame dieser neuen Fragestellungen sehe ich in der Verabschiedung ontologischer Perspektiven.

Ontologie ist bekanntlich die Wissenschaft, die Theorie, das Studium vom »Sein« oder, anders ausgedrückt, die Erforschung des »Wie-es-ist«. Es gibt aber eine große Klasse von Phänomenen, die ontologisch unerklärbar, die der Ontologie unzugänglich sind. Ludewigs zahlreiche Beispiele möchte ich hier komplementieren!

Ontologisch gesehen ist unser Nabel sinnlos: ein rätselhafter Schnörkel auf dem sonst so glatt geformten Bauch. Ontogenetisch jedoch ist der Nabel eine Notwendigkeit: Er ist die Spur unseres Entstehens.

Ontologisch gesehen ist unsere Sprache sinnlos: ein monologisches Geklapper und Gezische. Große Fachgelehrte haben Regeln und Gesetze in diesem Geklapper und Gezische festgestellt, aber was es mit diesem seltsamen Verhalten für eine Bewandtnis hat, worum es geht, das gehört offenbar nicht zum orthodoxen Thema.

Aber schon Martin Buber sagt in *Das Problem des Menschen:*

> »Und der Monolog mag sich wohl eine Weile kunstreich als Dialog verkleiden, wohl mag eine unbekannte Schicht des menschlichen Selbst nach der anderen auf die Innenanrede antworten, sodass der Mensch immer neue Entdeckungen macht und dabei vermeinen kann, wirklich ein ›Rufen‹ und ein ›Hören‹ zu erfahren: Aber die Stunde der nackten letzten Einsamkeit kommt, wo die Stummheit des Seins unüberwindlich wird und die ontologischen Kategorien sich auf die Wirklichkeit nicht mehr anwenden lassen wollen.«

Fragen wir doch wiederum: »Was ist Sprache?«, dann müsste man ja schon die Antwort wissen, denn sonst hätte man nicht fragen können.

Das heißt, man kann doch nur eine Antwort erwarten, wenn man auf das *Entstehen* der Frage eingeht, sie setzt das Dialogische voraus.

Deshalb besteht Kurt Ludewig in seinen Betrachtungen des Menschseins – oder hätte ich besser sagen sollen: in seinen Betrachtungen des »Ein-Mensch-Werdens« – darauf, nicht das einsame »Ich« im einsamen »Du« zu spiegeln, sondern im dynamischen »Ich-Du«, dem »Wir«, die Wurzel der Menschlichkeit zu suchen.

Anders als Descartes, der in seinem »Cogito ergo sum« ja nur sich selbst bestätigt, weist Ludewig den Weg der Heilung durch eine Haltung des Zusammenseins, der Zugehörigkeit, der Einbezogenheit, der Dialogik, der Systemik etc., durch eine Haltung die, kurz gefasst, vielleicht heißen könnte:

Cogitamus ergo sumus.

Heinz von Foerster
Kalifornien, im Juni 1992

I URSPRÜNGE

1 Heilen im Kontext

In den beiden folgenden Kapiteln sondiere ich die Wurzeln der systemischen Therapie[1] in der kulturellen Tradition des Heilens und in der Geschichte der Psychologie und Psychotherapie. Dabei wird sich zeigen, dass alles Heilen fest im Selbstbild des Menschen und in seinen Weltkonzepten – kurz: in seiner Lebensweise – verankert ist. Heilen und Kultur stehen in Wechselwirkung, und da die kulturelle Entwicklung ein offener Prozess ist, können auch Theorie und Praxis des Heilens nie einen letztgültigen Endpunkt erreichen.

Das systemische Therapieverständnis ist – wie jedes andere – an den jeweiligen Stand der Geistes- und Sozialgeschichte gebunden. Daher skizziere ich einleitend den kulturellen Rahmen, in dem sich das soziale Phänomen Heilen als Koevolution von Leidenden und Heilenden darstellt. Auf dieser Basis leite ich die Denkmuster, die das Heilen seit der Antike steuern, aus zwei Dichotomien der menschlichen Existenz ab: *Sein und Werden* sowie *Autonomie und Heteronomie.*

1.1 Der kulturelle Rahmen

1.1.1 Koevolution von Leiden und Heilen

Für den Urmenschen war alles Leiden eine naturbedingte Quelle der Hilflosigkeit. Mit erwachendem Selbstbewusstsein durch Sprache und Denken gewann er jedoch neue Möglichkeiten, sein Leben zu gestalten. Das belegt die Paläopathologie, eine Disziplin, die sich mit vorzeitlichen Krankheiten befasst. Sie lehrt nicht nur, dass viele heutige Gebrechen bereits vor Jahrtausenden auftraten und daher zu Unrecht Zivilisationskrankheiten genannt werden, sondern zeigt auch, dass schon der Urmensch zum Beispiel Frakturen gezielt heilen konnte (vgl. Dastague 1986). Heilen als Tätigkeit setzt meistens die Mitwirkung anderer voraus. Menschen und höhere Säugetiere besitzen eine auf Empathie beruhende Neigung, angesichts fremden Leidens helfend einzugreifen. Aufgrund dieses Vermögens konnte

1 Die Bezeichnung »systemische Therapie« wird hier ausschließlich als Kürzel für eine sich systemisch verstehende Psychotherapie verwendet und nicht wie in der somatischen Medizin für eine den ganzen Körper einbeziehende Kur.

sich der Mensch davon befreien, alles Leiden als unausweichlich anzusehen, und entdeckte sein Potenzial, körperliche Vorgänge bewusst zu steuern. Angesichts seiner Grenzen unterschied er unabänderliches und beeinflussbares Leiden. Der Urhelfer[2] musste die Natur des betreffenden Leidens erkennen, um mit diesem Wissen schicksalhaft verhängte Krankheiten empathisch begleiten, beeinflussbare aber heilen zu können.

Solange Krankheiten auf übernatürliche Einflüsse zurückgeführt wurden, fehlte die heute meist übliche Differenzierung zwischen biologischen, sozialen und psychischen Faktoren, nämlich dass durch Heilung vor allem das Gleichgewicht zwischen dem Leidenden, seinem Umfeld und dem Übernatürlichen wiederhergestellt werden soll (vgl. z. B. Schmidbauer 1971). So führen zum Beispiel die Mapuche, ein Indianerstamm in Südchile, Krankheiten auf die Einmischung unsteter Geister in das Leben der Menschen zurück. Das Ausüben der Heilkunst obliegt daher Menschen – meist Frauen *(machi)* –, die privilegierten Zugang zur Welt der Geister haben und die Kraft des Guten gegen das Böse mobilisieren können. Ihre Heilungsrituale beschränken sich jedoch nicht auf individuelle Gebete und die Verabreichung guter Heilkräuter, sondern sie beziehen auch die Familie in ihre zeremoniellen Maßnahmen ein (vgl. Bengoa 1985; auch Ludewig 1989a).

Die antiken Kulturen Chinas, Indiens und Mesopotamiens stützten ihre Heilkunst bereits auf organische Vorgänge und wandten neben magischen Ritualen auch direkt körperbezogene Verfahren an. So wurde im ganzen indoeuropäischen Kulturkreis prinzipiell zwischen drei Heilmitteln unterschieden: Messer (Chirurgie), Pflanzen (Medikation) und Wort bzw. heilige Formel (Besprechen, magisches Ritual, im heutigen Verständnis: Psychotherapie) (vgl. Baisette 1986). An diese frühe Tradition knüpften die Heilkunde und die Heilkunst in der griechischen Antike an.

In Griechenland begannen Philosophen ab dem 7. Jahrhundert v. Chr. (von Thales bis Demokrit), den naiven Empirismus früherer Zeiten zu überwinden und die Medizin konzeptionell zu fundieren. Mythisches und Rationales, ursprünglich verbundene Aspekte eines Ganzen, traten mit fortschreitender Entwicklung der Naturkunde ab

2 Die in diesem Band aus vereinfachenden Gründen verwendete männliche Form schließt selbstverständlich die weibliche mit ein.

dem 6. Jahrhundert v. Chr. zunehmend auseinander. Manche Heilkundler betonten den Primat des Mythischen und hüteten weiterhin religiöse Arkana; andere wandten sich jedoch der empirischen Forschung am Körper zu. Aus der Einheit von Soma und Psyche wurde ein unversöhnlicher Gegensatz.

Wie der Historiker Baisette (1986) zeigte, hat erst Heraklit der Medizin neue Denkgrundlagen gegeben, mit denen sie eine fundierte Methodologie entwickeln konnte. Auf der Basis seiner dialektischen Methode öffnete sich der Medizin ein Weg, Organisches und Physikalisches, belebte und unbelebte Materie, Prozess und Struktur konstitutiv aufeinander zu beziehen. Damit begann eine mächtige Tradition der empirischen Forschung. Die Ursachen der Krankheit und die Möglichkeiten des Heilens wurden im Kranken selbst gesucht, sodass der Einfluss des Übernatürlichen in den Hintergrund trat – ohne jedoch ganz zu verschwinden.

1.1.2 Komplementäre Rollen

Als zunehmend geeignete Methoden aufkamen, Leiden zu lindern oder zu beheben, spezialisierte sich auch das entsprechende Wissen und geriet in die Verfügungsgewalt weniger Experten. Dadurch gewann das Heilen die Bedeutung einer eigenständigen sozialen Rolle. Für die Leidenden, denen der Komplementärpart zufiel, wurden die Vorgänge immer undurchschaubarer: Sofern sie Laien waren, konnten sie nicht mehr unmittelbar überprüfen, was mit ihnen geschah. Auch jene gesellschaftlichen Instanzen (Gesetzgeber, Gerichte usw.), vor denen sich die Heilkundler zu verantworten hatten, konnten ihre Kontrolle nicht mehr in eigener Kompetenz ausüben – sie mussten sich auf das Ethos und die freiwillige Selbstkontrolle der heilenden Zunft verlassen.

Diese neue Rolle der Heilenden zog ambivalente Erwartungen der Kranken nach sich. Einerseits gewährten sie ihnen die nötige Macht (im Sinne von Verfügungsgewalt), um das Leiden besiegen zu können, verbunden mit hohem sozialem Status. Andererseits wurde dies durch jenes tiefe Misstrauen begleitet, das Abhängigkeit unweigerlich erzeugt. Dieser zwiespältigen Einstellung ist wohl zuzuschreiben, dass bestimmte Heilkundler zuweilen in Ungnade fielen und ausgegrenzt oder gar verfolgt wurden. So verunglimpfte die Inquisition Anatomen als Leichenschänder und ließ unliebsame Ärzte als Ketzer verbrennen. Daher verwundert es nicht, dass Mediziner immer schon bemüht waren, ihre Glaubwürdigkeit nachzuweisen, um gesellschaftlich akzeptiert zu werden und es auch zu bleiben.

Wer heilend tätig ist, erfüllt einen prinzipiell widersprüchlichen gesellschaftlichen Auftrag – er muss dem Fortschritt der Heilkunde dienen und zugleich berechenbar bleiben. Der Auftrag an die Mediziner lautet, kurz gefasst: *Heilt immer besser, aber bleibt verständlich!* Dieser komplexe, fast paradoxe Auftrag ist nur erfüllbar, wenn immer speziellere, für Laien unbegreifliche Behandlungsmethoden entwickelt werden, ohne dass es zu einem Vertrauensschwund kommt. Die Heilkunst balanciert also zwischen Fortschritt und Bewahrung, Innovation und Tradition. Überwiegt das Neue, Erstmalige, drohen Ächtung und Strafe – früher gar der Tod. Steht dagegen das Alte, Bekannte im Vordergrund, können Vertrauens- und Statusverlust die Folge sein. Um überzeugen zu können, muss sich die Heilkunst dem Zeitgeist anpassen – ihn aber gleichzeitig überwinden, da er stets bessere Resultate fordert. Die Geschichte des Heilens verläuft – wie die der Hexerei – im Spannungsfeld zwischen Althergebrachtem und Neuem (vgl. z. B. Duerr 1983).

Den Erwartungen an Heilende – zu bewahren und fortzuschreiten – entspricht innerhalb ihres eigenen Systems die Aufspaltung in ein progressives und ein konservatives Lager. Dieses Schisma hat für die Kranken insofern etwas Beruhigendes, als es ihnen garantiert, dass ihre widersprüchlichen Interessen berücksichtigt werden. Dadurch können sie sich mit dem Gesamtsystem identifizieren und ihre Furcht vor der ärztlichen Macht in Grenzen halten. Angesichts des inneren Konflikts liegt es nahe, auf die Selbstkontrollen des Systems zu vertrauen. Aufgrund dieser regulativen Eigendynamik des Systems ist Skepsis gegenüber Neuem eines seiner wichtigsten Merkmale. Das zeigt sich nicht zuletzt in den traditionell starken Bemühungen um effiziente Prüfverfahren. Spätestens seit der griechischen Antike machen sich Ärzte relevante Erkenntnisse der Naturforschung zu eigen, die für Glaubwürdigkeit bürgen sollen. Das brachte ihnen allerdings nicht nur Vorteile, denn nun mussten sie auch bei ihren eigenen Verfahren die objektive Gültigkeit von Naturgesetzen nachweisen.

1.1.3 Die »Logik des Leidens«

In modernen Gesellschaften etablierte sich die Heilkunst als Wissenschaft und entwickelte anspruchsvolle Theorien nebst entsprechenden Effizienznachweisen. Dennoch gelang es bisher keiner Grundlagenforschung, alle internen Widersprüche zwischen den unterschiedlichen Ansätzen zu beseitigen oder die Rudimente primitiver Heilpraktiken auszurotten. Als das quantifizierende, naturwissenschaftliche Denken im Materialismus des 19. Jahrhunderts seinen Höhepunkt erreichte, rückten der Körper, seine Organe und Funktionen ins Zentrum des Interesses. Die Medizin unterwarf sich dem Objektivitätspostulat und begann, ihren Gegenstand – den kranken Menschen – nach dem herrschenden Modell zu betrachten: als mechanisches System. Dadurch wurden Subjektivität und Emotionalität ihres Gegenstandes – und des Arztes selbst – zu Störfaktoren. Eine mechanistisch aufgefasste Heilkunde musste Verfahren entwickeln, die sich unabhängig von den jeweils Beteiligten anwenden ließen; andernfalls galten sie nicht als objektiv. Unwägbarkeiten wie Gespür und Charisma des Arztes oder Suggestibilität des Kranken, sogenannte Placebo-Effekte, und die subjektiv emotionalen Aspekte der sozialen Interaktion zwischen beiden waren auszuschalten. Die Arzt-Patient-Beziehung drohte, »trivialisiert« zu werden.[3]

Die Verwissenschaftlichung des Heilens stieß bei den Kranken offenbar auf tiefe Skepsis. Nur so lässt sich erklären, dass weltweit neben den offiziell anerkannten Ärzten zahlreiche andere Praktiker – etwa Naturheilkundige – zugelassen werden. Darin offenbart sich eine Besonderheit der Heilkunde, die in anderen Disziplinen weniger stark ausgeprägt ist: Neue Erkenntnisse und Methoden lösen die alten nicht zwangsläufig ab. Der emotionale Druck des Leidens lässt sich durch bloßes Appellieren an die rationale Einsicht nicht lindern – schon gar nicht, wenn rationale Verfahren im konkreten Einzelfall unwirksam oder aussichtslos bleiben.

Leiden und Heilen folgen einer komplexen Dynamik des Hoffens, der Angst und der Ungewissheit, die sich jeder rein rationalen Deutung entzieht. Das irrationale Hoffen auf Heilung muss selbst dann nicht unmittelbar in Resignation umschlagen, wenn alle rationalen Möglichkeiten ausgeschöpft sind. Doch um wirklich beruhigen zu können, muss ein therapeutisches Instrument Anlass zur Zuversicht geben. Andernfalls wenden sich die Kranken den irrationalsten Alternativen zu. Hoffnung – Kampf gegen Resignation – ist derart entscheidend, dass ihr zuliebe oft sogar die Grenzen von Kulturen und

3 Heinz von Foerster (1985) definiert »Trivialität« als Kennzeichen monotoner Mechanismen mit einfacher Input-Output-Relation und ohne strukturelle Binnenveränderung.

Traditionen überschritten werden: Die *machi* der Mapuche zum Beispiel lässt sich notfalls vom Arzt in der Stadt Antibiotika verschreiben, und manche westliche Ärzte gehen entweder selbst zum Heilpraktiker oder schicken einzelne Patienten hin.

Die Medizin folgt also einer gesellschaftlichen Dynamik, in der sich widersprüchliche, wandelbare Erwartungen äußern. Bis heute genügt sie aber weder ihrem naturwissenschaftlichen Ideal noch ersetzt sie alle neben ihr existierenden unwissenschaftlichen Heilverfahren.[4] In diesem doppelten Mangel bleibt die tiefe Kluft zwischen Leiden und Heilen geöffnet. Die Dynamik des Leidens (und Hoffens) trotzt aller Rationalität: Sie folgt einer mehrwertigen Logik, sodass die Heilenden ihren gesellschaftlichen Auftrag nur erfüllen können, wenn sie stets die Balance zwischen Überschreiten und Bewahren halten. Dem dient ein Berufsethos, das sich am Empfinden der Kranken orientiert. Ärzte müssen zwar überzeugen und insofern ihr Denken an der geltenden Norm ausrichten. Vergessen sie jedoch diesen Zusammenhang, werden sie zu Opfern der eigenen Setzungen und erliegen jener »Versuchung der Gewissheit«, nach Maturana u. Varela (1987, S. 19 f.): Angesichts von Ungewissheit lassen Menschen sich Gewissheit vortäuschen und leben danach; dem Erliegen dieser Versuchung lasten diese Autoren das Irrationale mancher zivilisatorischen Fehlentwicklungen an.

Jede Epoche benötigt Modelle des Heilens, die ihrem historischen Selbstverständnis entsprechen, zugleich aber verheißen, im Jetzt die Grenzen der Zeit zu sprengen. Dieses Selbstverständnis ist in Leitmotiven verankert, die der menschliche Geist zum Zwecke der Orientierung hervorbringt. Betrachten wir also einige wichtige Motive, die unser Denken prägen.

1.2 Der geistige Rahmen

Alle Geistesgeschichte ist ein ständiges Ringen mit Gegensätzen, die das Denken im Wechselspiel von Frage und Antwort beim Streben nach Erkenntnis hervorbringt. So beschrieb Heraklit, der Denken und Dialektik gleichsetzte, den Kosmos als eine Einheit von Gegensätzen. In neuerer Zeit lehren Denker wie Gregory Bateson (1982), dass alle

4 Der Gesellschaftskritiker Illich (1977) spricht der modernen Medizin sogar ihren Erfolg ab und plädiert dafür, medizintechnische Krankheitspflege in menschenwürdige Gesundheitspflege zurückzuverwandeln.

Erkenntnis aus dem Unterscheiden resultiert: Was sich nicht unterscheiden lässt, kann auch nicht gedacht werden. Niklas Luhmann (1984, S. 13) formulierte hierzu:

> »Differenzerfahrung ist Bedingung der Möglichkeit von Informationsgewinn und Informationsverarbeitung.«

Wissenschaft soll nach Luhmann (1984, S. 19) nicht bloß etwas widerspiegeln, sondern Differenzerfahrung, also Informationsgewinn *organisieren:* Alle Theorien stützen sich auf Leitdifferenzen, die den Erkenntnisprozess steuern – in der Evolutionstheorie etwa Variation/Selektion, in der Systemtheorie System/Umwelt.

Im Fall von Leiden und Heilen bilden beide Begriffe selbst schon eine Leitdifferenz, die unsere medizinischen Theorien prägt, aber beide Aspekte erfordern eine weitere Differenzierung, die sich am sozialen Handeln ausrichtet. In diesem Sinne übernehme ich hier den Unterschied von *Heilkunde* und *Heilkunst,* die jeweils theoretische und praktische Akzente setzen. Die Begriffe definieren:

- Gesundheit und Krankheit und leiten diese Konzepte vom jeweiligen Menschenbild ab und
- das Konzept einer speziellen menschlichen Interaktion, mit der angestrebt wird, heilend auf andere einzuwirken.

Ordnet man Begriffspaare wie Struktur und Prozess, Gesundheit und Gesundung, Wesen und Erscheinung, Substanz und Akzidens, Inhalt und Kontext beiden Bereichen zu, erscheint es mir sinnvoll, von zwei grundlegenden Leitdifferenzen auszugehen, die unsere Erkenntnis im Bereich des Heilens steuern: *Sein/Werden* und *Autonomie/Heteronomie.* Die erste liegt unserem Denken über Mensch und Natur zugrunde, markiert folglich auch die jeweilige Grenze zwischen Gesundheit und Krankheit. Damit umfasst sie alle Konzepte und Ziele des Heilens in der Heilkunde. Die zweite definiert den Rahmen menschlicher Interaktionen, darunter jene zwischen Arzt und Kranken, betrifft also die Methoden der Heilkunst. Eine erste bewusste Ausgestaltung fanden diese Leitdifferenzen in der griechischen Antike (vgl. z. B. Glaser 1967 sowie vielfältig in Toellner 1986). Sie bildeten den geistigen Rahmen, um Gesundheit und Krankheit konzeptuell abzugrenzen und die Ziele und Methoden des Heilens entsprechend festzulegen.

Grundsätzlich wirken sich die Leitdifferenzen Sein/Werden und Autonomie/Heteronomie wie folgt auf die Begründung von Zielen und Methoden aus:

Heilungsziel: Je nach Menschenbild ergeben sich grundverschiedene Auffassungen von Gesundheit und Krankheit. Fasst man Menschsein als übergeordnete, vom Individuum und vom Wandel unabhängige Idee auf, gilt Gesundheit als die verbindliche Norm. Wird das Wesen des Menschen hingegen als etwas Individuelles, Wandelbares verstanden, bezeichnet Gesundheit einen aktuellen Entwicklungsstand. Entsprechend ist Krankheit entweder Abweichung vom Ideal oder eine vorübergehende Phase des Lebensprozesses. Mit der Heilung wird entweder die Wiederherstellung des Ideals oder der Übergang in eine andere Phase des individuellen Lebensprozesses angestrebt.

Heilmethoden: Alle Heilmethoden resultieren aus dem Heilungsziel. Der Mensch kann jedoch prinzipiell als autonom oder als heteronom begriffen werden. Im ersten Fall lässt sich die Heilung bestenfalls fördern, im zweiten ist der Kranke auf fremde Hilfe angewiesen. Der Arzt muss sich also entweder mit einer begleitenden Rolle begnügen, oder er ist befugt, ja geradezu verpflichtet, für Gesundung zu sorgen. Dabei leitet die Differenz Autonomie/Heteronomie seine Interaktion mit dem Kranken, auch im Sinne der ethischen Haltung. Der Arzt ist entweder ein gleichberechtigter Partner des Kranken, der sein Wissen und seine Erfahrung kooperativ bereitstellt, oder er betont seine Überlegenheit, indem er kraft besseren Wissens handelt und Macht ausübt, einseitig Maßnahmen verordnet – notfalls auch gegen den Willen des Kranken.

Die Geschichte des Heilens präsentiert sich bis zur heutigen Psychotherapie als ein Schwanken zwischen den beiden Polen. Wir wissen, dass alle gemäßigten Zwischenformen heilsam sein konnten, während der Hang zu den Extremen oft menschenunwürdige Methoden hervorbrachte. Besonders das Streben nach Gewissheit, bei dem alle denkbaren Alternativen ausschieden, ließ ärztliche Maßnahmen bis in den Bereich des Grausamen hineinreichen. Wenn es ihnen jedoch gelang, das Wechselspiel oder die Komplementarität der Gegensätze im Blick zu behalten, genügten sie meist auch der Forderung, das Neue mit dem Alten, das Allgemeine mit dem Besonderen zu versöhnen.

1.2.1 Leitdifferenz Sein/Werden

Mit der Entdeckung des Geistes (vgl. Snell 1948) als Kristallisation des begrifflichen Denkens war das Problem von Sein und Werden geboren. Alle vorsokratischen Denker beschäftigte die Frage, was das Eine, das Bleibende im Wandel und in der Vielfalt sein könnte. Heraklit und Parmenides formulierten die extremen Positionen und steckten damit den Rahmen ab. Beide waren insofern radikale Denker, als sie das Unvermögen der Begriffe betonten: Heraklit variierte das Thema der Differenz in allem *Sagen,* führte also vor, wie Begriffe, ins Werden verstrickt, am Problem des Seins scheitern müssen. Dagegen beschwor Parmenides die Differenz in allem *Zeigen*; der Widerspruch des Begriffs sollte auf die Einheit des Seins verweisen. Heraklit kleidete den Widerspruch des Begriffs in die Metapher des Wandels *(panta rhei):* Alles fließt; niemand steigt zweimal in denselben Fluss. Überall herrschen Gegensätze, die den Prozess des Werdens unaufhörlich vorantreiben; Konstanz ist ebenso illusionär wie *das* Werden, als Einheit aufgefasst. Parmenides verwarf dagegen jede Alternative zum Sein als begrifflich unhaltbar. Für ihn war die Einheit des Seins über das Werden und die Differenz erhaben, war alle Veränderung scheinhaft, da sie das Sein negieren und damit dem begrifflichen Denken die Grundlage entziehen würde.

Platon und Aristoteles haben die weitere Geschichte des Denkens geprägt, indem sie den Gegensatz dieser Positionen aufzulösen versuchten. In seiner mittleren Schaffensphase, mit der er oft identifiziert wird, überwand Platon den Widerspruch zwischen Sein und Werden (Identität und Wandel) durch eine hierarchische Konzeption. Das wahre, unvergängliche Sein der Idee transzendiert das Einzelne, sinnlich Erscheinende. Die sinnlich wahrnehmbaren Einzeldinge und unsere Sinnesorgane selbst wandeln sich stetig. Deshalb haben wir keinen unmittelbaren Zugang zum Wesen der Dinge, müssen unseren Erfahrungen misstrauen. Die Ideen enthüllen sich uns allein in der selbstkritischen Reflexion: Dem wandelbaren Einzelnen, also der empirischen Welt des Werdens, kommt nur wahres Sein zu, sofern es am Allgemeinen teilhat.

Aristoteles wandte sich der empirischen Welt zu und setzte dem vertikalen Dualismus Platons einen horizontalen von Stoff und Form entgegen. Die materiellen und geistigen Einzeldinge streben in vielfältiger Vernetzung nach der in ihnen angelegten Vollkommenheit *(Entelechie).* Der Stoff, als das gestaltlos Zugrundeliegende, findet in der

Form seine Ausgestaltung. Stoff (oder Materie) ist reine Möglichkeit, das potenzielle Ding, wie es sich durch Formgebung mit bestimmten Eigenschaften aktualisiert. Alles Seiende ist durch Werden geformt und verliert seine Form im Vergehen. Durch die Formgebung erhalten alle Dinge ihre wesentlichen Eigenschaften – etwa Sinn und Zweck. Das Allgemeine verwirklicht sich also stets im Besonderen und ist daher durch empirische Untersuchung des Individuellen zugänglich. Sein ist aktualisierte Potenz oder Verwirklichung des Möglichen: Das Sein entäußert sich im Werden.

Da Aristoteles ein Schüler Platons war und beider Ansätze viele zeitbedingte Ähnlichkeiten aufweisen, haben ihre Nachfolger teils das Gemeinsame, teils die Unterschiede betont. Mir geht es jedoch im Folgenden primär um die Differenz zwischen der vertikalen und horizontalen Ausrichtung des Denkens – eine Weichenstellung, die sich in der westlichen Tradition nachhaltig ausgewirkt hat. Als »vertikal« bezeichne ich ein Denken, das sich deduktiv an der Differenz »oben/unten« orientiert, also zwischen Wesen (Wahrheit, Idee, Begriff) und Erscheinung (Einzelnes, Empirie) unterscheidet. »Horizontales« Denken ist dagegen durch die Differenz »dies/jenes« gekennzeichnet und abstrahiert die Wahrheit allgemeiner Konzepte induktiv aus den Einzeldingen. Der Einfluss beider Positionen auf das Heilen lässt sich pointiert wie folgt zusammenfassen:

Vertikales Verständnis: Heilen muss ganzheitlich orientiert sein, darf sich nicht nur auf einzelne Aspekte beziehen. Die Heilkunst ist ein ästhetisches, auf Wiedererlangen der inneren und äußeren Harmonie zielendes Tun. Zudem muss sie eine dem Wesen des Menschen entsprechende Prophylaxe anstreben und geeignete Wege finden, das Gesunde zu fördern. Der Kranke findet durch Selbsterkenntnis und geregelten Lebenswandel zur Harmonie des guten, gemäßigten Lebens (Gesundheit) zurück. Dieses Prinzip der Naturheilkunde prägt auch den Ansatz der Weltgesundheitsorganisation (WHO). Sie bestimmt Gesundheit als völliges Wohlergehen, nicht bloß als Gegenteil von Krankheit.

Horizontales Verständnis: Heilen muss sich im Rahmen des jeweils Machbaren halten und den Kranken zu einem ihm gemäßen Zustand der relativen Gesundheit verhelfen. Gesund bezieht sich immer auf das Individuum und sein Milieu, ist also nichts Absolutes. Alle Maßnahmen gehen vom Einzelfall aus und bereichern das Wissen über die allgemeine Funktionsweise des Organismus um die so gewonnenen Einsichten.

Aus vertikaler Sicht strebt jede Behandlung einen Idealzustand an. Als Abweichung gelten alle Formen von Krankheit, Mangel oder Defizit. Liegt eine Krankheit vor, muss die verlorene Harmonie der Teile wiederhergestellt werden, indem man die pathogenen Faktoren beseitigt. Bei Mängeln oder Defiziten muss das Heilen ausgleichend wirken, sei es durch Ersatz (Prothetik), Nacherziehung im Bereich der Lebensführung (Diät, Ertüchtigung, Psychagogik) oder Eingriffe in Umweltfaktoren (Hygiene). Das Vorgehen des Arztes ist regelgeleitet und soll verbindliche Normwerte wiederherstellen: Er ist also Hüter und Erzieher.

Horizontal gesehen, deutet der Arzt den aktuellen Zustand des Kranken zunächst nach Erkenntnissen, die er durch individuelle biografische Rekonstruktion gewinnt, um von ihnen ausgehend zu verallgemeinern. Daraus ergibt sich jeweils das (fallbezogene) Behandlungsziel, das den Möglichkeiten des Kranken im weiteren Verlauf der Behandlung fortwährend angepasst werden muss. Der Arzt wählt seine therapeutischen Ziele also zugleich als Forscher und Begleiter.

1.2.2 Leitdifferenz Autonomie/Heteronomie

Die zweite Leitorientierung des Heilens steuert die Interaktion zwischen Arzt und Patient. Sie prägt die Haltung des Arztes zum Kranken und legitimiert damit die jeweilige Praxis des Heilens. Im Einzelnen ergeben sich folgende Konstellationen:

Heteronomie: Wird der Mensch als heteronomes Wesen aufgefasst, das nur am Menschsein teilhat, gilt der Einzelne als unvollkommen und bedarf fremder Hilfe. Das Ideal der Vollkommenheit kann aber nur durch eine Lebensweise angestrebt werden, die den Maßstäben der Gemeinschaft genügt. Diese verpflichtet den Einzelnen, notfalls durch Ausübung von Macht und Kontrolle, sich dem Ideal zu beugen. Insofern dient Heilen dem gesellschaftlichen Ziel, den Kranken zum Idealzustand – Gesundheit als das Gute – zurückzuführen. Vom Arzt wird erwartet, dass er die Maßnahmen seiner Behandlung diesem Ziel unterordnet.

Autonomie: Gilt der Einzelne grundsätzlich als autonomes Ganzes, verwirklichen Menschen in Gemeinschaft mit anderen *individuelle* Möglichkeiten. Der Arzt ist also nicht berechtigt, äußere Maßstäbe anzulegen: Alles Heilen erfolgt zwischen autonomen, unabhängigen, gleichberechtigten Menschen, ist also Kooperation bzw. Hilfe zur

Selbsthilfe. Maßnahmen und Ziele werden stets von den Beteiligten gemeinsam festgelegt.

Die Spannung zwischen Autonomie und Heteronomie beeinflusst alle Bereiche der menschlichen Lebenspraxis – besonders Wissenschaft und Politik. In der existenziellen Sphäre des Heilens wurden zwar aus beiden Grundorientierungen nützliche Theorien und Methoden abgeleitet, dies aber mit unterschiedlichen ethischen Konsequenzen. Dogmatisch verhärtet, legitimiert die Affinität zu einem der beiden Extreme entweder ein Bekenntnis zum generellen Laissez-faire des ohnmächtigen Mitmachers, dem die Maßstäbe fehlen und der sich mit jedem Individuellen identifiziert, oder die Haltung eines autoritären Machers, der das Individuelle für die Norm opfert.

1.3 Eine alte Kontroverse: Die Lehren von Knidos und Kos

Beide Positionen und ihre praktischen Folgen lassen sich bereits an einflussreichen Schulen der griechischen Antike erkennen: Die rivalisierenden Ärztegruppen von Knidos und Kos vertraten – heute noch aktuelle – Ansätze, die trotz grundlegender Differenzen weithin anerkannt und sehr erfolgreich waren (vgl. Baisette 1986; Bourgey u. Martiny 1986). In ihnen erkennen wir grundlegende Orientierungen der Heilkunde, die sich auch in der Psychotherapie niedergeschlagen haben. Zudem lehren sie uns, dass jede übertriebene Spezialisierung zur Dogmatik neigt und damit ihre Relevanz einbüßt.

Die Vertreter der knidischen Schule verfassten ihre Schriften in Teamarbeit, weshalb ihre Namen in Vergessenheit geraten sind. Medizinhistoriker beschreiben sie als gewissenhafte, ganz dem selbstlosen Helfen verpflichtete Praktiker. Sie sollen sich der Grenzen ihrer Kunst bewusst gewesen sein und großen Wert auf die genaue Dokumentation krankhafter Zustände gelegt haben. Primär an der Praxis orientiert, waren sie ernst zu nehmende Chirurgen und erfanden diagnostische Methoden wie die Auskultation. Die Systematisierung ihrer Erkenntnisse blieb jedoch rudimentär, und bei den Heilmaßnahmen kamen sie nicht über einfache Rezepte hinaus. Als detailverliebte Empiriker vernachlässigten sie den Gesamtzusammenhang und behandelten jedes Symptom eigenständig. Ihr Denken fiel – historisch gesehen – dem engen analytischen Streben zum Opfer: Sie blieben buchstäblich im Detail stecken. Dieser Gefahr setzt sich das derzeitige Streben nach störungsspezifischen Vorgehensweisen in der Psychotherapie aus.

Bekannter sind uns die Ärzte der Schule von Kos, besonders durch Hippokrates. Sie lehnten die knidische Medizin kategorisch ab – kritisierten ihre theoretische Begründung als oberflächlich und rein deskriptiv, geißelten ihre Heilverfahren als willkürlich, ja sogar schädlich. Hippokrates gab der Medizin eine praktikable Theorie, indem er ihre Methoden auf das Menschenbild seiner Zeit abstimmte. Der Arzt sollte zwar Abweichungen vom Zustand völliger Gesundheit feststellen, zugleich aber die besondere Situation des Kranken berücksichtigen – das Individuum und seine Symptome ebenso respektieren wie das Wesen des Menschen und der Krankheit. Zudem sollte der Arzt das gesamte Umfeld des Kranken einbeziehen. Damit vertrat Hippokrates eine ganzheitliche Medizin, die kritisches Denken mit genauer Beobachtung verbinden und die Theorie an der Praxis ausrichten sollte. Es verwundert daher nicht, dass Platon wie Aristoteles ihren Respekt vor Hippokrates bekundeten.

Anders als die stur klassifizierenden knidischen Ärzte gingen die Mediziner in Kos flexibel mit Befunden aus Anamnese und Diagnose um. Voreilige Prognosen waren verpönt, da sich jede Erkrankung im Einzelfall anders darstellt. Medikamente verabreichte man aus Furcht vor iatrogenen Krankheiten sehr sparsam. Medizinhistoriker heben hervor, dass Hippokrates seine Kranken nie als Patienten, sondern nur als geschwächte Menschen bezeichnet hat. Aus der Schule von Kos lassen sich folgende Maximen ableiten (vgl. Glaser 1967; Bourgey u. Martiny 1986):

> Die Natur ist der beste Arzt.
>
> Die ärztliche Kunst vermittelt zwischen der Krankheit, dem Kranken und dem Arzt.
>
> Wer das Bewährte missachtet und nur Neues gelten lässt, täuscht sich und andere.

Während in Knidos einzelne Symptome immer genauer beobachtet und getrennten analytischen Kategorien zugeordnet wurden, strebte die Schule von Kos ein Gleichgewicht von Theorie und Praxis an. Das beeinflusste die weitere Entwicklung der Medizin zwar nachhaltig, aber auch diese Lehre verhärtete sich zu einem Dogmatismus, der bis in die letzten Jahrhunderte hinein wirksam blieb. Zum Beispiel begründete eine dogmatisierte Säftelehre bedenkliche Praktiken wie den Aderlass, die – geradezu theatralisch inszeniert – nicht selten den Tod der Kranken herbeiführten.

Bleibt anzumerken, dass es in der hellenischen Antike neben diesen beiden großen Schulen noch andere Strömungen gab, darunter die theoretischen und die religiösen Ärzte. Sie trieben rational-deduktive Spekulation oder beschworen geheimnisvolle Kräfte und wandten die resultierenden Heilverfahren in rituellen Prozeduren an. Im Bereich der Heilkunst herrschte eine so große Vielfalt, dass man auch hier Paul Valérys Behauptung zustimmen muss, die Griechen hätten bereits alles Wesentliche gesagt. Außer vielen Details ist seither kaum Neues hinzugekommen. Da es in aller Heilkunst auch um Grundfragen der menschlichen Existenz geht, scheinen die Lösungen, trotz großer Formenvielfalt, einen geradlinigen Fortschritt nicht zuzulassen. Vielleicht müssen wir uns damit abfinden, dass Heilen – als Antwort auf die grundlegende Angst, Ungewissheit und Hoffnung des Menschen – keine verbindlichen Lösungen hervorbringen kann.

1.4 Orientierungen des Heilens

Zum Schluss dieses einführenden Kapitels möchte ich die Leitideen, die das Heilen orientieren, in einem Schema zusammenfassen. Dabei verwende ich die genannten Leitdifferenzen Sein/Werden und Autonomie/Heteronomie als Koordinaten eines fiktiven zweidimensionalen Raumes. Die senkrechte Achse verläuft zwischen den Zielvorstellungen der Heilenden, die waagrechte zwischen deren Interaktionskonzepten (vgl. Abbildung 1). Die Orientierungen oberhalb der Waagerechte sind strukturbezogen und zielen auf die Wiederherstellung des Sollzustands *(Reparieren)*, die darunterliegenden betonen den je individuellen Lebensprozess und zielen auf den Übergang in einen alternativen Zustand *(Korrigieren)*. Die Interventionskonzepte links von der Senkrechten legen den Schwerpunkt auf die *Behandlung* des Leidens, jene auf der rechten Seite beziehen den Leidenden ein und sind auf *Kooperation* angelegt.

Den so entstehenden Quadranten lassen sich, je nach Orientierung des Arztes an Sein und Werden, Autonomie oder Heteronomie, vier idealtypische Grundformen des Heilens zuordnen: Verordnen und Eingreifen, Empfehlen und Anregen.

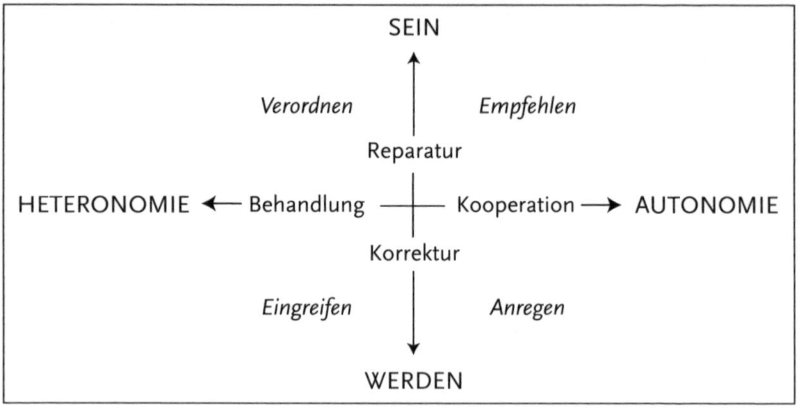

Abb. 1: Orientierungen des Heilens

Wer als Arzt verordnet oder eingreift, muss Ziele und Methoden des Heilens bestimmen, versteht sich als Experte, der seinen Patienten kraft besseren Wissens nach eigenen Maßstäben behandelt. Die Eigenart des Leidenden ist hier ein Störfaktor und wird nur zu dem Zweck beachtet, dass sie der Gesundung nicht im Wege steht. Misslingt die Heilung jedoch, ohne dass der Patient sie bewusst sabotiert oder der Arzt einen Kunstfehler begeht, kann das dem Patienten als Widerstand oder Non-Compliance angelastet werden. Im Einzelnen gilt:

Verordnen: Der Arzt ist bestrebt, die Abweichung vom Normzustand nach allgemeingültigen Parametern zu beheben. Am deutlichsten tritt die einseitige Reparatur da zutage, wo der Arzt selbst die Initiative ergreift, also etwa bei bewusstlosen Patienten im Notfall oder bei Vollnarkose.

Eingreifen: Der Arzt interveniert in einen krankhaften Prozess mit dem Ziel, ihn in einen alternativen zu überführen, will also entweder gezielt verändern oder die aktuelle Entwicklung blockieren. Typische Beispiele sind die einseitige Verordnung von Medikamenten und der psychotherapeutische Trick.

Begreift der Arzt den Kranken als autonomes Wesen, verbietet sich kausales Handeln. Da er den Leidenden als Subjekt in seine Intervention einbezieht, kann er allenfalls Maßnahmen empfehlen oder Prozesse anregen. Der Arzt muss versuchen, Einsicht in die Notwendigkeit seiner vorgeschlagenen Maßnahmen zu wecken, oder offen intervenieren – hilft also bei der Selbsthilfe, etwa indem er Vorschläge macht, die Mängel beseitigen sollen, oder den Leidenden beim

Auffinden und Erproben von Alternativen unterstützt und begleitet. Hier stellt der Arzt dem »Kunden« sein Wissen und Können zur Verfügung, geht mit ihm ein partnerschaftlich kooperatives Verhältnis ein. Misslingt die Heilung, ohne dass Eigenarten des Kunden oder Kunstfehler des Arztes dafür verantwortlich wären, muss dieser sich und seine Methoden kritisch überprüfen.[5] Im Einzelnen gilt:

Empfehlen: Der Arzt ist bemüht, die krankhafte Abweichung vom Sollzustand zu korrigieren, stellt sich aber auf die Eigenart des Kranken ein und strebt seine Mitarbeit an. Er stützt sich daher auf geeignete Argumente, um die Durchführung oder Einhaltung der als ideal gebotenen Maßnahmen gegenüber dem Kranken zu rechtfertigen. Die Empfehlung resultiert aus einem dialogischen Verhandeln mit dem Kranken, in dem das Wissen des Arztes und die Möglichkeiten des Kranken integriert werden.

Anregen: Der Arzt tritt in einen Dialog mit dem Kranken ein, in dem beide ihre unterschiedlichen Kompetenzen wahren und gemeinsam Ziel und Methode der Behandlung festlegen. Dabei suchen sie nach geeigneten Alternativen zum krankhaften Zustand.

In ihrer idealtypischen Abgrenzung dürften sich diese vier Orientierungen praktisch nie durchsetzen. Jede anhaltende Interaktion zwischen Arzt und Kranken enthält, ob bei medikamentösen, chirurgischen oder psychotherapeutischen Maßnahmen, Aspekte aller vier Formen, die Schwerpunkte richten sich aber unweigerlich nach der Orientierung des Arztes. Da die komplexe Dynamik des Heilens stets der Irrationalität des Leidens verhaftet bleibt und sich daher einer dualen Logik von Richtig und Falsch entzieht, eignet sich das Schema primär als Appell an Heilende, ihr Tun selbstkritisch zu prüfen und an den ursprünglichen Absichten zu messen.

5 Der Begriff »Kunde« ist eine sinnvolle Alternative zu »Patient« – der Leidende oder Duldende – und »Klient« – der Schutzbefohlene des Mittelalters (vgl. Ludewig 1987a). Die althochdeutschen Wortstämme »kund« (gewusst, bekannt) und »kundo« (Bekannter, Einheimischer) betonen Autonomie und Mitwirkung: Der Kunde ist der Kundige, der weiß, was ihm fehlt, was er will und vor allem was ihm hilft (nach Wahrig 1997). Die Übernahme eines solchen Begriffs in die Psychotherapie dürfte aber aus berufsständischen Prestigegründen kaum auf Akzeptanz stoßen.

2 Heilen durch das Wort

»Heilen durch das Wort« oder Psychotherapie hat zwar eine lange Tradition, etablierte sich als eigenständige Disziplin aber erst gegen Ende des vorigen Jahrhunderts und blieb zunächst ganz der Medizin als Mutterdisziplin verhaftet. Mitte des 20. Jahrhunderts – als an nordamerikanischen Universitäten erste Abteilungen für Klinische Psychologie gegründet wurden – begannen auch die Einflüsse der akademischen Psychologie zu wirken (vgl. z. B. Schorr 1984). Diese hatte sich im letzten Drittel des 19. Jahrhunderts ebenfalls als eine eigenständige wissenschaftliche Disziplin etabliert, verfolgte jedoch zunächst keine »klinischen« Interessen. Vielmehr musste sie in der Gründungsphase zunächst ihre religiösen, philosophischen und medizinischen Wurzeln freilegen und um gesellschaftliche wie wissenschaftliche Anerkennung kämpfen.

In diesem Kapitel rekapituliere ich in großen Schritten die Entwicklung psychologischer und psychotherapeutischer Modelle unter zwei Gesichtspunkten: Zum einen möchte ich das systemische Therapieverständnis historisch einordnen und dafür das historische Fundament skizzieren, auf das sich diese als eine neuere Form des Heilens durch das Wort stützt; zum anderen geht es mir darum, übertriebene Erwartungen an die Originalität dieser historisch gewachsenen Methode einzudämmen. Im Sinne dieser beiden Ziele rekonstruiere ich zunächst die wichtigsten Grundmotive des psychologischen Denkens und suche nach den gemeinsamen Wurzeln von Psychologie und Psychotherapie (vgl. u. a. Wolman 1960; Kriz 1985; O'Donohue a. Kitchener 1996; Frank 1997; Petzold 2012). Daraus leiten sich unterschiedliche Lösungen für folgende Grundprobleme ab:

- Wissenschaftliche Definition des psychischen Geschehens
- Wahl einer geeigneten Methodologie

Im Folgenden werden die grundlegenden Elemente sichtbar, die die Entwicklung und Ausformung von Theorie und Praxis der systemischen Therapie geprägt haben.

2.1 Driftende Psychologien

2.1.1 Ein flüchtiger Gegenstand

Erst gut ein Jahrhundert alt, hat sich die neuzeitliche Psychologie schon stark verzweigt. Analog zum »natürlichen Driften«[6] in der Evolution kann man ihre Entwicklungspfade als verschiedene Versuche deuten, gültige Antworten auf die eben genannten Grundprobleme zu liefern. Ihre Ansätze reichen vom reduktionistischen bis zum holistischen Extrem. Manche dieser Versuche versandeten folgenlos, andere nährten die weitere Entwicklung, und wieder andere behaupteten sich bis heute. Doch eine einheitliche Psychologie – ein von führenden Psychologen häufig geforderter widerspruchsfreier Fundus verknüpfter Theorien – ist bisher nicht entstanden. Heute erweist sich die Disziplin als ein gemeinsames Reservoir für ganz unterschiedliche Auffassungen des seelischen Geschehens und dessen Folgen. In diesem Reservoir finden sich:

- die alte Psychophysik (Grundproblem: Verhältnis von äußeren Vorgängen und seelischem Abbild, Reiz und Empfindung, Leib und Seele);
- die Gestaltpsychologie (Grundproblem: Organisation der diffusen Empfindungen zu geordneten Wahrnehmungen);
- die Tiefenpsychologie (Grundproblem: Verhältnis von Antrieb und Handlung, psychische Determiniertheit menschlichen Verhaltens);
- die Verhaltenspsychologie (Grundproblem: Verhältnis von Reiz und Reaktion, Determiniertheit menschlichen Verhaltens durch die Umwelt);
- die humanistischen Psychologien (Grundproblem: Verhältnis von Potenzial und Verwirklichung der Person);
- die transpersonale, interaktionelle Psychologie (Grundproblem: interpersonelles Verhältnis und zwischenmenschliche Interaktionen, Stabilität und Wandel in Gruppen) und

6 Maturana und Varela (1987, S. 120 f.) verwenden den Begriff »Driften« evolutionstheoretisch als Alternative zur »Anpassung an Gegebenes«. Mithilfe einer »Wassertropfen-Analogie« verglichen sie das Driften der Lebewesen mit Rinnsalen, die vom Gipfel eines Berges an den Hängen hinabfließen und vielfältige Pfade einschlagen.

- das Projekt einer systemischen Psychologie (Grundproblem: Verhältnis von Beobachter und Beobachtetem, Systemtheorie, Kommunikation und Realität).

Der flüchtige Gegenstand: Das Besondere am Gegenstand psychologischen Denkens ist seine Flüchtigkeit. Daran, nämlich an der Flüchtigkeit seines Gegenstandes, muss sich psychologisches Denken bewähren. Denn die momentanen, stets vergänglichen Ereignisse (Äußerungen, Gedanken, Gefühle usw.) sind nur mittels Interaktion (Beobachtung, Kommunikation) erfassbar: Veränderliches wird mittels Veränderlichem erfasst. Da jede Interaktion Wandel beinhaltet, gehören Subjekt und Objekt der Untersuchung einem variablen Geschehen an; kaum meint man, seinen Gegenstand erfasst zu haben, ist dieser und man selbst bereits ein anderer. Die ohnehin fragwürdige Trennung von Subjekt und Objekt wissenschaftlicher Erkenntnisse – allenfalls gegenüber der unbelebten Materie eine praktikable Verkürzung – ist in einer phänomengerechten Psychologie vollends unhaltbar. Angesichts dieser Schwierigkeit haben Psychologen oft dazu geneigt, ihren flüchtigen Gegenstand aufzuspalten und die untersuchten Aspekte einzufrieren. Das Verfahren wäre durchaus legitim, beschränkte man die so gewonnenen Erkenntnisse auf die jeweiligen Teilaspekte, statt sie auf andere Bereiche zu übertragen oder über Gebühr zu verallgemeinern.

Seit sie als Wissenschaft auftrat, hatte sich die Psychologie der positivistischen Kritik zu erwehren, letzten Endes nur Physiologie oder Physik zu sein und daher keinen eigenen Gegenstand zu haben. Schon für Kant war die rationale Psychologie theoretisch weniger grundlegend als Erkenntnistheorie und Metaphysik, im Praktischen sekundär gegenüber der Ethik – und im Bereich der Naturforschung fehlten ihr die Merkmale einer exakten Wissenschaft (vgl. Roback 1970). In diesem Sinne schrieb William James (1909, S. 469), einer der Väter der naturwissenschaftlich orientierten Psychologie, die Disziplin brauche einen Galilei, um ihre wissenschaftlichen Hoffnungen erfüllen zu können; vorerst müsse sie aber ihre Annahmen als provisorisch und revisionsbedürftig betrachten.

Nach fast hundert Jahren erfolglosen Wartens sollte man heute wohl eher die Konsequenz ziehen und den Gegenstand der Psychologie als dem Wandel unterworfene Größe neu bestimmen. Das hingegen von James und vielen seiner Zeitgenossen erwünschte

Menschenbild der »harten« Wissenschaften wäre nur haltbar, wenn der Mensch immer radikaler verdinglicht würde.[7] Die Orientierung der Psychologie an den Naturwissenschaften hat jedoch weitaus weniger als erwartet eingebracht. Mit Ausnahme von eher physikalisch aufzufassenden Aspekten, wie sie zum Beispiel in der Wahrnehmung vorkommen, ist bis heute kein einziges ihrer Gesetze mehr als provisorisch. Wir sollten also erkennen, dass die Psychologie nur vorläufig versuchen kann, den Menschen aus einem gewählten Blickwinkel und mit der Brille ihrer Epoche zu betrachten: Sie spiegelt jeweils Phasen des wandelbaren menschlichen Selbstbildes und Ausschnitte des zeitbedingten Denkens wider (vgl. z. B. in Petzold 2012).

Das psychologische Denken hat im Verlauf seiner Geschichte viele Wandlungen durchlaufen. Als Ende des 19. Jahrhunderts erstmals versucht wurde, den flüchtigen Gegenstand zu fixieren, ging die Psychologie entweder analytisch vor, suchte – ganz ihrer Epoche verhaftet – nach den Grundelementen des Psychischen, oder knüpfte an die philosophische Tradition an und betonte die Ganzheit des Seelischen. Mit der Gestaltpsychologie entstand zu Beginn des 20. Jahrhunderts eine erste Synthese. Ihr folgten Variationen im Geist des mechanistischen Denkens, auf die innere oder äußere Dynamik des menschlichen Erlebens und Handelns gerichtet. Dann kam die Rückbesinnung auf humanistische Werte; die Person stand im Mittelpunkt. Nach einer weiteren Wandlung hin zu einer pragmatisch orientierten Vision des Zwischenmenschlichen folgte schließlich die Rückwendung auf den Beobachter als zentrale Erkenntnisquelle.

2.1.2 Analytisches und ganzheitliches Denken

In ihrem Selbstverständnis als Grundlagenforscher näherten sich die frühen Psychologen ihrem Gegenstand auf zwei Wegen: Je nach geistes- oder naturwissenschaftlichen Präferenzen trieben sie Psychologie mit oder ohne Seele (vgl. Jüttemann 1986; sowie verschiedentlich in Balmer 1982). Im ersten Fall verfolgten sie idiografische Ziele und versuchten, die seelischen Vorgänge aus der Ganzheit und Einmaligkeit des Individuums zu begreifen. Dabei gingen sie methodologisch vor allem introspektiv vor. Die zweite Gruppe verfuhr nomothetisch,

7 Man erinnere sich an Heinz von Foersters Theorem Nr. 2, das lautet: »Die ›hard sciences‹ sind erfolgreich, weil sie sich mit den ›soft problems‹ beschäftigen; die ›soft sciences‹ haben zu kämpfen, denn sie haben es mit den ›hard problems‹ zu tun« (von Foerster 1985, S. 17).

wollte überindividuelle, allgemeine Gesetzmäßigkeiten psychischer Phänomene aufdecken. Methodologisch richtete sie sich nach dem Vorbild der Physik, bevorzugte also die kontrollierte Beobachtung und das Experiment. Diese beiden Ansätze blieben lange verhärtet und standen unversöhnlich nebeneinander. Erst in den letzten Jahrzehnten kam es zu einer gewissen Annäherung.

Um die tiefe Krise ihres wissenschaftlichen Selbstverständnisses zu überwinden und praktischen Forderungen zu genügen, öffnete sich die Psychologie zunehmend für die Erkenntnis, dass angesichts der Komplexität ihres Gegenstands weder ein streng nomothetisches noch ein rein idiografisches Verständnis angemessen sein kann. Ein führender deutscher Psychologe, Wolfgang Metzger, forderte nach gründlicher Durchsicht der betreffenden Literatur von der Psychologie, endlich – wie jede andere Wissenschaft – zu erkennen, dass sie sowohl nomothetische als auch idiografische Aufgaben zu bewältigen hat:

> »Die Psychologie ist eine experimentierende und zugleich verstehende, eine phänomenologisch beschreibende und, wo die Umstände es zulassen, auch messende und rechnende Wissenschaft« (Metzger 1982a, S. 15).

Das Ziel der frühen Psychologen, die sich gemäß ihrer Herkunft an Physik, Medizin und Biologie orientierten, war jedoch genauer definiert. Sie wollten das Verhältnis zwischen äußeren Gegebenheiten (Reizen) und inneren Empfindungen (Reaktionen) experimentell erforschen. Dabei suchten sie nicht nur nach den Elementen des Psychischen, sondern auch nach seinen Gesetzmäßigkeiten. Vertreter dieser Psychophysik waren Naturforscher wie Weber, Fechner und Wundt; Letzterer gründete 1879 in Leipzig das erste psychologische Labor, machte also den entscheidenden Schritt zu einer objektiven Psychologie. Geistig-seelische Zustände sollten objektiviert, gemessen und möglichst auf physiologische Vorgänge zurückgeführt werden. Der Ansatz war – seiner Zeit gemäß – analytisch ausgerichtet, also atomistisch und reduktionistisch.

Den Gegenpart bildete zu jener Zeit eine verstehende Psychologie, die mit den Namen Dilthey, Spranger und Jaspers verbunden ist. Sie begriff sich als phänomenologisch und anthropologisch, knüpfte also an geisteswissenschaftliche und philosophische Traditionen an. Ihre Vertreter lehnten die naturwissenschaftlich-experimentelle Methode als zu oberflächlich ab, wollten menschliche Erfahrungen im Rahmen des sinnerfüllten Lebens verstehen und beschreiben. Methodisch griffen sie vor allem auf Introspektion und Hermeneutik zurück, ließen aber auch Raum für Intuition. Es galt, das Menschliche in seiner ganzheitlichen Dynamik zu erfassen; nicht die Elemente oder deren Zusammenwirken steuerten die seelischen Vorgänge, sondern das Ganze, die Person. Da das Ganze alles Einzelne bedingte, ließ sich das Besondere nur aus dem Gesamtzusammenhang verstehen (vgl. Metzger 1982a). Diese Auffassung setzte sich in der akademischen Psychologie zunächst nicht durch: Gegenüber den abgesicherten Ergebnissen einer objektiven Experimentalpsychologie erschien sie als zu spekulativ und daher unangemessen.

2.1.3 Ordnende Integration

Um die Jahrhundertwende entstanden Spielarten einer ganzheitlichen Psychologie, die eine Synthese der analytisch-experimentellen und der holistisch-funktionalen Ansätze herbeiführen sollte. Die Gestaltpsychologie war entstanden (vgl. Herrmann 1982; Metzger 1982b). Ihr erklärtes Ziel war, das theoretische Interesse an der Komplexität der menschlichen Erfahrung mit der geltenden naturwissenschaftlichen Methodologie zu verbinden. In der Frage, wie sich Sinneseindrücke zu Einheiten (Wahrnehmungen, Erlebnissen, Gefühlen) organisieren, knüpfte diese Bewegung an das Konzept der Selbstorganisation aus dem 18. und 19. Jahrhundert und methodologisch an Husserls Phänomenologie an. Gestaltpsychologie und verstehende Psychologie lassen sich auf das epistemologische Vermächtnis Kants zurückführen. Objektives Erfassen ist unmöglich, weil die Parameter unserer Wahrnehmung keine Eigenschaften der Welt, sondern der apriorischen Kategorien unseres ordnenden Geistes sind. Die Grundfrage gestaltpsychologischen Interesses lautete gemäß Metzger (1982b, S. 661):

> »Wie und auf welche Weise kann in der Welt so etwas wie Ordnung 1. zustande kommen, 2. auf die Dauer erhalten bleiben und 3. bei Störungen wiederhergestellt werden?«

Ihre Antwort war:

> »Es gibt ... Arten des Verhaltens und des Geschehens, die, frei sich selbst überlassen, einer ihnen selbst gemäßen und aus ihnen selbst entspringenden Ordnung fähig sind« (Metzger 1982b, S. 662).

Nach diesem Grundsatz der natürlichen Ordnung musste die damals vorherrschende, elementar ausgerichtete Psychologie ihr Blickfeld erweitern. Neben Zuständen fremddeterminierter Ordnung waren auch die Gesetzmäßigkeiten interner Strukturbildung zu erforschen. Wenn das Verhalten von Elementen von der durch sie konstituierten Gesamtheit abhing, ließ sich das spontane Auftreten von Ordnung nicht auf isolierte Zustände oder Vorgänge zurückführen. Eigenschaften hatten die Elemente nur im Verbund, sodass die analytische Methode weder zum Verständnis der Ganzheit noch der Elemente beitrug. Insofern war das Element der Atomisten eine unzulässige Verkürzung, eine willkürliche Reduktion, die das prägende Umfeld des Elements außer Acht ließ. In der Gestalttheorie sollten stattdessen Ganzheiten (wie Figuren und Gestalten) erforscht werden.

Nach Herrmann (1982) hatte die Berliner Schule der Gestaltpsychologie bis 1925 ein wissenschaftliches Gebäude errichtet, das später nur noch in den Details modifiziert wurde. So entwickelte sich ihre Gestalttheorie nach und nach von einer Psychologie zur Weltanschauung, die in der Wissenschaft ebenso gültig sein sollte wie im Leben.[8] Doch auch sie unterlag, wie alle psychologischen Theorien, den Forderungen ihrer Zeit, nämlich objektive, universell gültige Aussagen anzustreben. Ihr Grundpostulat lautete, dass zwischen den Gestalten der Psyche und der physikalischen Welt eine Isomorphie herrscht. Über der vergeblichen Suche nach Beweisen für diese Isomorphie verlor sie zunehmend an Bedeutung und Aktualität. Als Dekaden später die Systemtheorie aufkam, gewann der Gegenstand des gestalttheoretischen Ansatzes, nämlich Ganzheit zu erfassen, jedoch wieder an Bedeutung.

2.1.4 Innen und Außen

Etwa gleichzeitig mit der Gestalttheorie entstanden zwei weitere einflussreiche psychologische Ansätze – die Tiefenpsychologie oder Psychoanalyse und der Behaviorismus. Jene richtet ihren Blick tief ins Innere des Seelischen, diese auf das äußere, beobachtbare Verhalten. Die Tiefenpsychologie ging von klinischen Erfahrungen aus und übertrug das mechanistische Weltbild des späten 19. Jahrhunderts auf eine allgemeine Theorie des Psychischen, zog aber auch Konsequenzen für die Anthropologie und Gesellschaftstheorie. Die Verhaltenspsychologie wandte sich dagegen dem unmittelbar Beobachtbaren zu und

8 P. R. Hofstätter bemerkt hierzu, dass »die These vom Primat der Gestalt und der Ganzheit zu einem Glaubensbekenntnis wurde, dessen Ablegung außerwissenschaftlichen Bedürfnissen diente« (1957, S. 144 f.).

entwickelte ein kausales Modell von Reiz und Reaktion. Primär im russischen und angelsächsischen Sprachraum entstanden, begriff sie sich als die direkte Antithese zur mentalistisch orientierten Bewusstseins- und Tiefenpsychologie. Auf der Basis von Experimenten formulierte sie eine Theorie des Lernens, die sie später auf alle psychischen Vorgänge ausdehnte.

Ohne auf Einzelheiten der beiden Systeme eingehen zu wollen, beschränke ich mich darauf, wie sie ihre Ziele bestimmten und ihre Methodologie begründeten. Obwohl die Ansätze auf den ersten Blick gegensätzlich wirken, sind sie erkenntnis- und wissenschaftstheoretisch eng verwandt: Beide sollten die Determiniertheit alles menschlichen Verhaltens enthüllen und sich dabei auf analytische Methoden stützen.

2.1.4.1 Wendung nach innen

Das anfängliche Ziel der Tiefenpsychologie war aus der Sicht ihres Begründers, Sigmund Freud, den inneren Zusammenhang zwischen seelischen und neurophysiologischen Prozessen aufzudecken und die Psyche naturwissenschaftlich zu erklären. In der 1896 erstmals so genannten Psychoanalyse erschien die Psyche als eine komplexe Wechselwirkung energetischer Kräfte. Diese Energien dienten teils der Selbsterhaltung, teils wirkten sie – angestaut oder fehlgeleitet – hinderlich. Thomä und Kächele (1985) meinen, dass die begrifflichen Anleihen der Psychoanalyse bei der Mechanik (Energie, Übertragung, Widerstand, Verdrängung, Apparat, Objektbesetzung, Projektion, Verschiebung usw.) bloß epochenbedingte Metaphern waren, die aber keine mechanistische Auffassung des Seelischen beinhalteten. Alles, was sich in den Tiefen der Seele abspielte, entsprach in der Theorie einem relativ einfachen Modell: Es gab einen Regler (Ich), eine Energiequelle (Es) und eine durch Sozialisation aufgebaute Kontrollinstanz (Über-Ich). Die seelischen Prozesse gestalten eine Dynamik – Psychodynamik –, die dem Bewusstsein nicht zugänglich und nur indirekt erschließbar ist. Daher versteht sich die Tiefenpsychologie als eine Theorie des Unbewussten, das seinem Wesen nach irrational ist. Man nennt sie auch eine Es-Psychologie (Fromm 1970). Ihre Methodologie ist analytisch angelegt, die intrapsychische Dynamik lässt sich allein durch die Zerlegung des Geäußerten in Elemente rekonstruieren. In der Praxis erfüllt sie hermeneutische Funktionen der Sinnstiftung, deren Nutzen nur kasuistisch oder intern nachweisbar ist. Aufgrund dieser Einschränkung handelte sich die Psychoanalyse von positivistischer Seite den Vorwurf ein, unwissenschaftlich zu sein – dem liegt jedoch der positivistische Universalitätsanspruch einer einzig wahren Wissenschaft zugrunde.

Freuds Psychoanalyse reduzierte das Psychische anfangs – sehr zum Groll seiner viktorianischen Zeitgenossen – auf Biologie. Der Mensch galt als prinzipiell oberflächlich zivilisiertes Wesen, das stets damit zu kämpfen hat, seine Triebe im Zaum zu halten. Durch Instinkte getrieben, trotze der Mensch dem unvermeidlichen Sieg der Entropie, dem Todestrieb, der auf Rückkehr in den anorganischen Zustand ziele; er verdamme den Menschen zur Aggression gegen sich und seine Spezies. Diese kulturkritischen – metapsychologischen – Grundannahmen veranlassten selbst Freud zu einer späteren Revision seiner triebtheoretisch begründeten psychoanalytischen Theorie; sie förderten darüber hinaus die Gründung neuer Schulen im klinischen Bereich. Am erfolgreichsten erwiesen sich die Analytische Psychologie Jungs, die Individualpsychologie Adlers und die späteren Ich-Psychologien. Inspiriert von späteren Gedanken Freuds – etwa 1914 in »Zur Einführung des Narzissmus« und 1921 in »Massenpsychologie und Ich-Analyse« – richteten Anna Freud, Hartmann und andere ihr Interesse vom Es auf das Ich. Es entstand die sogenannte Ich-Psychologie, wovon später das Selbst abgegrenzt wurde (vgl. u. a. Jacobson 1973). Erich Fromm (1970, S. 32 f.) bemerkte hierzu, die Ich-Psychologie verharmlose den radikalen Ansatz Freuds, eine Psychologie des Irrationalen zu begründen, und sei konformistisch: Sie gebe das emanzipatorische Ziel Freuds auf, dem Menschen zur Rationalität zu verhelfen.

Das Hauptproblem der frühen Psychoanalytiker bestand darin, ihre Methode auf die Dynamik des strukturell konzipierten psychischen Apparats anzuwenden. Da unbewusste Prozesse nur indirekt zugänglich waren, galt es, das Bewusstsein gleichzeitig zu nutzen und zu umgehen. Unter der Annahme, dass es in jeder Interaktion zum Austausch von psychischer Energie zwischen den Beteiligten kommt, konzentrierte sich die psychoanalytische Methode auf die energetische Besetzung des Analytikers durch den Analysanden und verwendete diese als Informationsquelle für die psychische Ausstattung des Untersuchten. Der Analytiker wurde also zum Forscher und Forschungsinstrument zugleich.

Einige Grundideen der Psychoanalyse haben das Menschenbild unseres Jahrhunderts nachhaltig beeinflusst, darunter folgende: Erleben und Verhalten des Menschen sind durch das Unbewusste determiniert; das Kind durchläuft in seiner Entwicklung graduelle Phasen der Objektbesetzung und bildet stabile innere Repräsentanzen aus. Diese Annahmen formten über viele Jahre die pädagogische und juristische Praxis, beeinflussten soziologische, anthropologische und philosophische Theorien und prägten die nachfolgenden klinischen Konzepte, nicht zuletzt auch der systemischen Therapie.[9]

2.1.4.2 Wendung nach außen

Wissenschaftstheoretisch gesehen, ist die Verhaltenspsychologie ebenso wie die Psychoanalyse ein Kind des mechanistischen Weltbildes. Ihre Anfänge liegen im zaristischen Russland, wo Psychoreflexe insbesondere durch Sechenow, Pawlow und Bechterew im Geiste des britischen Empirismus erforscht wurden. In ihrer heutigen Form und Bedeutung, zumindest für die westliche Psychologie, wurde diese Strömung zunächst von Edward L. Thorndike initiiert, der 1898 das »Gesetz des Effektes« publizierte und damit die instrumentelle Konditionierung begründete. Ein Hauptvertreter dieser neuen Sichtweise der Psychologie war aber der US-Amerikaner John B. Watson. Er prägte 1913 den Begriff »Behaviorismus« und knüpfte daran ein ganzes Programm: Die wissenschaftliche Forschung sollte deterministisch, empirisch, reduktionistisch und umweltorientiert ausgerichtet sein. Sein radikaler Behaviorismus äußert sich in folgendem Zitat:

> »Gebt mir ein Dutzend gesunder Säuglinge, und ich garantiere euch, aus jedem beliebigen von ihnen einen Wissenschaftler, Bettler oder Dieb zu machen, unabhängig von seinen Talenten und Fähigkeiten oder der Rasse seiner Vorfahren« (zit. n. Wolman 1960, S. 78, übers. aus dem Englischen vom Verfasser).

Methodologisch entschied er sich für das Experiment, die exakte Beobachtung und die induktive Analyse. Von allem Ballast des Mentalen, des Bewusstseins und des Subjektiven befreit, war die Verhaltenspsychologie als reine Naturwissenschaft angelegt. Das entsprechende

9 Allerdings dient auch die freudsche Psychoanalyse vielen späteren Theorien als negativer Bezugspunkt. Das gilt auch für die Familientherapie, die sich anfangs fast feindselig von der Psychoanalyse abgrenzte (vgl. z. B. Guntern 1980). Es gab aber auch Annäherungen, als sich einige Psychoanalytiker der Systemtheorie zuwandten (vgl. u. a. Buchholz 1990; Brocher u. Sies 1986; Fürstenau 1992, 2001).

Menschenbild war nach dem Modell eines Mechanismus von Reiz und Reaktion konzipiert, der ein undurchschaubares System nicht beobachtbarer Variablen bildete: die »Blackbox«. Watson verwarf Instinkte und vererbte Dispositionen; nur der unbedingte Reflex blieb als Relikt angeboren. Um diesen Reflex gruppieren sich im Lauf des Lebens die bedingten Reflexe – als Gewohnheiten *(habits)* oder Grundeinheiten allen menschlichen Verhaltens.

Ab den Dreißigerjahren wurde der Behaviorismus, zunächst in den USA und später weltweit, zum bedeutendsten Ansatz der akademischen Psychologie. Hull, Tolman und Skinner waren die Pioniere, die das rein mechanistische Verständnis Watsons vorantrieben und ausdifferenzierten. Die Verhaltenstheorie Hulls stützte sich auf Newtons Mechanik und den logischen Positivismus des Wiener Kreises. Hull beschrieb menschliches Verhalten mittels mathematischer Formalismen als zielgerichtet. Angestrebt sei stets, Bedürfnisspannung *(drive)* abzubauen. Lernen heiße, Gewohnheitspotenziale *(habits)* für bestimmte Reizkonstellationen auszubilden. Tolmans Verhaltenstheorie lässt sich als Kognitionstheorie verstehen: Der Organismus assoziiert nicht nur automatisch Reiz und Reaktion, sondern nimmt auch durch innere Erwartungen die Folgen seines Verhaltens vorweg, selektiert also. Skinner lehnte es gegenüber seinen Vorläufern ab, Verhalten (etwa Lernen) mit Phänomenen aus anderen Bereichen (wie Physiologie) oder intervenierenden Variablen (der Spannung oder Erwartung) zu erklären. Die psychologische Grundeinheit sei der Reflex. Die Psychologie untersuche Verhaltensweisen und Situationen; alles andere sei pure Spekulation (vgl. Wolman 1960, Kap. 3 u. 4).

Anfangs verfolgten Tiefen- und Verhaltenspsychologie trotz aller Unterschiede im Endeffekt das gleiche Ziel: den Menschen analytisch zu erforschen und kausale Zusammenhänge festzustellen. Beide strebten die objektive Geltung ihrer Aussagen und Erkenntnisse an, beide generalisierten ihre klinischen oder experimentellen Befunde und übertrugen sie auf die Natur des Menschen. Beide wählten das Individuum als Grundeinheit ihrer Denksysteme, wobei Überindividuelles nur eine sekundäre Rolle spielte – als Objekt, Repräsentanz, sozialer Reiz, Verstärker usw. Benjamin Wolman bemerkt hierzu:

> »Man könnte sagen, dass Skinner und Freud dasselbe Objekt untersuchten: Skinner von außen, Freud von innen. Ihre Befunde dürften einander nicht widersprechen, obwohl sie für unterschiedliche Aspekte des beobachteten Phänomens gelten« (Wolman 1960, S. 139, übers. aus dem Englischen vom Verfasser).

Beide Denkweisen wurden Mitte des 20. Jahrhunderts zu tragenden Säulen der Psychologie. Doch ihr gemeinsames, durch die Erfolge der Naturwissenschaften im 19. Jahrhundert gefördertes Bild des Menschen als mechanisches System veranlasste nach dem Zweiten Weltkrieg viele amerikanische Psychologen, sich zu einer dritten Kraft zu formieren. In dieser Sammelbewegung vereinigten sich alle, die mit dem mechanistischen Denken unzufrieden waren. Infolge des Krieges hatten sie sich nicht nur auf ethische Werte, sondern auch auf die gesellschaftlichen Bedingungen menschlichen Verhaltens besonnen. Zudem weckte die Wiedereingliederung der ehemaligen Frontsoldaten ins Zivilleben einen gewaltigen Bedarf an psychologischer Beratung und Maßnahmen zur Rehabilitation. Dadurch entstand in der Folgezeit ein regelrechter Psycho-Boom, und man dachte neu über die Ziele der Psychologie nach. Die Experimental- und Persönlichkeitspsychologen, bis dahin ganz auf das Individuum fixiert, berücksichtigten zunehmend den Kontext, und die Kliniker interessierten sich verstärkt für die soziale Einbindung ihrer Patienten. Die Persönlichkeitspsychologen des frühen 20. Jahrhunderts – zum Beispiel William Stern in Deutschland und Gordon Allport in den USA – hatten ihren Gegenstand als einen Komplex von prägenden Grundmerkmalen *(traits)* definiert. Dagegen analysierten die Verhaltenspsychologen prägende Zustände *(states)*. Einige soziologisch orientierte Psychoanalytiker wie Harry S. Sullivan, Karen Horney und Erich Fromm erweiterten die Individualtherapie um den Aspekt des Transpersonalen, der geschlechtlichen, gesellschaftlichen und kulturellen Verhältnisse sowie um ethisch-normative und sozial-emanzipatorische Momente.

In den Sechzigerjahren entstand mit dem Interaktionismus eine vermittelnde Position, in der das Verhalten als eine Wechselwirkung personaler und situativer Aspekte aufgefasst wird. Dieser Ansatz öffnete den Weg zu einer transpersonalen Psychologie. Im Zusammenhang mit diesen Wandlungen rückten auch andere, bis dahin weitgehend vernachlässigte Aspekte menschlichen Lebens ins Blickfeld: Verantwortung, Kreativität und Liebe. Aus der Auseinandersetzung mit dieser Wechselwirkung gingen zwei neue psychologische Ansätze hervor: die humanistische und die transpersonale Schule.

2.1.5 Hinwendung zur Person

Die phänomenologisch orientierte Humanistische Psychologie wollte nicht nur den Kulturpessimismus überwinden, den Psychoanalyse und Behaviorismus hinterlassen hatten, sondern trat auch mit dem Ziel an, das Reifen einer gesunden, moralisch integren Persönlichkeit zu studieren (vgl. z. B. Hitt 1969). In dieser humanistischen Bewegung schlossen sich so unterschiedliche Denker wie Erich Fromm, Abraham Maslow, Fritz Perls und Carl R. Rogers zusammen. Die Quintessenz ihres Programms formulierte Erich Fromm wie folgt:

> »Die wichtigste Lebensaufgabe des Menschen liegt darin, sich zu gebären und zu werden, was er potenziell ist« (Fromm 1971, S. 237; übers. aus dem Englischen vom Verfasser).

Aus humanistischer Sicht ist der Mensch prinzipiell gut, strebt nach Reifung und sozialer Integration, Wachstum und Verwirklichung seiner Möglichkeiten. Daher betont diese psychologische Strömung:

- die ganze Person und ihre Selbstverwirklichung,
- die Kreativität des Miteinanders,
- menschliche Liebe.

Die humanistischen Psychologen knüpften an die philosophischen Ansätze jüdisch-christlicher Denker wie Martin Buber und Gabriel Marcel an. Diese wandten sich gegen die zunehmende Unterordnung des Menschen unter die Technik und stellten der kapitalistischen Moral der Habgier einen neuen Humanismus entgegen. Darin bedingt das Du die Existenz und Selbsterkenntnis des Ich: Der Mensch verwirkliche sich im Dialog durch Liebe und Hingabe an das Du. Nach Marcel ist die Verbindung von Du und Ich zum »Wir« zugleich das Grundmotiv der menschlichen Existenz und das einzige tragende Fundament einer Ontologie (vgl. z. B. Noack 1962).

Für Carl R. Rogers bedeutete humanistische Psychologie, das Selbst in seinem individuellen Wahrnehmungsfeld und in der personalen Begegnung zu verstehen (vgl. Rogers 1951, 1961; Rogers a. Stevens 1967; auch Pervin 1987). Seine ethischen Maximen waren Akzeptanz und Respekt vor dem anderen; damit wollte er anderen die Möglichkeit eröffnen, aufrichtig über ihre Erfahrungen zu berichten. Die Erfahrung galt als alleinige Quelle der Wahrheit, sodass verlässliche Erkenntnis vor allem auf Empathie beruhte. Dennoch vertrat die humanistische Psychologie keinen Subjektivismus, suchte vielmehr in der Erfahrung des Einzelnen das allgemein Menschliche und die Gesetze des menschlichen Miteinanders:

> »Es gibt ein echtes Miteinander, zu dem niemand gedrängt werden muss, weil es unmittelbar unserer Natur entspricht« (Rogers a. Stevens 1967, S. 3; übers. aus dem Englischen vom Verfasser).

Rogers wollte jedoch – als Forscher – menschliches Verhalten nicht nur verstehen, sondern auch vorhersagen, beeinflussen und kontrollieren. Seine wissenschaftliche Zielsetzung unterschied sich also nicht grundsätzlich vom Projekt früherer Psychologen und Psychotherapeuten. Neu war jedoch der Respekt vor dem untersuchten Menschen, den er nicht als Objekt, sondern als autonomes Subjekt ansah. Rogers' Denken kreiste um das Konzept des Selbst als Komplex von Wahrnehmungen, Bedeutungen und Werten. Dieses organisierte System bleibe so lange relativ konstant und stabil, bis das aktuelle Selbstkonzept in Widerspruch mit neuen Erfahrungen gerate. Sofern der dabei ausgelöste Konflikt emotional abgewehrt werde, stehe er der weiteren Selbstverwirklichung im Wege. Für eine gesunde Entwicklung sei entscheidend, dass Kinder in einem Klima der Offenheit, Authentizität und Zuwendung aufwüchsen; nur so könnten sich ihre Potenziale frei entfalten. Diese ethischen Maximen prägten – wenngleich nicht unumstritten – die Pädagogik der Sechziger- und Siebzigerjahre und bildeten die Grundlage der nichtdirektiven, klientenzentrierten Psychotherapie (vgl. Rogers 1951; Tausch 1968).

Die humanistische Bewegung veränderte das Menschenbild der Psychologie ganz im Sinne Alfred Adlers: Statt seine Energien egoistisch auf realitätsgerechte Anpassung zu richten oder den Bedingungen seiner Umwelt hilflos ausgeliefert zu sein, war der Mensch prinzipiell gut und strebte in Gemeinschaft mit anderen nach Selbstverwirklichung. Die wichtigste ethische Maxime lautete daher: »Du kannst!« Der Mensch wurde ganzheitlich gesehen. So war die Psychologie aufgefordert, sich nicht bloß auf naturwissenschaftliches Denken zu verlassen, sondern nach eigenen, ihrem Gegenstand gemäßen Kriterien zu forschen. Diese sollten, im Sinne des Respekts vor der Person, Subjektivität, Emotionalität, Integrität und Ethik einbeziehen. Die Einbeziehung ethischer Gesichtspunkte ist ein zentrales Thema der humanistischen Psychologie. Erich Fromm (1970, 1980) unterschied zwischen reifen, liebesfähigen und unreifen, allenfalls zur Pseudoliebe fähigen Menschen. Abraham Maslow (1970) stellte eine Hierarchie der menschlichen Grundmotive auf. Danach erreichen nur jene Menschen die höchste Stufe – Selbstverwirklichung –, die alle wichtigen Zwischenstufen physiologischer Bedarfsdeckung – Geborgenheit,

Zugehörigkeit und Anerkennung – erfolgreich durchlaufen haben. Im Lichte seiner empirischen Befunde forderte er die Psychologen auf, ihre Methoden auf die Förderung von Glück und Gesundheit auszurichten, statt sich nur negativ an Defiziten zu orientieren.

Den Höhepunkt ihres Einflusses erreichte die humanistische Psychologie gegen Mitte der Sechziger- und bis Mitte der Siebzigerjahre, doch danach verlor sie nach und nach an Bedeutung. Zum einen gelang es ihr nicht, ein humanistisches Wissenschaftskonzept durchzusetzen, da sie sich nur halbherzig vom gängigen Schema des Positivismus löste. Ihre quantitativen Arbeiten wurden zudem vonseiten der akademischen Psychologie zu Recht als methodologisch unsauber kritisiert. Zum anderen war sie durch einen subtilen inneren Widerspruch zwischen Respekt vor dem Individuum und einem verborgenen Imperativ geprägt: Der Grat zwischen »Du kannst« (authentisch, reif, offen usw. sein!) und der Forderung »Du sollst!« war so schmal, dass sich die erreichte Stufe der Selbstverwirklichung wie von selbst in eine Hierarchie fügte, woraus humanistische Psychologen das Recht ableiteten, »bessere Menschen« zu erziehen; das relativierte ihre humane Einstellung drastisch und stieß auf erheblichen Widerspruch.

2.1.6 Über die Person hinaus

In den Fünfzigerjahren übernahm die Psychologie einen in den Naturwissenschaften entstandenen Ansatz: die Systemtheorie. Mit ihm konnten komplexe Ganzheiten, früher eine Domäne der Metaphysik, anhand mathematischer und technischer Verfahren erforscht werden. Damit war ein neuer Weg eröffnet, nicht mehr isolierte Ereignisse, sondern die konstitutiven Relationen zwischen Ereignissen in großen Zusammenhängen zu untersuchen. Die Systemtheorie suchte vor allem nach *globalen Isomorphien* und begriff sich als ein den Einzelwissenschaften übergeordneter, sie verbindender, Komplexität erfassender holistisch-organismischer Ansatz. Aufgrund ihrer biologischen Wurzeln betrachtete sie lebende Systeme zunächst als offene, umweltbezogene Ganzheiten, deren Ziele und Funktionen, Elemente und Verbindungen stets dem Ganzen untergeordnet sind. Das Prinzip der linealen Kausalität (Ursache-Wirkung) musste in diesem Modell einer zirkulären Kausalität weichen, in der jedes Verhalten auf das betreffende Lebewesen zurückwirkt *(feedback)*.

Der Biologe Ludwig von Bertalanffy (1969), Begründer der Allgemeinen Systemtheorie, konnte Ende der Sechzigerjahre feststellen, dass seine Disziplin als »new science« oder »viewpoint« anerkannter Bestandteil des akademischen Alltags geworden war, wobei er jedoch die akademische Psychologie bewusst aussparte. Noch heute hat sich das systemtheoretische Denken in diesem Fach nicht auf breiter Basis durchgesetzt. Obwohl einige klinische Forscher und Praktiker begonnen hatten, das neue Paradigma für ihre Arbeit zu nutzen (vgl. u. a. Dörner et al. 1983; Stangl 1989) dürfte dieses von mir im Jahr 1992 behauptete Verhältnis auch heute, im Jahr 2014, noch weitgehend gelten. Eine lobenswerte, wenngleich in akademischen Kreisen noch wenig gewürdigte Ausnahme bilden die Arbeiten von Günter Schiepek und Kollegen (vgl. u. a. Schiepek 1986, 1988b, 1991, 2012; Schiepek u. Strunk 1994; Haken u. Schiepek 2006). In der Soziologie gewann dieses Denken durch Talcott Parsons (1951) und seine Schüler jedoch relativ früh an Bedeutung.

Erste Erfolge des systemtheoretischen Denkens in der Psychologie brachten die Ansätze der Kommunikationstheorie. Mit ihnen ließen sich kommunikative Vorgänge transpersonal beschreiben, ohne auf biologische oder physikalische Analogien zurückzugreifen. Paul Watzlawick und seine Mitarbeiter (1969) erforschten redundante, in der Kommunikation entstehende Interaktionsmuster. Durch die empirische Untersuchung zwischenmenschlichen Verhaltens sollten die Regeln erkannt werden, denen diese Muster folgen. Watzlawick fasste soziale Interaktion als offenes System auf, das mit seiner Umwelt Informationen austauscht. Die Familie ließ sich demnach als System auffassen, das sein inneres Gleichgewicht wahrt, indem es spezifische Beziehungsregeln befolgt.

Mit der Kommunikationspsychologie vollzog sich der entscheidende Übergang zum transpersonalen Denken. Zwar hatten auch schon die interaktionelle und die humanistische Psychologie ähnliche Ansätze vertreten, sie blieben jedoch durch Konzepte wie Bedürfnis, Charakter, Wachstum usw. dem Individuellen verhaftet. Die Systemtheorie machte es hingegen möglich, menschliches Verhalten als eigenständiges, überindividuelles Phänomen zu beschreiben, das sich aus seinem jeweiligen Kontext erklären ließ. Damit war das psychologische Denken um die Dimension des Kontextuellen erweitert, hatte den Schritt zur Systemwissenschaft vollzogen. Allerdings war die Kommunikationstheorie ihrerseits in einem epochenbedingten Kontext entstanden, in dem Pragmatismus und eine Kybernetik erster Ordnung, welche die untersuchten Zusammenhänge ohne Einbeziehung des Beobachters erklärte, herrschten. Das engte die Definition ihres Gegenstandes und die Wahl ihrer Methoden ein:

- Sie beschränkte sich auf das direkt Beobachtbare, griff also auf die Blackbox als heuristisches Modell zurück. Zudem wurde die empirische Kommunikationsforschung auf funktionale Aspekte wie Input und Output eingestellt und auf das »Wie« von Abläufen. Zwar umging sie damit die spekulative Frage nach dem innerpsychischen »Warum«, handelte sich aber das nicht minder spekulative, funktionale »Wozu« (Systemerhaltung) ein. Insofern setzte sich die Kommunikationstheorie dem Vorwurf aus, wider Willen positivistische Verhaltenspsychologie zu betreiben.
- Soziale Systeme galten als offen. Davon versprach sich Watzlawick, vom klassisch-physikalischen Konzept des Individuums zu einem Konzept des Informationsaustausches im Rahmen von Beziehungen überzuleiten. Auf dieser Basis fiel es jedoch schwer, System und Umwelt klar voneinander abzugrenzen. Man konzipierte daher soziale Systeme analog zu russischen Puppen als verschachtelte Elemente einer hierarchischen Ordnung, in der jede Ebene als Kontext der unter ihr liegenden aufgefasst wurde. Konsequent angewandt, hätte man also die Kommunikation eines Ehepaares nur verstehen können, wenn man die Großfamilie, die Nachbarschaft etc. (bis hin zum Universum) einbezog oder eine rein willkürliche Abgrenzung vornahm.
- Der Beobachter blieb unbeteiligt. Kommunikationsabläufe sollten – gemäß dem damaligen Stand der Systemtheorie – objektiv erfasst werden, um die Funktionen und Regeln des jeweiligen Systems zu dokumentieren und darauf gezielt einzuwirken.

2.1.7 Rückwendung auf den Beobachter

Die interaktionelle Psychologie war ebenso wie die humanistische in den Jahren des materiellen und moralischen Wiederaufbaus nach dem Zweiten Weltkrieg entstanden; dagegen sprach die Systemtheorie eine Generation an, die sich Ende der Sechzigerjahre kritisch mit dem Lebens- und Denkstil ihrer Eltern auseinandersetzte. In der deutschen Psychologie leitete Klaus Holzkamp (1972) die Rückwendung auf den Beobachter ein, indem er für einen wissenschaftstheoretischen

Konstruktivismus optierte und dessen kritisch-emanzipatorisches Potenzial hervorhob. In den USA war ihm George Kelly (1986) bereits mit einer ähnlichen Initiative vorausgegangen. Kelly entwarf in den Fünfzigerjahren eine kognitive Persönlichkeitstheorie, die ihrer Zeit weit voraus war. Danach bildet der Mensch im Lauf seines Lebens Konstruktsysteme, mit denen er Verhalten deutet und an denen er sein Handeln orientiert. Diese Theorie zeigt deutliche Parallelen zu Piagets Entwicklungstheorie der Kognition. Beide verbindet die Auffassung, dass Konstrukte »real« sind, ob sie der »realen« Welt entsprechen oder nicht (vgl. Piaget 1973). Dadurch vollzog sich ein kritischer Wandel in der theoretischen Psychologie, der aber die Praktiker kaum erreichte. Erst in den Achtzigerjahren erfasste eine zweite Welle dieser Ansätze viele klinisch tätige Psychologen. Nach einem Jahrzehnt der Theoriefeindlichkeit und des Rückzugs in die Innerlichkeit in den Siebzigerjahren besannen sie sich nun wieder auf Grundprobleme wie Kognition und Kommunikation. Manche fanden die gesuchten Antworten in der Kognitiven Psychologie, andere entdecken den Radikalen Konstruktivismus (vgl. von Glasersfeld 1987a; Schmidt 1987a).

Wollte ich hier die systemische Psychologie als einen neuartigen Ansatz vorstellen, der konstruktivistische und systemtheoretische Elemente verbindet, so müsste es sie als einen etablierten Fundus von Ideen geben. Derzeit kann aber bestenfalls von einer systemischen *Psychotherapie* die Rede sein. Daher möchte ich versuchen, das nach wie vor bevorstehende Projekt einer systemischen Psychologie zu skizzieren:

Eine systemisch konzipierte Psychologie müsste den konstitutiven Zusammenhang von Forscher und Erforschtem ernst nehmen und ihre Fragestellungen wie Methoden daran ausrichten. Behandelte man die nur künstlich simulierbare Trennung zwischen beiden als das, was sie ist – nämlich ein erkenntnistechnischer Notbehelf, aber kein Faktum –, könnte sich darauf eine Wissenschaft vom forschenden Psychologen stützen. Sie entspräche der epistemologischen Einsicht, dass jede Theorie – zumal wenn sie den Menschen erklären soll – wesentliche Züge ihres Urhebers trägt.

Heinz von Foerster meinte, die Theorie des Beobachters falle in die Domäne der Biologen – jener Lebewesen, die Theorien über das Leben aufstellen. Doch auch wenn den psychischen Vorgängen des Beobachtens, Beschreibens und Erklärens biologische Mechanismen zugrunde liegen, lässt sich das Psychische systemisch als eigenständige Dynamik betrachten, die sich nicht auf Körperlichkeit reduzieren lässt (vgl. z. B. Fuchs 2005; Ludewig 2011, 2012). Daher obliegt es den Psychologen, die zur Erfahrung gewordenen Ergebnisse jenes biologischen Operierens sowie deren Manifestationen als Verhalten zu beobachten, zu beschreiben und zu erklären. Da alle untersuchten Phänomene, einschließlich jener aus der Selbstbeobachtung, nur als beschriebene zugänglich und kommunikativ vermittelt sind, muss die Psychologie erforschen, was Selbstbeobachtung, Beschreibung und Mitteilung für die Erkenntnis bedeuten.

2.2 Psychotherapie im Wandel

Im Folgenden skizziere ich die Entwicklung der vier wichtigsten psychotherapeutischen Schulen, die den Weg zur Entwicklung der systemischen Therapie bereiteten: Psychoanalyse, Verhaltenstherapie, Humanistische Therapie und Familientherapie. Dabei konzentriere ich mich auf die Aspekte dieser Ansätze, die der späteren systemischen Therapie theoretisch und praktisch als Anregung dienten, entweder als Modell oder als Negativfolie. Diese Ansätze bildeten – metaphorisch gesprochen – vulkanische Inselreiche im Meer, deren Bewohner geografiegemäß je eigene Kulturen entwickelten und im Lauf der Zeit kaum noch voneinander erfuhren. Sie trieben ihre einst revolutionären Grundthesen bis zu dem Punkt voran, wo sie im Sinne Kuhns (1967) normale Wissenschaften wurden, also nicht mehr nach Neuem suchten, sondern Bewährtes in vielen Variationen wiederholten.

Hier interessieren vor allem die Antworten, die sie auf folgende Grundfragen der klinischen Theoriebildung gaben:

- Welcher Anlass führt zum Nachsuchen um professionelle Hilfe?
- Wie entwickelt man eine darauf abgestimmte Methodologie des Helfens (Therapiekonzept)?

In den jeweiligen Antworten erkennen wir das vertraute Theorie-Praxis-Dilemma aller Disziplinen: Bei der ersten Frage sorgt das Bemühen um Wissenschaftlichkeit für eine relativ enge Annäherung an die zugrunde liegenden Theorien; bei der zweiten verselbstständigen sich die Antworten, da sie meist von erfahrenen Praktikern stammen, die ihre alltägliche Arbeit begründen und vereinfachen wollen. Vermutlich wurden fast alle psychotherapeutischen Verfahren – wenn überhaupt – erst im Nachhinein wissenschaftlich untermauert: Die Praxis der Psychotherapie ist offenbar weit mehr Kunst als Wissenschaft (vgl. Keeney 1983; Stierlin 1983).

Für das Verhältnis von Theorie und Praxis in der Psychotherapie gilt, wie Schiepek (1991, S. 16 f.) treffend zusammenfasste: Die Praxis kommt gut ohne Theorie aus, die Theorie ist der Praxis systematisch nachgeordnet, und die Praxis lässt sich so oder so – und doch konsistent – erklären. Erst wenn der Deduktionsmythos (vgl. Brock 1986; Westmeyer 1978), die Praxis leite sich aus der Theorie ab, als solcher entlarvt sei, könne man theoretische Ansätze optimal nutzen. Dann trage Theorie dazu bei, die Praxis besser zu verstehen, sie heuristisch anzuregen, zu kritisieren und (im Phänomenbereich) zu begrenzen (vgl. Schiepek 1991).

2.2.1 Übertragung und Gegenübertragung

Mit der Psychoanalyse entstand im psychosozialen Bereich erstmals eine vollständige klinische Theorie. In der Folge wurde sie jedoch zu einem ausufernden Komplex anthropologischer, methodologischer und technischer Konzepte, den nur noch Experten überschauen. Daher beschränke ich mich auf jene ihrer therapeutischen Aspekte, die den Umgang mit zwischenmenschlichen Beziehungen und ihren Folgen betreffen. In ihnen sehe ich zugleich den bleibenden Beitrag der Psychoanalyse.

Wenn jemand um ihre Hilfe nachsuchte, erforschten die Psychoanalytiker anfangs die Möglichkeiten des *Ich,* seine integrative Funktion ohne innere Konflikte und die daraus resultierende Abwehr zu erfüllen. Später, beim Übergang zur Ich-Psychologie, rückte das *Selbst* in den Mittelpunkt der psychopathologischen Überlegungen. Mit Selbst sind jene organisierten Repräsentanzen und Affekte gemeint, aus denen die Kontinuität der Person und die Abgrenzung vom Nicht-Selbst resultiert. Als System aufgefasst, ist das Selbst

> »das organisierte persönliche Weltmodell eines Menschen, einschließlich aller Regulationsvorgänge, die an seiner Organisation teilhaben« (Deneke 1989, S. 589).

Damit ist das Selbst als psychisches System sowohl für innere Unregelmäßigkeiten als auch für umweltbedingte Belastungen anfällig.

Alle Störungen der Ich-Funktion oder Selbstregulation äußern sich letzten Endes auch in Beziehungen: Der Betroffene erlebt sich und andere verzerrt, deutet Beziehungsrealitäten unangemessen, richtet in der Gegenwart sein Verhalten nach früheren negativen Erfahrungen (Wiederholungszwang) aus oder lässt sie in neuen sozialen Situationen aufleben (Übertragung). Er kann sich also nicht für Neues öffnen. Das beeinträchtigt seine Liebes-, zuweilen auch Arbeitsfähigkeit.

Die Therapie muss also im Rahmen einer Beziehung erfolgen, in der neue, adäquate Erfahrungen entstehen können. Sie resultieren aus der Interaktion mit dem Therapeuten, indem der Patient für ihn neue, bisher blockierte oder unbekannte Beziehungsformen erprobt. So bildet er alternative Verhaltens- und Erklärungsmuster aus, die ihn weniger behindern sollen als die gewohnten. In dieser Hoffnung äußert sich der sinnstiftende, konstruktiv-hermeneutische Aspekt des psychoanalytischen Therapieverständnisses.

Therapeut und Patient gehen ein Zweckbündnis ein, in dem die Übertragungsneurose entsteht – eine künstlich herbeigeführte Störung, die den ursprünglichen Konflikt im Hier und Jetzt der therapeutischen Situation nachbildet und für den Therapeuten zugänglich macht (Bauriedel 1994). Daraus resultieren alle bedeutsamen Aspekte der Therapie. Thomä und Kächele (1985) betonen die aktuelle Bedeutung dieses Konzepts, welches im Mittelpunkt der modernen Psychoanalyse steht. Der Therapeut nutzt seine Eindrücke aus dem Erleben der therapeutischen Interaktion (Gegenübertragung), um den Patienten zu verstehen und die Beziehung angemessen zu deuten. Durch seine Deutungen stellt er, auf einzelne Aspekte in der Vergangenheit des Patienten angewandt, einen neuen, kohärenten Sinnzusammenhang her (Konstruktion). Indem er sich an gewisse Beziehungsregeln hält, kann der Therapeut klar zwischen eigenen Interessen und Belangen des Patienten unterscheiden und diese Differenz therapeutisch nutzen. Zugleich helfen diese Regeln dem Patienten, die Abwehr gegen das Bewusstwerden innerer Konflikte und damit den Widerstand gegen die Therapie aufzugeben.

In den letzten Jahrzehnten hat die psychoanalytische Therapie einige Wandlungen durchlaufen, von denen ich drei besonders hervorheben möchte: Der Therapeut gilt nicht mehr als neutraler Beobachter, sondern als Teilnehmer einer sozialen Interaktion (vgl. Thomä u. Kächele 1985 mit weiteren Hinweisen); das soziale Umfeld, vor allem die Familie, rückte mit ins Blickfeld (vgl. z. B. Fürstenau 1992, 2001; Buchholz 1990; Bauriedel 1994) und die Therapiedauer wurde durch Beschränkung auf fokale Konflikte verkürzt (vgl. Malan 1965; Balint, Ornstein u. Balint 1973), zumal die auf Freud zurückgehende psychoanalytische Standardtechnik sich bekanntlich bei schwer gestörten Patienten als psychische, bei vielen anderen als finanzielle Überforderung erwies.

2.2.2 Mut zum Handeln

Die Verhaltenstherapie[10] entwickelte sich aus Verfahren, die während der Fünfziger- und Sechzigerjahre im angelsächsischen Sprachraum getrennt erarbeitet und erprobt worden waren. Zu ihren Wegbereitern zählten Eysenck, Shapiro und Marks in England, Wolpe, Lazarus und Rachman in Südafrika sowie Skinner und Bandura in den USA. Gemeinsam verfolgten sie das Ziel, Therapie empirisch zu fundieren und ihre Effizienz experimentell nachzuweisen. Jegliche Therapie sollte in den Bereich der Pragmatik eingegliedert werden und zu messbaren Ergebnissen führen. Vom Therapeuten erwartete man gezieltes Handeln. Nach nunmehr sechs Jahrzehnten ihres Bestehens ist die Verhaltenstherapie zu einer der erfolgreichsten Methoden geworden, die vielfältige Strategien einsetzt. Ihre Praxis war ursprünglich durch mehr oder minder direkte Anleihen bei den Lerntheorien des Behaviorismus geprägt; später wurde sie durch Ansätze der Kognitiven Psychologie und der Sozialpsychologie ergänzt. Man sprach zunehmend mehr von kognitiv-behavioraler Therapie (vgl. z. B. Beck, Emery a. Greenberg 1985). Auf spätere Weiterentwicklungen der sogenannten dritten Welle der Verhaltenstherapie wie zum Beispiel die dialektisch-behaviorale Therapie DBT (vgl. Linehan 1996; Bohus 2002) bei sogenannten Borderlinestörungen, die kognitiv-behaviorale Therapie bei psychotraumatischen Störungen (vgl. z. B. Meichenbaum 1994), die Selbstmanagement-Therapie (Kanfer, Reinecker u. Schmelzer 1991), die Schematherapie und Plananalyse (Young, Klosko u. Weishaar 2005; Caspar 1996a, 1996b) sowie auf den integrativen Ansatz von Klaus Grawe (1998, 2004) gehe ich in diesem historisch gehaltenen Einblick nicht gesondert ein.

Die Verhaltenstherapie bestimmte ursprünglich den Anlass, Hilfe zu suchen, nach dem lerntheoretischen und dem sozialwissenschaftlichen Modell abweichenden Verhaltens (vgl. u. a. Reinecker 1987). Nach beiden unterscheidet sich abnormes Verhalten nicht qualitativ, sondern nur quantitativ vom normalen: Abnormes Verhalten gilt

10 Nach eigenen Angaben führte der Psychologe H. J. Eysenck 1959 den Begriff »behaviour therapy« ein. Diese Therapie sollte den Psychologen vorbehalten bleiben, während Mediziner sich auf die Psychoanalyse beschränken sollten (vgl. Eysenck 1973, S. 5).

nicht als ein Symptom, sondern ist die Krankheit selbst (vgl. Keupp 1972). Nach dem lerntheoretischen Modell gehen Abweichungen von der Norm darauf zurück, dass adaptives Verhalten nicht, mangelhaft oder falsch erlernt wurde (vgl. Eysenck a. Rachman 1965). Dagegen bestimmt das sozialwissenschaftliche Modell abnormes Verhalten als Folge von Wertungen *(labeling)*, die erst in der klinischen Situation anhand der geltenden normativen Erwartungen vorgenommen werden (vgl. Ullmann a. Krasner 1969; Keupp 1976).

Methodologisch greift diese Therapieform teils auf neue, teils auf sehr alte Verfahren der Verhaltenskontrolle zurück (vgl. u. a. Eysenck a. Rachman 1965; Bandura 1971; Kraiker 1974; Kanfer u. Phillips 1975). Meist wurden sie anfangs nicht in klinischen, sondern in wissenschaftlichen Einrichtungen empirisch erprobt, sodass Theorie und Praxis auch hier auseinanderklafften. Viele der zunächst eindrucksvollen Resultate konnten nicht direkt auf psychiatrische Kliniken und andere klinische Einrichtungen übertragen werden: Oft waren die Methoden zu simpel, und die Bedeutung des sozialen Umfeldes wurde übersehen. Bei den späteren Entwicklungen führten aber einige Verhaltenstherapeuten systemische Aspekte in ihr Konzept ein (vgl. z. B. Lieb 1995). Auch konstruktivistische und narrative Ansätze fanden Eingang in die moderne Verhaltenstherapie (vgl. u. a. Neimeyer a. Mahoney 1995). Es war deutlich geworden, dass die Praxis, anders als ursprünglich angenommen, durch lerntheoretische Prinzipien nicht angemessen zu fundieren war (vgl. Reinecker 1987, S. 27).

In der Praxis richtet sich die Verhaltenstherapie im Allgemeinen nach folgendem Grundschema aus: Verhaltens- bzw. Problemanalyse – funktionale Analyse der verhaltensbedingten, kognitiven oder sozialen Faktoren, die Probleme und Störungen erzeugen und aufrechterhalten (vgl. z. B. Holland u. Skinner 1974; Caspar 1996b; Bartling, Echelmeyer u. Engberding 2008) –; Aufklärung und Motivierung des Betroffenen zur aktiven Mitarbeit; Wahl geeigneter Handlungsstrategien und Evaluation der erreichten Resultate sowie kausale Erklärung durch die angewandten Verfahren.

Die Verhaltenstherapie sollte das noch in der Psychoanalyse vertretene medizinische Modell überwinden, wonach Symptome in Analogie zu somatischen Erkrankungen als Ausdruck für zugrunde liegende Störungen aufgefasst (vgl. Keupp 1972) und den damit verbundenen nosologischen Diagnosen zugeordnet werden, sie gab aber dieses Anliegen im Zusammenhang mit ihrer gesellschaftlichen Anerkennung zunehmend mehr auf und fügte sich praktisch in die medizinische Vorgehensweise – erst Diagnose, dann kausale Therapie – ein. Daran änderten auch die später aufkommenden kognitiven Therapien nichts.

Das Hauptverdienst der Verhaltenstherapie dürfte darin liegen, dass sie eine erste psychologische Alternative zu den herkömmlichen medizinischen Ansätzen bot und den Horizont der Psychotherapie entsprechend erweiterte. Außerdem brachte sie mehrere wichtige Neuerungen, darunter einen ersten Versuch zur Überwindung des medizinischen Krankheitsmodells, die aktive Einbeziehung des Therapeuten und die Abkürzung der Therapie, förderte aber auch eine kritische Rückbesinnung auf Effizienz und entwickelte viele nützliche Handlungsstrategien.

2.2.3 Respekt als Grundhaltung

Die humanistische Bewegung brachte unter anderen zwei sehr einflussreiche Ansätze hervor: die Gestalttherapie nach Fritz Perls (1974) und die klientenzentrierte Gesprächstherapie nach Carl R. Rogers (1951, 1961). Beide gründen auf der Ansicht, dass eine gesunde Persönlichkeit nur heranreift, wenn sich die im Menschen angelegten Wachstumspotenziale frei entfalten können. Abnormes Verhalten resultiere, wenn die freie Entfaltung infolge widriger Umstände der individuellen Entwicklung blockiert werde (vgl. Petzold 1973; Bommert 1982; Sachse u. Howe 1989; Eckert, Biermann-Ratjen u. Höger 2012).

Im Einzelnen (kursorisch):

- Aus gestalttherapeutischer Sicht strebt jeder Mensch nach Reifung, um seine gute Gestalt selbstverantwortlich abzuschließen. Dabei muss er jedoch bestimmte leidvolle Erfahrungen – etwa die Ablösung von den Eltern – annehmen, durchstehen und integrieren. Ansonsten belasten sie ihn stets als unbewältigte Aufgabe (»unfinished business«), sodass er nicht selbstverantwortlich handeln kann, sondern in dem Gefühl lebt, noch ein Kind oder das Opfer seiner Lebensbedingungen zu sein.
- Gemäß der klientenzentrierten Therapie ist eine Persönlichkeit gesund, wenn sie neue Erfahrungen integrieren kann. Die Kongruenz zwischen Selbst und Erfahrung lässt keine Abwehr aufkommen und öffnet den Menschen für Neues. Bei Inkongruenzen zwischen aktuellen Erfahrungen und den im Selbstkonzept angelegten Erwartungen kommt es zu einer

psychischen Fehlanpassung. Bedrohliche, das innere Gleichgewicht störende Erfahrungen werden mittels starrer defensiver Haltungen abgewehrt. Daraus resultiert unter anderem, dass Wahrnehmungen verzerrt, Gefühle unterdrückt und intime Beziehungen gemieden werden.

Beide Therapieformen sollen den in seiner Reifung behinderten Menschen veranlassen, seine Vermeidungs- und Defensivstrategien aufzugeben. Der Therapeut strebt eine egalitäre Beziehung zu seinem Klienten an. Im Hier und Jetzt können die hinderlichen Defizite und Inkongruenzen nochmals erlebt und durch sinnvolle Alternativen ersetzt werden. Differenzen bestehen nur bezüglich des Wie, das heißt, des methodischen Ansatzes. Ein wesentlicher Aspekt dabei ist, in welchem Maße der Therapeut direktiv handeln und fördernd eingreifen soll.

- Der Gestalttherapeut geht – anders als der Psychoanalytiker – bewusst direktiv vor. Durch Techniken (Rollenspiel, Traumdeutung, Körperübungen usw.), die den Klienten anregen, seinen aktuellen Zustand zu äußern und intensiv zu erleben, soll dieser seine Umwelt bewusst, wach und aufmerksam wahrnehmen *(awareness)*. Das befreie ihn von inneren und äußeren Zwängen. Die auf kurze Behandlungsdauer angelegte Gestalttherapie dient nicht dem Ziel, alle offenen Gestalten abzuschließen, sondern will dem Klienten erstmals Möglichkeiten eröffnen, für sich selbst einzustehen.
- Der klientenzentrierte Therapeut unterstützt die Tendenz seines Klienten zur Selbstverwirklichung, indem er sich eher zurückhält und dessen Streben einfühlsam, zugewandt und aufrichtig begleitet. Jeder gezielte Eingriff mit Blick auf Denkkonstrukte und Normen – etwa Diagnostik, psychopathologische Kategorisierung, kausale Intervention, Belehrung, Enthüllung usw. – gilt nicht nur als überflüssig, sondern als unmoralisch und respektlos, wird also abgelehnt.

Die zentralen Beiträge des humanistischen Ansatzes zur Entwicklung der Psychotherapie betonen die Bedeutung der in der mechanistischen Ära vernachlässigten Person (vgl. z. B. Kriz 2004b). Diese sind: Betonung des Hier und Jetzt (Orientierung an der Gegenwart), Konzentration auf die Eigenarten des Hilfesuchenden (Klientenzentriertheit) und auf die Beziehung zwischen Klient und Therapeut (Interaktionsansatz). Zudem fördert die humanistische Therapie, was ohnehin im Klienten angelegt ist (orientiert sich also an den Ressourcen), und berücksichtigt dabei die Autonomie des Klienten (Respekt als Grundhaltung).

2.2.4 Zirkularität und Homöostase

Bis Mitte des 20. Jahrhunderts lag es im Selbstverständnis der Psychotherapie, theoretische Anleihen bei Physik und Medizin zu machen, doch in der Folge wurden genuin psychosoziale Modelle bevorzugt, die den Ursprung pathologischer bzw. abweichender Prozesse weniger im Individuellen als im Interpersonellen suchen: Der Therapeut gab zunehmend seine distanziert analytische Haltung auf und wurde zum aktiv Involvierten. Dadurch wanderte der beobachtende Blick vom Individuum auf die Gruppe und das soziale Netzwerk. Die Familientherapie war geboren.

Erste Versuche, Familienangehörige in die Therapie von Kindern einzubeziehen, soll Alfred Adler im Wien der Zwanzigerjahre gemacht haben (vgl. Ackerknecht 1983). Eine eigenständige familientherapeutische Praxis entstand aber erst Anfang der Fünfzigerjahre in den USA; Europa folgte ein Jahrzehnt später (vgl. Richter 1963). In den USA begannen einzelne Teams unabhängig voneinander, mit Familien therapeutisch zu arbeiten. Diese Kliniker hatten angefangen, sich zu fragen, warum Jugendliche, die erstmals an Schizophrenie erkrankt waren, nach stationär erzielter Besserung und Entlassung in ihre Familien häufig mit schweren Rückfällen in die Klinik zurückkamen. Um zu klären, was unterdessen passiert war, luden sie die Eltern zu Gesprächen ein oder suchten sie auf. Dabei erkannten sie Regelmäßigkeiten im Interaktionsverhalten der Familien und stellten auch fest, dass sich der gebesserte Zustand ihrer Patienten stabilisieren ließ, wenn man diese Muster durchbrach (Dokumentationen über diese Gründerzeit finden sich in Bateson et al. 1969; Hoffman 1981).

Diese klinisch gewonnenen Erkenntnisse waren zunächst ad hoc entstanden und theoretisch nicht adäquat fundiert. Da sich die bis dahin geltende Psychotherapie am Individuum ausrichtete, reichte ihr theoretischer Überbau nicht aus, um das komplexe Geschehen in Familien zu verstehen. Viele Pioniere der Familientherapie – etwa Ivan Boszormenyi-Nagy, Murray Bowen, Salvador Minuchin und Virginia Satir – mussten ihre erfolgreiche Praxis mit eigenen, provisorischen

Konzepten erklären. Diese Situation zwang zum Umdenken. Wichtige Anregungen kamen von dem vielseitigen Anthropologen Gregory Bateson, der sich gerade mit Problemen der psychiatrischen Forschung befasste. Nach eigenen Angaben war Bateson von 1949 bis 1962 als Ethnologe ohne besondere Aufgabe im Veterans Administration Hospital in Palo Alto, Kalifornien, beschäftigt. Er nutzte diese Zeit, um die Kommunikation schizophrener Patienten zu studieren. 1952 schlossen sich ihm Jay Haley, John Weakland und andere an. Als ein wichtiges Ergebnis führte das Team im Jahr 1956 die »Doublebind-Hypothese« ein (vgl. Bateson 1980). Bateson trug seine Kenntnisse aus Ethnologie, Kybernetik, mathematischer Logik, System- und Informationstheorie in die aufkeimende Praxis der Familientherapie. Nicht zuletzt dank seiner Initiativen gelang es dieser, eigenständige Konzepte zu entwickeln. Die Systemtheorie setzte sich auch in der Psychotherapie durch. Damit rückten statt psychischer Elemente und Zustände verbindende Muster und Prozesse ins Zentrum des Interesses; als Grundbegriffe dienten nicht mehr Eigenschaften, Konstanz und lineare Kausalität, sondern Ganzheit, Rückkopplung und Zirkularität.

In den Siebzigerjahren fand die Familientherapie bei Klinikern großen Anklang. Alle führenden Schulen – darunter Psychoanalyse, Verhaltens-, Gestalt- und klientenzentrierte Therapie – nahmen die Arbeit mit Familien in ihr Repertoire auf (vgl. Wirsching u. Scheib 2002). Meist erweiterten sie ihr Setting vom Individuum auf die Familie, trugen aber nicht wesentlich zur konzeptuellen Weiterentwicklung des neuen Ansatzes bei. Ausnahmen bildeten in der humanistischen Tradition verwurzelte, wachstumsorientierte Therapeuten wie Virginia Satir und einzelne Psychoanalytiker.

Den Kern der neu formierten Familientherapie bildeten jedoch der strategische (Haley 1977), der strukturelle (Minuchin 1977) und der systemische Ansatz (Selvini Palazzoli et al. 1978). Zwischen diesen Ansätzen bestehen mehrere konzeptuelle und methodologische Gemeinsamkeiten. Pragmatisch an Effizienz orientiert, fassen sie Familien als offene soziale Systeme auf, die sich strukturell durch Interventionen gezielt verändern lassen. Die Familie bildet ein Netz von Verhaltensregeln, mit denen sie ihr inneres Gleichgewicht – die Familien-Homöostase – wahrt.[11] Innere und äußere Bedrohungen der

11 Der US-amerikanische Psychiater Donald D. Jackson prägte 1957 das Konzept der »Familienhomöostase« analog zum physiologischen Gleichgewicht (vgl. Jackson 1981).

Homöostase werden durch negatives Feedback – oft als Symptom bewertet – neutralisiert oder ausgeblendet. Symptomatisches Verhalten hat also eine wichtige Funktion für den Bestand der Familie und ist insofern nicht Ausdruck einer individuellen Pathologie, sondern einer korrekturbedürftigen Dysfunktionalität des Systems Familie. Man spricht dann von psychotischen oder psychosomatischen Familien, mit Blick auf den Einzelnen vom Symptomträger oder Indexpatienten. Die drei genannten Ansätze lassen sich wie folgt skizzieren:

- *Strategische Familientherapie:* (Hierzu zählen die Beiträge Jay Haleys und die frühen Arbeiten des Mental Research Institutes in Palo Alto um Paul Watzlawick und Kollegen.) Therapeutisch relevante Probleme entstehen durch den wiederholten Versuch, ungeeignete Lösungen auf Schwierigkeiten des Alltags anzuwenden. Fehllösungen lassen sich in drei Grundformen gliedern: Eine Schwierigkeit wird geleugnet, sodass die Lösung unterbleibt; es wird versucht, eine unlösbare oder inexistente Schwierigkeit zu lösen, oder die Lösung basiert auf einem logischen Irrtum, was Paradoxien zur Folge hat, etwa wenn eine »Veränderung erster Ordnung« (mehr desselben tun) angestrebt wird, obwohl eine »Veränderung zweiter Ordnung« angebracht wäre (etwas anderes tun). Sind Lösungen untauglich und haben sich festgefahren, muss die Therapie darauf zielen, die problemerzeugenden Prozesse durch strategisches Eingreifen zu unterbrechen.
- *Strukturelle Familientherapie:* (Begründet durch den Argentinier Salvador Minuchin). Ausgangspunkt ist ein normatives Modell der funktionierenden Familie, in dem sich viele Elemente des *American Dream* nachweisen lassen. Gerade diese Orientierung brachte der Familientherapie den Vorwurf ein, einen antiquierten Familialismus zu betreiben (vgl. Hörmann, Körner u. Buer 1988). Dennoch hat dieser Ansatz in den USA eine große Beliebtheit bei den Familientherapeuten erlangt, die bis heute – 2014 – anhält. Die Familienmitglieder sollen klare Grenzen zwischen den Generationen ziehen, die Kompetenzen hierarchisch verteilen und diese innere Struktur den eigenen Entwicklungszyklen und der Umwelt anpassen. Weichen Familien von dieser Norm ab, scheitern sie an den neu auf sie zukommenden Bedingungen, und es kommt zu Störungen in

Form von Symptomen. Der Therapeut hat diese Störungen zu erkennen und durch korrigierende Eingriffe in die Struktur der Familie zu beseitigen.

- *Systemische Familientherapie:* (Geprägt durch Mara Selvini Palazzoli und ihre Mailänder Arbeitsgruppe.) Dieser Ansatz orientiert sich an der Epistemologie Batesons und führt die klinischen Arbeiten Haleys und Watzlawicks weiter. Er bestimmt die Familie prinzipiell als ein selbstorganisiertes System, wobei pathologische Familien als Opfer eines unentrinnbaren »Spiels« gelten. In diesem Spiel seien die Teilnehmer zu paradoxen Interaktionsformen gezwungen, deren Redundanz die Homöostase schütze. Die Therapie muss sich also gegen das Spiel selbst richten, d. h. Gegenparadoxien entwickeln. Dabei wird das pathologische Verhalten durch geeignete Interventionen funktionalisiert, was die Familie zum Widerspruch und zur Veränderung des Spiels provoziert. Dabei befolgt das Therapeutenteam drei Richtlinien: *Hypothetisieren* – funktionale Einordnung des Symptoms in das Spiel der Familie, *Zirkularität* – Prüfung der Hypothese durch zirkuläres Befragen und Orientierung des weiteren Vorgehens an den Antworten sowie *Neutralität* – Wahrung der Allparteilichkeit gegenüber allen Familienmitgliedern (vgl. Selvini Palazzoli et al. 1981). Jede Sitzung endet mit einem Kommentar oder einer Verschreibung, die paradox zum pathologischen Spiel der Familie steht und es daher blockiert (verunmöglicht).

Insgesamt hat die Familientherapie folgende wichtige Neuerungen herbeigeführt: die Übertragung des zirkulären Denkens auf das Verständnis der Interaktion und, damit verbunden, die Abkehr von linear-kausalen Erklärungsmustern sowie die Verlagerung pathologischer Phänomene von der Person auf zwischenmenschliche Prozesse. Durch Orientierung an kybernetischen Modellen gelang es zudem, die Therapieabläufe zu verkürzen, zu vereinfachen und effizienter zu gestalten. Für die ausführliche Darstellung der vielfältigen Ansätze der Familien- und Paartherapie vgl. Wirsching u. Scheib (2002).

Bei der Fortsetzung dieser kleinen historischen Rekonstruktion müsste nun als Nächstes die systemische Therapie auftauchen. Dies wird jedoch ausführlich im Teil III dieses Bands nachgeholt. Vorerst soll aber in den nächsten beiden Kapiteln 3 und 4 auf die theoretischen Voraussetzungen eingegangen werden, auf denen die neuere systemische Therapie konzeptionell aufbaut.

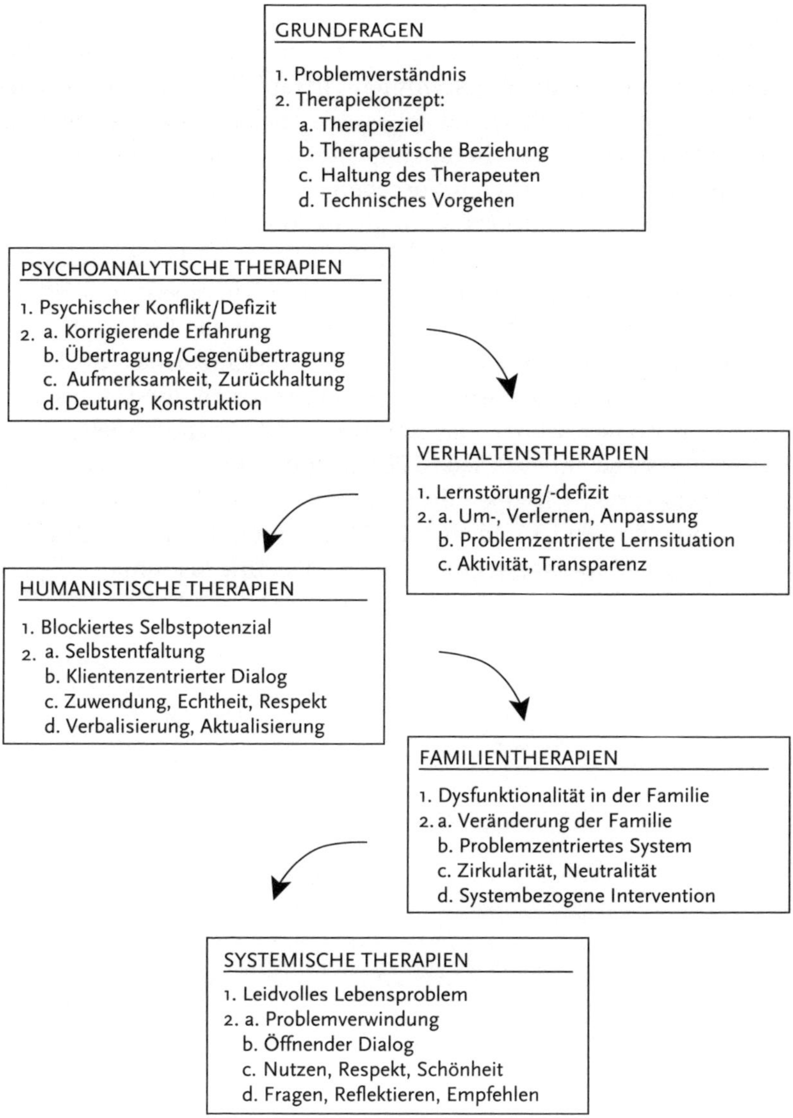

Abb. 2: Stationen der Psychotherapie

Resümee

Die Geschichte der Psychotherapie zeigt, dass spätere Ansätze die vorgefundenen Konzepte meist als Bausteine oder als Negativfolien verwendeten. Abbildung 2 illustriert dieses Verhältnis. Sie geht von den theoretisch und praktisch zu lösenden Grundproblemen aus: Konzeptualisierung des Anlasses, der zu einer Bitte um Fremdhilfe führt, und eines darauf abgestimmten Therapiekonzepts. Diese Konzepte werden im Hinblick auf folgende Aspekte zusammengefasst: Therapieziel, Form der therapeutischen Beziehung, Haltung des Therapeuten und technisches Vorgehen.

Die Abbildung skizziert wichtige Stationen in der Entwicklung der Psychotherapie. Auf der linken Seite finden sich jene Schulen, die den zwischenmenschlichen Prozess von Therapeut und Klient betonen. Rechts habe ich die Ansätze dargestellt, die Problemlösung und Intervention hervorheben. Dadurch wird sichtbar, dass die Schulen der Psychotherapie jeweils Fragen beantworten, die psychisches Leiden im Kontext seiner Zeit und vermittelt durch den jeweiligen Forschungsstand aufwirft. Jede Therapieform ähnelt also einer Stufe auf Eschers kurioser Treppe – die immer höher zu führen scheint, aber in sich geschlossen ist und so zum Ausgangspunkt zurückführt, wo die Auf- oder Abwärtsbewegung jeweils von vorne beginnt.

II SYSTEMISCHES DENKEN

In diesem zweiten Teil entfalte ich den metatheoretischen Denkhintergrund der systemischen Therapie – das systemische Denken – insoweit, als dies für die Konzeptualisierung professionellen Helfens sinnvoll und notwendig erscheint. Beschränkte ich mich bei den früheren Auflagen dieses Bands auf biologische und sozialtheoretische Gesichtspunkte, ergänze ich diese hier im zweiten Teil des Kapitels 4 mit Gedanken zu den psychischen Systemen, zumal alles therapeutische Helfen biologisch-individuelle und soziokommunikative Vorgänge, also die biopsychosoziale Seinsweise der daran beteiligten Menschen betrifft.

3 Biologische Grundlagen

Die biologischen Grundlagen betreffen das Menschenbild, Kognition und Lebenspraxis, die soziologischen das Verständnis menschlicher Kommunikation und sozialer Systeme, die psychologischen wiederum das polyphrene, sprich: das vielfältige und wechselhafte intrapsychische Geschehen bei Individuen. Alle drei Grundpfeiler des systemischen Denkens, das heißt, die biologischen, sozialen und psychischen Aspekte, stützen auch die im Anschluss dargestellte Klinische Theorie. Allerdings soll nicht der Eindruck entstehen, Psychotherapie werde biologisiert oder soziologisiert, nicht einmal psychologisiert.

3.1 Was heißt »systemisch«?

Das Adjektiv »systemisch« kennzeichnet hier einen allgemeinen Denkansatz – systemisches Denken –, der sich hinsichtlich der erkenntnistheoretischen Aspekte *konstruktivistisch* und hinsichtlich der untersuchten Gegenstände *systemtheoretisch* versteht. Dieser Denkansatz beinhaltet somit ein konstruktivistisches Verständnis von Systemtheorie. Bezogen auf die Therapie meint es die Umsetzung dieses Denkansatzes in die helfende Praxis. In negativer Abgrenzung setzt systemisches Denken keinen analytischen Atomismus voraus, es fördert keinen ontologischen Reduktionismus und stützt sich nicht auf lineale Kausalität. Vielmehr werden hier Systeme als ordnende Konstrukte der menschlichen Erkenntnis oder Kognition aufgefasst und nicht als getreue Modelle objektiver Sachverhalte – in der Welt gibt es nämlich keine Systeme. Während der Begriff »systemisch« im psychotherapeutischen Bereich bis zu Beginn der 1980er-Jahre undifferenziert als Kennzeichnung für Familientherapien verwendet wurde, dürfte er im deutschsprachigen Raum spätestens seit Erscheinen der von Jürgen Hargens im Jahr 1983 herausgegebenen *Zeitschrift für systemische Therapie* eine eindeutige Bedeutung erlangt haben. Aufgrund der inhärenten Prämisse konstruktivistischen Denkens, keine Realitätsauffassung vorzuschreiben, wird er mit unscharfen, vielfältigen Bedeutungen benutzt. Daher sehe ich es als notwendig an, im Folgenden eine genauere Präzisierung des hier verwendeten Begriffs voranzuschicken.

Systemisches Denken hat einen prinzipiell unbegrenzten Geltungsanspruch: Alles kann aus systemischer Perspektive betrachtet werden. Wie jedes andere ausgearbeitete Denksystem mit universellem Anspruch – z. B. analytisches, religiöses, esoterisches Denken – bildet systemisches Denken ein *geschlossenes* System, in dem alle Sätze nur an Sätze des eigenen Systems anknüpfen können. Deshalb kann es nur intern Gültigkeit beanspruchen: Systemische Aussagen können sinnvollerweise weder analytisch noch theologisch noch esoterisch beurteilt werden. Man kann sich für eines dieser Denksysteme entscheiden und damit versuchen, sich die Welt zu erklären; man kann aber damit nicht die Gültigkeit von Sätzen beurteilen, die in einem anderen System entstanden sind. Deren Überprüfung auf Gültigkeit obliegt denjenigen, die das jeweilige System zum eigenen Denkhintergrund gewählt haben. Definiere ich mich daher als systemischer Therapeut, sage ich damit nur, dass ich bemüht bin, mich an mein Verständnis vom Systemischen zu halten und daran orientiert zu denken und zu handeln. Das Resultat ist dann systemische Therapie. Ob dies im Einklang mit den zugrunde gelegten theoretischen Vorgaben steht, muss ein Beobachter beurteilen, und dieser kann im Sinne der Selbstkontrolle der Therapeut selbst sein. Insofern als ein systemisch denkender Therapeut danach seine Therapie ausrichtet, ist die spezifizierte Bezeichnung systemischer Therapeut zwar redundant, sozusagen ein weißer Schimmel, sie dient dennoch dazu, einen Unterschied zu anders begründeten Therapieansätzen zu markieren.

Systemisches Denken ist keine abgeschlossene Theorie, das heißt, kein Verbund von Aussagen über einen Ausschnitt der Realität, sondern eher ein Verbund unterschiedlicher Konzepte bzw. eine Supratheorie im Sinne Luhmanns (vgl. Luhmann 1984, S. 19 f.). Es definiert eine ontologische und epistemologische Positionsbestimmung, also eine Sichtweise (Steier 1988), ein Paradigma (Kuhn 1967) und eine Kultur (Maturana 1990b). Wissenschaftstheoretisch und lebenspraktisch gesehen, grenzt es einen Bereich des Selbstverständlichen (Hofstätter 1966) ab, einen Kontext verflochtener Erkenntnisse, die das Miteinander und die alltägliche Verständigung steuern. Das bleibt für den Beteiligten weitgehend unbemerkt, denn das Eingebettetsein in einen Konsens spürt man in der Regel erst bei der Gegenüberstellung mit dissonanten Alternativen, an denen die spontane Verständigung scheitert. Dass ich systemische und nicht bloß Therapien durchführe, erkenne ich erst, wenn ich mich auf eine Metaposition der Beobachtung stelle und meine Arbeit von dort aus mit meinen Vorgaben oder mit jenen der anderen vergleiche.

Im direkten Umfeld des Adjektivs »systemisch« liegen Konzepte wie Kybernetik, Synergetik, Selbstorganisation, Selbstreferenz und Radikaler Konstruktivismus. Sie alle variieren *ein* Thema und unterscheiden sich hauptsächlich nach den Zielen und dem Sprachgebrauch der Ursprungsdisziplinen. Ich habe hier den Terminus »systemisches Denken« gewählt, weil er im psychotherapeutischen Bereich geläufig ist. Viele definieren ihn im Gegensatz zum »analytischen Denken«, aber das engt seinen Geltungsbereich unnötig ein, da er methodologisch durchaus analytische Elemente einbeziehen kann. Das systemische Denken verflüssigt den analytischen Diskurs des Westens und bildet eine Synthese, in der alle wichtigen Ansätze der traditionell eher künstlich geschiedenen Natur-, Geistes- und Sozialwissenschaften Platz finden. In dieser neuen Synthese fungiert der Mensch als Erfinder und Bewahrer seiner geistigen Welten (vgl. u. a. Varela, Thompson u. Rosch 1992; von Foerster u. Pörksen 1998).

3.2 Biologie und Erkenntnis

Bei den biologischen Grundlagen systemischen Denkens beschränke ich mich auf die für das Verständnis von Psychotherapie relevanten Aspekte der biologischen Theorie, die der chilenische Neurobiologe Humberto Maturana vorgelegt hat (vgl. u. a. Maturana 1982a, 1994, 1998; Maturana u. Varela 1987; Ludewig y Maturana 1992; Maturana u. Pörksen 2008). Seine theoretischen Vorgaben wirkten in den 1980er-Jahren als Initialzündung für eine metatheoretische Neubestimmung von Gegenstand und Methode der Psychotherapie. Sie wurden dann zur theoretischen Grundlage der aufkommenden systemischen Therapie.[12] Auf der Grundlage seiner Theorie des Lebendigen, der Autopoiese-Theorie (s. Kap. 3.3), legte Maturana eine biologische Kognitionstheorie mit allen daraus resultierenden wissenschaftstheoretischen sowie ethischen und sozialwissenschaftlichen Konsequenzen vor. Angesichts der Bedeutung dieser theoretischen Position für die Entstehung der systemischen Therapie verzichte ich auf eine vergleichende Gegenüberstellung mit verwandten Positionen wie denen Piagets, Riedels, Hakens oder Batesons.[13]

12 Paul Dell (1982b) stellte im Herbst 1981 bei einer Tagung des Instituts für Ehe und Familie in Zürich zum ersten Mal Familientherapeuten die Gedanken Maturanas vor; sie hatten eine derart enorme Wirkung auf das Denken in diesem Bereich, dass ich diesen Zeitpunkt als die Geburtsstunde der systemischen Therapie definiere.

13 Für eine Gegenüberstellung der Gedanken Batesons und Maturanas vgl. Dell (1984).

3.2.1 Erkennen: ein biologisches Phänomen

3.2.1.1 Biologie des Erkennens

Obwohl die Gedanken Maturanas mittlerweile gut bekannt sind und sogar in Schulen thematisiert werden, wirkte – zumindest in den 1980er- und 1990er-Jahren – die Auseinandersetzung damit für manche wie ein Schock. Er selbst formulierte zu Beginn des gemeinsam mit Francisco Varela verfassten Buches »Der Baum der Erkenntnis« folgende Warnung:

> »... dieses Buch kann als Aufforderung angesehen werden, unsere habituelle Versuchung der Gewissheit aufzugeben« (Maturana und Varela 1987, S. 20).

Schockieren dürfte vor allem, dass ein Neurobiologe als Vertreter der »harten« Naturwissenschaften unter anderem Folgendes behauptete (vgl. Maturana 1982a):

- Menschliches Erkennen ist ein biologisches Phänomen und nicht durch die Objekte der Außenwelt, sondern durch die Struktur des Organismus determiniert.
- Menschen haben ein operational und funktional geschlossenes Nervensystem, das nicht zwischen internen und externen Auslösern differenziert; daher sind Wahrnehmung und Illusion, innerer und äußerer Reiz im Prinzip ununterscheidbar.
- Menschliche Erkenntnis resultiert aus »privaten« Erfahrungen; als Leistung des Organismus ist sie grundsätzlich subjektgebunden und damit unübertragbar.
- Der Gehalt kommunizierter Erkenntnisse richtet sich nach der biologischen Struktur des Adressaten.

Diese vier Thesen bilden meines Erachtens den Kern der Kognitionstheorie Maturanas.[14] Bezüglich der Frage, wie der Mensch zu Erkenntnissen gelangen und Wissen erwerben kann, folgt daraus:

---

14 Die Kognitionstheorie Maturanas beruht u. a. auf eigenen Untersuchungen zur optischen Wahrnehmung (vgl. Maturana 1982a) sowie auf der Neuinterpretation früherer Arbeiten der Neurophysiologie wie z. B. von R. W. Sperry aus den 1940er-Jahren (vgl. Maturana u. Varela 1987, S. 137 f.). Maturana wies nach, dass das Nervensystem intern kohärent und nicht abhängig von den Eigenschaften der Außenwelt arbeitet.

- Erkennen ist weder getreue Abbildung (Repräsentation) einer vom Erkennenden unabhängigen Realität noch willkürliche oder beliebige Konstruktion. Vielmehr dient es der Lebenserhaltung und entspricht damit den strukturellen Möglichkeiten und dem jeweiligen Zustand des Erkennenden.
- Die traditionelle Forderung nach Objektivität als Entsprechung von Außen und Innen *(adaequatio rei et intellectus)* übersteigt die Erkenntnismöglichkeiten des Menschen. Die biologische Gebundenheit allen Erkennens und das Fehlen eines Mechanismus, um zwischen Illusion und Wahrnehmung zu unterscheiden, beschränkt das Kriterium der Objektivität auf rein kommunikative Zwecke.
- Kommunikation kann nicht als Informationsübertragung oder -speicherung aufgefasst werden, sondern als ein fortlaufender, erneuerungsbedürftiger Prozess, dessen Effizienz und Informationsgehalt nur der Adressat bestimmt. Gleichheit der strukturellen Zustände von Sender und Empfänger – sprich: reibungslose Informationsübertragung – lässt sich weder gezielt herbeiführen noch von einem Beobachter eindeutig feststellen; intersubjektive Übereinstimmung entfällt daher als Kriterium der wissenschaftlichen Erkenntnis oder Wahrheit.

3.2.1.2 Der Nutzen von Erkenntnissen

Will man dennoch Beliebigkeit und Intransparenz im wissenschaftlichen Diskurs begrenzen, kommt nur ein pragmatisches Kriterium in Betracht. Als ein solches schlage ich *kommunikative Brauchbarkeit* vor.[15] Dieses Kriterium betrifft die operationale Koordination derer, die an einem Kommunikationsprozess beteiligt sind. Es ist erfüllt, wenn Sprecher und Adressat ihr zielgerichtetes Vorgehen durch Austausch optimal koordinieren können. Eine Erkenntnis ist kommunikativ brauchbar, wenn sie sich beschreiben, also mitteilen lässt, eine angestrebte Koordination fördert und einen Vorteil (Zugewinn) gegenüber anderen Erkenntnissen oder der Unkenntnis bedeutet. Kommunikative Brauchbarkeit heißt also, dass eine Erkenntnis von Menschen mit gleichen Nützlichkeits- oder Geltungskriterien als nachvollziehbar, effektiv und gewinnbringend bewertet wird.

15 Vgl. das Viabilitätskonzept von Glasersfelds (1987a) bzw. die Notwendigkeit seiner Ergänzung (Ludewig 1988a).

3.2.1.3 Die Herausforderung des Neuen

Systemisches Denken nimmt dem Wissenschaftler die Hoffnung, sicher erkennen zu können, wenn er nur die Spielregeln einhält. Das wissenschaftliche Projekt, »der Welt« ihre Wahrheiten zu entlocken, verliert seinen Sinn; gleichzeitig wird ein Forschen, das ohne Rücksicht auf die Folgen durchgeführt wird, anachronistisch und verantwortungslos. Wie jede Kritik an tradierten Selbstverständlichkeiten und jede neue Sinnstiftung hat auch das systemische Denken zwei Konsequenzen: Es eröffnet dem Wissenschaftler ungeahnte Perspektiven und raubt ihm zugleich die Gewissheit des Vertrauten. Der Weg ins Neue führt zunächst durch Unsicherheit, Zweifel und Ablehnung. Das kennzeichnet die Lage der systemischen Denker: Sie müssen nicht nur prüfen, ob die bekannten Mittel der Wissenschaft auch im neuen Denksystem brauchbar sind, sondern gleichzeitig angemessene Kriterien entwickeln und ihre Position neu bestimmen.

In gewissem Sinne sieht sich der systemische Wissenschaftler der ersten biblischen Frage ausgesetzt: »Wo bist du?« Sie beendet den naiven Umgang mit der Natur – dem Paradies – und führt die Unterscheidung von Gut und Böse in den menschlichen Diskurs ein.[16] In der Naturwissenschaft kann man von einer zweiten Vertreibung aus dem Paradies der Fraglosigkeit sprechen: Das Ich des Wissenschaftlers und die Verantwortung für sein Tun stehen fortan im Mittelpunkt; er kann seine Verantwortung nun nicht mehr auf die objektive Realität abwälzen. Und das gilt nicht nur für die »Soft Sciences« nach von Foerster (1985), sondern ebenfalls für die »Hard Sciences«. Mit den Worten des Atomphysikers Werner Heisenberg (1971):

> »Auch in der Naturwissenschaft ist also der Gegenstand der Forschung nicht mehr die Natur an sich, sondern die der menschlichen Fragestellung ausgesetzte Natur, und insofern begegnet der Mensch auch hier wieder sich selbst« (S. 108) ...; »[bei] einem Naturbild der exakten Naturwissenschaft ... handelt es sich also eigentlich nicht mehr um ein Bild der Natur, sondern um ein Bild unserer Beziehungen zur Natur« (S. 111).

Statt objektiver Realität erforscht der Wissenschaftler jetzt die Ergebnisse jener biologischen Strukturen, die eine Welt *erschaffen*. Er wendet sich also dem Beobachteten und so auch unausweichlich dem

16 So sah es der Literaturwissenschaftler Hartmut Böhme (1992) bei seiner Behandlung der Philosophie des Fragens; vgl. auch von Foerster (1987, S. 23 ff.).

Beobachter zu, nicht zuletzt sich selbst als demjenigen, der sich im Akt des Beobachtens konstituiert.

Erkennen dringt nicht in verschlossene Terrains ein, sondern befasst sich mit den von uns kartografierten – beschriebenen – Landkarten. Wenn wir aber die Güte oder Qualität der Karten beurteilen wollen, müssen wir uns – da das Territorium unzugänglich bleibt – mit der Struktur des Kartografen und dem Prozess des Kartografierens befassen. Um eine Welt zu verstehen, benötigen wir demnach eine Beschreibung ihres Beschreibers, eine Theorie des Beobachters, die auch den Beobachter des Beobachters umgreift. Da alle Beobachter derselben Gattung angehören und ähnlich strukturiert sind, genügt aber in der Regel die Beschreibung eines Standard-Beobachters (Wissenschaftlers) als normative Bezugsgröße (vgl. Maturana 1990a).

3.2.1.4 Beschreibungen: Unterscheiden in Sprache

Alles Beschreiben stellt das Ergebnis einer Operation des Unterscheidens – in Sprache (vgl. Maturana 1982c) – dar. Beschreiben besteht aus sprachlichem Unterscheiden, setzt einen Vergleich im kognitiven Bereich des Beobachters, also zwischen kognitiv hervorgebrachten Einheiten voraus – sei es zwischen Objekten, zwischen Objekt und Hintergrund oder zwischen Objekt und Nicht-Objekt. Beschreiben gibt immer die Relationen oder Interaktionen eines Gegenstandes (der auch ein Gedanke, Gefühl oder Konzept sein kann) mit anderem wieder:

»Ein Gegenstand ist für einen Beobachter dann ein Gegenstand, wenn er ihn beschreiben kann. Beschreiben heißt, die tatsächlichen oder möglichen Interaktionen und Relationen des Gegenstandes aufzuzählen« (Maturana 1982b, S. 34). Beim Beschreiben erzeugt der Beobachter Unterschiede in der ihm eigenen Weise: sprachlich. Er zählt die Interaktionen auf, die er mit den erzeugten Unterschieden durchlaufen kann. Wir Menschen können nur über den Existenzbereich verfügen, den wir mittels unserer Unterscheidungen erzeugt haben. Insofern kann es für uns keine Welt ohne uns geben, das heißt, ohne von uns beschrieben worden zu sein. Beschreibungen sind somit die Grundelemente der menschlichen Welt: Unbeschriebenes, sprachlich nicht Unterschiedenes, existiert darin nicht. Jeder Versuch, die Sphäre des Beschriebenen zu verlassen und »die Sachen selbst« zu erreichen, mündet in eine weitere Beschreibung, ist also vergeblich: Man verbleibt immer in der Sphäre des Beschreibens. Hierzu Maturana:

> »Beim Nachdenken über diese Dinge entdeckte ich, wie oft uns die Sprache dazu verführte, die Beschreibung der Beschreibung eines Phänomens mit der Beschreibung des Phänomens selbst zu verwechseln« (Maturana 1982a, S. 15).

Das gilt besonders für die Beschreibung von Menschen. Hier kann sich die vergleichende Beobachtung auf verschiedene Lebensphasen (biografisch), auf andere Personen (differenziell) oder auf abstrakte allgemeine Werte (normativ) stützen. Jedenfalls sind immer Vergleiche erforderlich, ohne die es keine Beschreibung geben kann.

Alle Beschreibungen verweisen auf ihren Urheber zurück, indem sie dokumentieren, wie wir beobachten. Hinter jeder Beschreibung steht letzten Endes ein Beobachter. Beschreiben ist selbstreferenziell (bezieht sich auf sich selbst), vollzieht sich in einem geschlossenen Feld rekursiver, auf sich selbst zurückwirkender Operationen. Menschliches Erkennen basiert daher auf einem endlosen, rückbezüglichen Prozess des inneren »Errechnens« von Eigenzuständen des Erkennenden, der einen kognitiven Bereich generiert (vgl. von Foerster 1985).

3.2.1.5 Ich-Du-Relation

Menschliche Kognition beruht auf Beobachtung, die nur als beschriebene zugänglich ist. Da sich Beobachten und Beschreiben immer in dem geschlossenen Kognitionsbereich eines Beobachters vollziehen, erzeugen Menschen ihre kognitiven Realitäten prinzipiell einsam. Doch alle Beschreibungen gehen daraus hervor, dass der Mensch als sprachliches Wesen ein Kommunizierendes ist, und das erfordert die Existenz anderer, ebenfalls des Beschreibens fähiger Wesen. Der Mensch ist also *zugleich* einsam in seiner biologischen Struktur gefangen *und* mit anderen verkoppelt oder koordiniert. Das begründet die zweifache Identität des Menschen, zugleich biologisch-individuell und sprachlich-sozial. Um das Erkennen zu verstehen, müssen wir also nicht nur die Operationen des Beobachters nachvollziehen, sondern auch jene kommunikativen Prozesse, die menschliches Erkennen ermöglichen und in Gang halten.

Als einsamer Erzeuger seiner Realitäten hat der Mensch weder Zugang zu einer unabhängigen Objektwelt noch zur Psyche anderer Menschen. Allerdings kann er sich als kommunikatives Wesen begreifen (und beschreiben) und so erkennen, dass es andere, ihm strukturell gleichartige Menschen gibt, mit denen er kommuniziert. Er schließt daher sowohl auf das Solitäre seiner Existenz – seines

Ich-Seins – als auch auf die Existenz eines unabhängigen Dus. Die Ich-Du-Relation begründet den Bereich gemeinsamen Erlebens, aus dem das Soziale erwächst. Vor diesem Hintergrund lebt der Mensch in der Gleichung *Realität = Gemeinschaft* (von Foerster 1985, S. 41). Im Wir – *dem sozialen System* –, das sowohl das Biologisch-individuelle als auch das Sozial-kommunikative des Menschen in einen existenziellen Zusammenhang bringt, erkenne ich *»das systemische Prinzip«*. Dieses Prinzip steht an der Basis systemischen Denkens und liefert eine präzisere und grundlegendere Antwort auf die Frage, was »systemisch« heißt, als die Aufzählung von Therapieformen oder anderen untergeordneten Denk- und Handlungsweisen.

Ohne die Annahme eines unabhängigen, aber strukturell verwandten Dus kann kein Ich entstehen. Zwar wird diese Annahme nur kognitiv »errechnet«, sie setzt aber Kommunikation voraus und ermöglicht ihrerseits Kommunikation. Da Menschen grundsätzlich füreinander undurchschaubar sind, schreiben sie sich strukturelle Gleichartigkeit zu und können auf diese Weise die bestehende Kluft pragmatisch überwinden. Kommunikation lässt sich daher als kooperative Problembewältigung auffassen, mithilfe derer Menschen ihre wechselseitige Intransparenz meistern.

3.2.2 Kognition: Hervorbringen einer Einheit

Die Grundzüge der Erkenntnistheorie Maturanas lassen sich anhand seines Modells veranschaulichen, das ich in Abbildung 3 leicht modifiziert habe. Es dient hier als Richtschnur für die weiteren Erläuterungen.

Beobachter

Jede Erkenntnis geht auf ein Lebewesen zurück, das *in Sprache* existiert – einen Beobachter. Als Lebewesen verwirklicht er alle Bedingungen des Lebendigseins – seine autopoietische Organisation (s. Kap. 3.3); darüber hinaus erfüllt er die des In-Sprache-Seins. Als sprachbegabtes Wesen koordiniert er seine Lebenspraxis in sprachlicher Kopplung mit anderen Beobachtern. Zu den Beschreibungen, die er in Koordination mit anderen anfertigen kann, gehört auch die, dass er selbst ein Beobachter ist.

Unterscheiden

Das menschliche Nervensystem einschließlich des Gehirns hat sich evolutionär darauf spezialisiert, Relationen zu unterscheiden. Sie verarbeiten Differenzen, die der Organismus intern erzeugt, etwa Zustandsveränderungen von Zellen, Organen oder Systemen. Aus dem »Errechnen« dieser Unterschiede resultieren Empfindungen, die der Funktionsweise des Organismus entsprechen.[17]

Erkennen

Erkennen bezeichnet den unaufhörlichen Prozess, in dem das Nervensystem seine internen Relationszustände errechnet. Durch organische Veränderungen ausgelöst, verändert es seinerseits den Organismus. Ein Beispiel sind die Relationen zwischen sensorischen und motorischen Aktivitäten, die das Nervensystem fortlaufend neu einstellt. Einem Beobachter erscheinen die motorischen Vorgänge als »Verhalten«: Er stellt Veränderungen des Organismus im Raum fest und beschreibt sie in Relation zu einem bestimmten Milieu.

Wer ein Lebewesen beschreibt, kann ganz unterschiedliche Akzente setzen: Mal interessieren ihn nur interne Veränderungen, mal die Interaktionen des Organismus mit seiner Umwelt oder seinem Milieu. So bestimmt er unterschiedliche Phänomenbereiche wie Physiologie und Verhalten, die sich in der Beobachtung verbinden lassen. Da der Beobachter selbst den Zusammenhang herstellt, existiert das korrelative Phänomen nur in vernetzten Beobachtungen – als eine empirische Konstruktion. Bleibt diese theoretische Einschränkung unbeachtet, verfallen Biologie und Humanwissenschaften auf den folgenreichen Irrtum, einen linear kausalen Zusammenhang zwischen Anlagen oder Umwelt und dem Verhalten herzustellen, wonach alles Verhalten aus physiologischen Vorgängen resultiert oder diese direkt von der Umwelt abhängen.

Das Erkennen lässt sich jedoch nicht monokausal erklären – weder allein durch die Physiologie des Nervensystems, noch allein durch das Verhalten, noch allein durch die Umwelt. Ob Erkennen vorliegt, beurteilt stets ein Beobachter, der eine Korrelation zwischen Organismus, Verhalten und Umwelt herstellt. Dadurch definiert er einen eigenständigen Phänomenbereich, den der Kognition.

Konzeptuelle Systeme, die das Erkennen erklären sollen, müssen also zeigen, wie das Phänomen Kognition in den Prozess des Lebens eingebunden ist:

---

17 Heinz von Foester (1985, S. 31) definiert kognitive Prozesse als nie endende rekursive Prozesse des (Er-)Rechnens von Errechnungen bzw. Beschreibungen.

> »Unser Ausgangspunkt für die Erzeugung einer wissenschaftlich validierbaren Erklärung ist das Verständnis vom Erkennen als wirksame Handlung, das heißt, als eine Handlung, die es einem Lebewesen in einem bestimmten Milieu erlaubt, seine Existenz darin fortzusetzen, indem er dort seine Welt hervorbringt« (Maturana und Varela 1987, S. 36).

An der Nahtstelle zwischen Lebewesen und Milieu situiert, hat das Erkennen zwar eine physiologische Basis, lässt sich aber nur aus der Beobachtung des Lebewesens schließen. Der Beobachter spricht vom Erkennen, wenn er aufgrund seiner Kriterien feststellt, dass ein Lebewesen effizient handelt. Stellt er Inkongruenzen zwischen Verhalten und Eigenarten des Milieus fest, schließt er auf fehlendes oder mangelhaftes Erkennen. Nur wenn ein Lebewesen effizient handelt, kann der Beobachter schließen, dass es seine Welt angemessen hervorgebracht hat.

Wer das Erkennen beurteilen will, muss zwei unabhängige Elemente seiner Kognition – Lebewesen und Milieu – als Einheit behandeln. Dabei grenzt er den eigenständigen Phänomenbereich des Lebendigen von denen der Physiologie und des Verhaltens ab, um keine unzulässigen Reduktionen vorzunehmen. Maturana und Varela fassten den inneren Zusammenhang zwischen Kognition und Verhalten in einem Aphorismus zusammen:

> »Alles Tun ist Erkennen, und alles Erkennen ist Tun« (Maturana und Varela 1987, S. 32).

Intern gesehen, erkennt ein Organismus jedoch nicht, sondern hält nur die Relationen zwischen seinen Zuständen – also etwa den sensorischen und motorischen Prozessen – konstant.[18] Die Aussage, beobachten heiße unterscheiden, muss daher durch folgende Einschränkungen präzisiert werden:

- Physiologisch betrachtet, verarbeitet das Nervensystem stets Unterschiede in den Relationen zwischen seinen Zuständen.
- Im psychischen Bereich erlebt der Beobachter manche Unterschiede, die aus seinen organischen Funktionen resultieren, als Erfahrung.

18 Maturana und Varela illustrieren diesen Sachverhalt mit Hilfe einer U-Boot-Metapher: Ein Außenbeobachter beurteilt das Auftauchen eines U-Boots als ein schwieriges Manöver, der Steuermann hingegen weiß nichts davon, denn er hat nur bestimmte Relationen seiner Instrumente bearbeitet. Für den Außenbeobachter, der das U-Boot im Kontext seiner Umgebung beobachtet, gibt es ein Verhalten, das je nach seinen Konsequenzen mehr oder weniger angemessen erscheint; für das Nervensystem hingegen gibt es kein Innen und Außen, sondern nur interne Zustände (vgl. Maturana u. Varela 1987, S. 149 f.).

- Gelangen diese Erfahrungen zum Bewusstsein, hat der Beobachter sie sprachlich gefasst und damit die Einheiten erzeugt, aus denen seine Welt besteht: Beschreibungen. Dazu gehören die intern beschriebenen Erfahrungen – sie konstituieren die Elemente des Psychischen (Innenwelt) – und die kommunikativ mitgeteilten, die den sozialen Bereich und so die gemeinsamen Welten gestalten. Manche Beschreibungen verbindet der Beobachter nach gewissen Regeln mit anderen, liefert also Erklärungen.

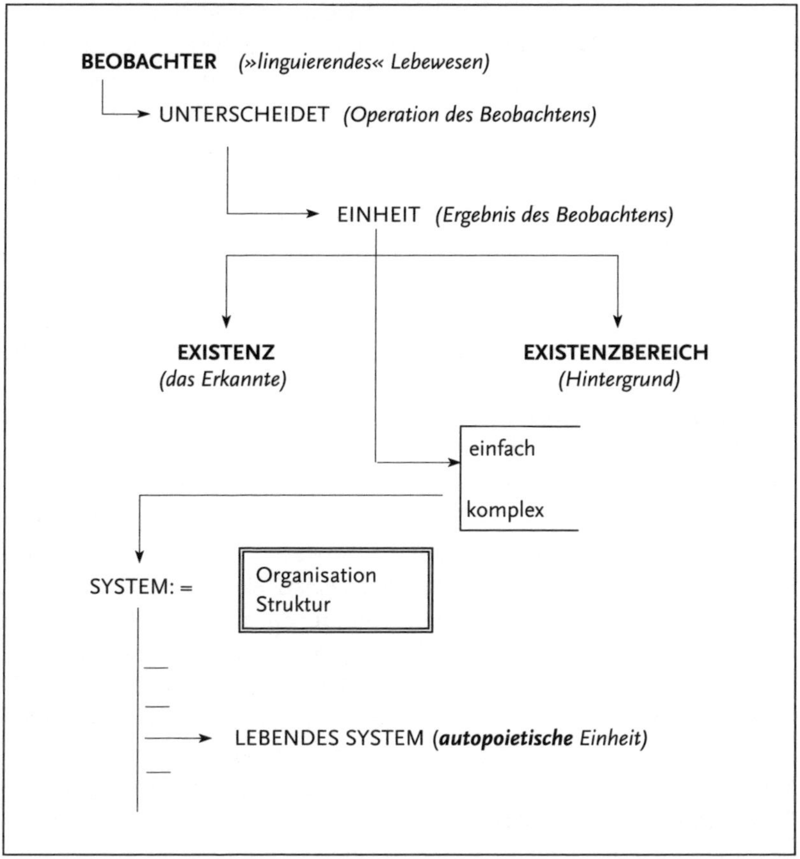

Abb. 3: Elemente des Beobachtens. Lebewesen lassen sich als autopoietisch organisierte Systeme beschreiben (mod. n. Maturanas Seminarskizzen, Institut für systemische Studien, Hamburg, 22.02.1985)

Da hierbei stets ein Beobachter etwas beschreibt, ergeben sich die Unterschiede aus der jeweils gewählten Perspektive: physiologische Funktion, Erleben/Erfahren oder Beobachten als solches, das heißt Unterscheiden in Sprache. Im ersten Fall sind Neurobiologen und Neurophysiologen, im zweiten Psychologen und im dritten Epistemologen zuständig. Die dritte Perspektive umfasst alles, was Wissenschaft erforschen kann, auch den Beobachter, der durch andere Beobachter oder sich selbst als eine Beschreibung konstituiert wird. Epistemologie bedeutet hier also auch Anthropologie und eine Wissenschaft des Beobachters, der darin selbst zum Ausgangspunkt und Ziel seiner Forschung wird. Die drei genannten Unterscheidungsmodi bringen je eigene Phänomene hervor, und ihre Abgrenzung verhindert reduktionistische Fehlschlüsse: Kommunikatives Verhalten setzt zwar Erfahrung und physiologische Prozesse voraus, lässt sich aber weder auf Erfahrung noch auf Physiologie reduzieren. Kommunikation, Erfahrung und Physiologie sind unterschiedliche, strukturell gekoppelte, aber sich nicht überschneidende Phänomene.

Einheiten

Sprachliche Unterscheidungen bringen Einheiten hervor, erzeugen und konstituieren die Objekte der materiellen und geistigen Welt. Unsere gesamte menschliche Lebenswelt besteht demnach nur aus den Beschreibungen, mit denen wir unsere Erfahrungen formulieren: *»Wird ein Raum zweigeteilt, entsteht ein Universum«* (Maturana u. Varela 1982, S. 180).[19] Beschreibungen ersetzen Erfahrungen nicht, wir haben aber keinen anderen Zugang zu unseren Erfahrungen als über ihre Beschreibung. Die Frage, ob etwas existiert, zielt im Grunde auf die Operation, die vorgenommen werden muss, um die betreffende Einheit im Erfahrungsbereich des Fragenden hervorzubringen. Sie fragt gewissermaßen nach dem »Rezept«, aufgrund welcher Handlungen (Unterscheidungen) sich die beschriebene Erfahrung reproduzieren lässt. Allerdings kann das Reproduzierte niemals genauso beschaffen sein wie die originäre Erfahrung, da es einem anderen Erfahrungsbereich entstammt.

Alle konsensuellen Existenzaussagen – auch die wissenschaftlichen – stützen sich auf die operationale Reproduktion von Erfahrungen. Auch wenn dabei stets der Fragende die Gültigkeit der erhaltenen

19 Der auf George Spencer-Brown zurückgehende Satz: *»Draw a distinction and a universe comes into being«* steht an der Basis systemischen Denkens (vgl. u. a. Simon 1988, auch Kapitel 4 in diesem Band).

»Rezepte« bestimmt, verlässt er sich in der Regel auf Kriterien seiner sprachlich-konsensuellen Gemeinschaft (Familie, Stamm, Gesellschaft oder Wissenschaftlergemeinde). Wissen entsteht kommunikativ, indem man geltende Kriterien der Verständigung (der *kommunikativen Brauchbarkeit*) einhält. Zum Beispiel werden optische Halluzinationen meist nicht als Beschreibung der Realität akzeptiert, weil andere die darin getroffenen Unterscheidungen selten nachvollziehen können. Gelingt es dem Halluzinierenden aber, seine Kognition treffend darzustellen, wird sie vielleicht als Realität anerkannt, wie etwa die Visionen großer Entdecker und Propheten oder die Träume Carlos Castañedas.

Existenz

Die epistemologische Verwurzelung jeder Einheit in der Operation der Unterscheidung, die sie hervorbrachte, hat ontologische Folgen für die Einheit selbst und für den Beobachter (vgl. Abb. 3):

- Das Hervorbringen einer Einheit verleiht dieser Existenz und weist ihr einen eigenen Existenzbereich zu, in dem sie durch Interaktion erkennbar wird.
- Jeder Beobachter bringt Einheiten hervor, die seiner speziellen, ontogenetisch gewachsenen kognitiven Struktur entstammen, lebt also die Welt, die sein Organismus im Zusammenleben mit anderen Beobachtern erzeugt.

Daraus folgt weiter:

- Einheiten existieren zunächst nur im kognitiven Bereich dessen, der sie als Beobachter hervorbringt, und sind subjektgebunden. Da alles, was der Beobachter beschreibt, erst in der Kommunikation überindividuelle Relevanz (Bedeutung) gewinnt, besteht die Welt von Beobachtern aus konsensuell akzeptierten Einheiten.[20] Die Basis der Kommunikation liegt also in der unüberwindlichen Differenz zwischen den individuell hervorgebrachten Einheiten und der pragmatischen Notwendigkeit ihrer Konsensualisierung. Individuelle wie auch konsensuelle Einheiten sind aber für alle Belange des menschlichen Lebens insofern real, als es eine andere Realität für Menschen nicht geben kann.

20 Anders als etwa Konsensbildung meint hier Konsensualität die Abstimmung von Sensualitäten, also der Sinnestätigkeit der Betroffenen, aufeinander.

Jede Welt ist als Produkt eines Lebensprozesses einmalig und in sich begründet. Daher schlägt Maturana vor, nicht von einem Universum zu sprechen, sondern von Multiversen, also von so vielen Existenzbereichen, wie sie von Beobachtern hervorgebracht werden. Da jede Existenz von der Biologie des Beobachters abhängt, entfällt das Wahrheitskriterium der Objektivität als letztendliche Bezugsgröße. Die Erklärungen sollen vielmehr an den Kriterien des jeweiligen Existenzbereiches validiert werden (vgl. Maturana 1990d). Wenn es eine privilegierte, vom Beobachter unabhängige, wahre Welt nicht geben kann, lässt sich auch keine Seinsweise »an sich« oder objektiv gegenüber anderen als besser, gerechter, menschlicher usw. rechtfertigen. Alle Werturteile über Seinsweisen sind persönlich und emotional motiviert, folgen also – unter Umständen mit anderen geteilten – eigenen Vorlieben. Dadurch verliert der Hinweis auf die Realität seine zwingende Kraft, sodass wir unsere persönlichen Vorlieben entweder bewusst verantworten oder unreflektiert naiv propagieren müssen (vgl. Maturana 1988a).

Schließlich lässt sich auch das traditionelle Verständnis von Information nicht mehr halten. Der Beobachter nimmt operational kohärent wahr; der Hörer deutet eine Mitteilung sinnhaft. Beide Vorgänge entstammen dem jeweiligen strukturellen Zustand der Beteiligten und können nicht als äußere Einwirkung verstanden werden. In den Worten Maturanas:

> »Ich bin auf wundersame Weise unverantwortlich für das, was Sie hören, aber völlig verantwortlich für das, was ich sage« (Maturana 1990c, S. 63, übers. aus dem Spanischen vom Verfasser).

Systeme

Maturana unterscheidet zwischen einfachen und komplexen Einheiten. Als einfach gilt, was ganzheitlich beschrieben wird (zum Beispiel, wenn man ein Auto als Vehikel mit eigenem Antrieb definiert). Zusammengesetzte Einheiten resultieren hingegen, wenn man die Komponenten und deren Vernetzung spezifiziert (hier erscheint das Auto als ein Vehikel, das aus Karosserie, Motor, Rädern usw. besteht; die Zusammensetzung dieser Teile prägt seine Eigenschaften als Ganzes: Beschleunigung, Wendigkeit usw.).

Zusammengesetzte Einheiten heißen auch »Systeme«, wobei Maturana zwischen Organisation und Struktur unterscheidet. Damit soll das klassische Problem von Identität und Wandel gelöst werden. Jedes System weist beide Aspekte auf: *Organisation* meint die Relation zwischen den Elementen, die vorkommen müssen, damit eine Einheit einer Klasse von Systemen zugeordnet werden kann, etwa damit ein Tisch als Tisch und nicht als etwas anderes erkannt werden kann. *Struktur* bezeichnet die spezifische (etwa räumliche) Ausgestaltung der Organisation durch Komponenten. Ein System wahrt seine Identität (Erkennbarkeit), solange seine Organisation unverändert bleibt. Man kann es also eindeutig definieren, indem man seine Organisation beschreibt. Die jeweilige Struktur, in der sich eine bestimmte Organisation verwirklicht, kann aber variieren. So verwirklicht sich die Organisation des Lebens etwa in den Strukturen Amöbe, Floh, Wal oder Mensch. Systeme können mehr oder minder plastisch strukturiert sein und ihre Organisation trotz gravierender Veränderungen wahren. Das gilt besonders für Lebewesen, die »Verstörungen«[21] durch Interaktion ohne Verlust ihrer Organisation bewältigen. Wirkt die Interaktion destruktiv, löst sich die Organisation auf, was bei Lebewesen den Tod bedeutet. Ein System kann seine Organisation nicht verändern, sondern nur auflösen.

3.3 Die Organisation des Lebendigen: die Autopoiese

Der wohl wichtigste Beitrag Maturanas besteht meines Erachtens darin, eine in sich und mit den relevanten naturwissenschaftlichen Erkenntnissen kohärente Definition des Lebens entwickelt zu haben. Sie liegt seinem theoretischen Gebäude zugrunde und wird im Folgenden als Basis vorausgesetzt. Abweichend vom üblichen Verfahren der Biologie, begnügt sich Maturana weder damit, einzelne Teilaspekte (Eigenschaften) wie Stoffwechsel, Bewegung, Wachstum, Fortpflanzung usw. aufzuzählen, noch greift er auf vitalistische Vereinfachungen zurück. Für ihn ist das Lebewesen ein System mit einer bestimmten Verknüpfung der Komponenten: der *autopoietischen Organisation*. Das System lebt, solange seine autopoietische Organisation übereinstim-

21 Maturana verwendet hierzu den Begriff »Perturbieren«, Luhmann spricht von »Irritation«. Ich führte die psychologischer anmutenden Ausdrücke »Verstören« und »Verstörung« in den therapeutischen Diskurs ein (vgl. Ludewig 1983). In der klinischen Theorie verwende ich entsprechend »Anregen« für den aktiven Part des Helfers und reserviere »Verstörung« für die vom Kunden strukturell bestimmte Reaktion (s. Kapitel 5 in diesem Band).

mend mit der Umwelt gewahrt bleibt. Dieses Konzept der Autopoiese und seine Implikationen haben sich in den letzten Dekaden nachhaltig auf viele Disziplinen ausgewirkt, darunter Philosophie, Jurisprudenz, Soziologie, Kybernetik und Psychotherapie.

Autopoiese

Den Begriff Autopoiese[22] – griech. *autos* = selbst; *poiein* = machen, gestalten – stellten Humberto Maturana und Francisco Varela erstmals 1972 in ihrem Buch *De máquinas y seres vivos* – Von Maschinen und Lebewesen – vor (vgl. Maturana u. Varela 1982). Mithilfe dieses Konzepts kann man Lebewesen durch ihre interne Arbeitsweise beschreiben, ohne auf äußere Gesichtspunkte zurückzugreifen. Dafür wählten die Autoren bewusst einen mechanistischen Ansatz. Sie gingen davon aus, dass es eine Organisationsform geben muss, die allen Lebewesen unabhängig von ihren Komponenten gemeinsam ist. Das Lebewesen als Maschine zu behandeln, erschien insofern vorteilhaft, als dabei seine Organisation und seine offenkundige Dynamik berücksichtigt werden konnten, ohne auf animistische oder vitalistische Prinzipien zurückzugreifen. Die daraus resultierende Definition lautet:

> »Eine autopoietische Maschine ist eine Maschine, die als ein Netzwerk von Prozessen der Produktion (Transformation und Destruktion) von Bestandteilen organisiert (als Einheit definiert) ist, das die Bestandteile erzeugt, welche 1. aufgrund ihrer Interaktionen und Transformationen kontinuierlich eben dieses Netzwerk an Prozessen (Relationen), das sie erzeugte, neu generieren und verwirklichen und die 2. dieses Netzwerk (die Maschine) als eine konkrete Einheit in dem Raum, in dem diese Bestandteile existieren, konstituieren, indem sie den topologischen Bereich seiner Verwirklichung als Netzwerk bestimmen« (Maturana u. Varela 1982, S. 184–185).

Der konzeptionelle Vorteil dieser komplexen, rekursiven Definition liegt darin, dass jedes danach organisierte System als Lebewesen erkannt werden kann. Abbildung 4 zeigt, welche Bedingungen eine autopoietisch organisierte Einheit erfüllen muss: Eine Dynamik von Zuständen erzeugt sowohl ihre Komponenten als auch den Rand, der diese Dynamik abgrenzt und sie dadurch ermöglicht. Dynamik

22 Maturana kam auf diesen Begriff durch Don Quijotes Dilemma, sich zwischen dem Weg der Waffen (Praxis) und dem der Kunst (Poiesis) entscheiden zu müssen. »Poiesis« habe für die Organisation des Lebens weit besser als die damals verbreitete »Autonomie« gepasst (vgl. Ludewig u. Maturana 1992).

und Rand einer solchen Einheit sind zwar strukturell und funktional unterschieden, sie gehören aber existenziell zu dem, was die Einheit konstituiert.

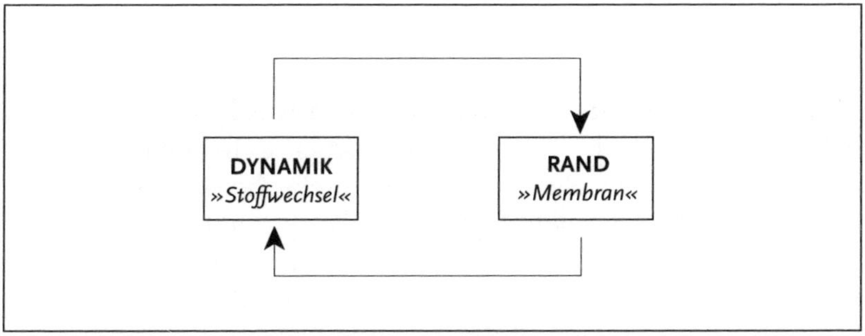

Abb. 4: Schema autopoietischer Organisation (nach Maturana u. Varela 1987, S. 53)

Die Grundeinheit Zelle genügt diesen Bedingungen. Biochemisch gesehen, funktioniert sie wie eine »Molekülfabrik«, die fortwährend ihre eigenen Bestandteile erzeugt: die Moleküle. Dabei entstehen nicht nur die Grundbausteine der »Fabrik«, sondern auch jene Elemente, die sie topologisch abgrenzen (Zellrand oder Membranen). Wird das Netzwerk an wichtigen Stellen durchbrochen, gestört oder beschädigt, endet die Produktion von Bestandteilen, und die autopoietische Organisation zerfällt.

Der Begriff Autopoiese hat bedeutende Konsequenzen für soziale und so für therapeutische Phänomene, denn er bestimmt die biologischen Bedingungen und Grenzen, die das soziale Phänomen ermöglichen und begrenzen (s. Kap. 5). Als biologische Systeme sind Lebewesen strukturdeterminiert, autonom, operational geschlossen, zweck- und zeitlos. Im Einzelnen:

Strukturdeterminiertheit

Die autopoietische Organisation des Lebewesens ist invariant, bleibt also konstant, solange es lebt. Sie kann sich durch unterschiedliche Anordnungen der Bestandteile und Strukturen verwirklichen. Die jeweils aktuelle Struktur determiniert, in welchen Grenzen sich ein Lebewesen verändern kann, ohne seine autopoietische Organisation zu verlieren, also zu sterben. Anhand seiner Struktur selektiert das Lebewesen Art und Wirkungsweise der Umweltereignisse, die in ihm Veränderungen auslösen können. Die aktuelle Struktur resultiert aus der jeweiligen Vorgeschichte und prägt die weitere Entwicklung. Das gilt für alle beschreibbaren Systeme, denn Beschreiben setzt Interaktion mit dem zu Beschreibenden voraus, und würde die Beschreibung den Gegenstand verändern, wäre er nicht beschreibbar.

Autonomie

Als zusammengesetzte Einheiten sind Lebewesen Systeme. Sie leben, indem sie sich selbst erzeugen und erhalten. Dabei unterliegen sie nur den Gesetzen, die der aktuelle strukturelle Zustand bei der Wahrung ihrer autopoietischen Organisation bestimmt. Insofern sind sie grundsätzlich selbst geregelt, also autonom und – im Unterschied zu *unbelebten* autonomen Systemen[23] – identisch mit ihren Produkten. Ihre Arbeitsweise bestimmt ihre gesamte Phänomenologie; alle Bestandteile ordnen sich der Erhaltung dieser Organisationsform unter und folgen nur internen Gesetzen (vgl. u. a. Varela 1979). Autonomie meint hier Eigengesetzlichkeit des Lebens und damit weder Autarkie noch sozialpolitische Selbstbestimmung.

Als autonome Wesen sind Lebewesen grundsätzlich nicht »instruierbar« (beliebig strukturierbar), sondern allenfalls »verstörbar« (bzw. irritierbar, perturbierbar). Da sie nicht auf der Basis von Input und Output funktionieren können – sie haben keinen Mechanismus, der dies erlaubte –, lassen sie sich heteronom nicht bestimmen. Doch sind sie durchaus beeinflussbar, wenn der Einfluss ihrer aktuellen Struktur entspricht. Wer die Eigenart eines Lebewesens (oder einer Spezies) und seiner Umwelt kennt, kann durch Veränderung der Umweltbedingungen erwünschte Verhaltensweisen »auslösen«.[24] Behauptet er jedoch, das Lebewesen »instruiert« zu haben, verkennt er nicht nur die Folgen seines Tuns, sondern deutet auch die Phänomene falsch: Er hat die Funktionsweisen des Lebewesens und seiner Umwelt nur aufeinander abgestimmt, hat das Lebewesen verstört und damit veranlasst, in einen anderen Zustand überzugehen – hat also die Veränderung nicht verursacht, sondern nur »angeregt«. Nur in diesem Sinne kann man von Handlungskausalität sprechen. Das Postulat einer Kausalität, nach der die Veränderung eines Lebewesens zwangsläufig aus gezielten Einwirkungen folgen soll, ist dagegen irreführend. Daraus ergibt sich die zentrale Herausforderung an eine systemisch konzipierte

23 *Allopoietische* Maschinen erzeugen hingegen etwas von sich Verschiedenes (etwa Dinge, Gegenstände, Produkte).
24 Span. »gatillar«, engl. »to trigger«.

klinische Theorie: Sie muss auf Kausalitätsannahmen verzichten und stattdessen pragmatisch brauchbare Konzepte entwickeln (s. Kap. 5).

Operationale Geschlossenheit

Ein autopoietisch organisiertes Netzwerk, das sich selbst konstituiert und erhält, kann nur mit Eigenzuständen operieren. Es arbeitet selbstreferenziell, indem es seine Eigenzustände rekursiv reguliert, um seine Organisation zu wahren. Lebewesen sind daher operational geschlossen; ihre Arbeitsweise knüpft an frühere Eigenzustände an, nicht an äußere Bedingungen. Da Beobachter ihre Außenperspektive nutzen, um das Lebewesen und seine Umwelt als Einheit betrachten zu können, nehmen sie einen energetischen und materiellen Austausch zwischen Organismus und Umgebung wahr. Diese Vorgabe kann zwar sinnvoll sein, um die Relation zwischen beiden zu beschreiben, sagt aber nichts über die Arbeitsweise des Organismus aus und rechtfertigt keine abstrakten, kausalen Folgerungen.

Die Außenwelt ist für ein Lebewesen nur relevant, wenn dieses sie strukturbedingt einbezieht. Denken wir an die Atmung: Sieht der Beobachter Lebewesen und Umwelt als Einheit an, stellt er fest, dass der Organismus zum Beispiel Sauerstoff aufnimmt. Hieraus kann er jedoch nicht schließen, dass Sauerstoff die Atmung *bedingt*, da das Lebewesen auch im Vakuum zu atmen versucht. Der Versuch endet allerdings bald, weil es die internen, zur Wahrung der autopoietischen Organisation notwendigen Relationen nicht mehr konstant halten kann. In einer sauerstofflosen Umgebung beschleunigt sich die Atmung und das Lebewesen stirbt infolge der Übersäuerung seines Blutes. Die Ursachen des Todes liegen also im Lebewesen selbst. Nur von außen betrachtet, lässt er sich kausal auf Sauerstoffmangel zurückführen. Kausale Erklärungen können legitim und angemessen sein, wenn Beobachter genau wissen, für welchen Phänomenbereich sie gelten sollen.

Auch das Nervensystem arbeitet operational geschlossen, und das prägt die Struktur der Kognition. Nervenzellen bilden ein operational geschlossenes Netzwerk und können nur auf äußere Ereignisse reagieren, wenn sie ihrer Struktur gemäß verstört werden. »Verstörte« Rezeptorzellen entladen sich auf einheitliche Weise unabhängig davon, was ihre Reaktion auslöst. Da die Elemente des Nervensystems nur mit Eigenzuständen (oder den Relationen zwischen ihnen) operieren, können sie nicht zwischen internen und externen Auslösern unterscheiden. Es gibt keinen neurophysiologischen Mechanismus, der die kognitive Differenz zwischen Illusion und Perzeption (intern und extern induzierter Kognition) ermöglichen könnte oder erklären ließe. Wir müssen diese im menschlichen Leben wichtige Unterscheidung also auf andere – zum Beispiel psychische und soziale – Phänomene zurückführen.

Zweck- und Zeitlosigkeit

Lebende Systeme genügen nur den eigenen Ansprüchen, verwirklichen stets ihre autopoietische Organisation. Sie folgen weder Zwecken noch Zielen, erfüllen keine Programme oder Funktionen. Derartige Kriterien tragen Beobachter von außen heran, wenn sie Lebewesen im größeren Kontext betrachten und nach einer sinngebenden Orientierung suchen. Die Begriffe Zweck, Ziel oder Zeit dienen daher einer kohärenten Beschreibung, erfassen aber nicht die interne Funktionsweise von Lebewesen. Die Größe »Zeit« kommt ins Spiel, wenn beobachtete Veränderungen eines Lebewesens beschrieben werden. Der Organismus selbst und sein Nervensystem funktionieren ihrer Struktur gemäß immer nur in der Gegenwart. Ein Beobachter, der die Struktur ontogenetisch verfolgt und mannigfache Veränderungen feststellt, spricht von Zeit oder Geschichte, um die Wandlungen bis zur Gegenwart zu rekonstruieren. Im gegenwärtigen Erinnern konstruiert er also frühere Zustände und stützt sich dabei auf seine subjektive Eigenzeit – eine sehr variable Erlebnisdimension (vgl. z. B. Nowotny 1989 sowie verschiedentlich Schmidt 1991).

3.4 Das Humane

Als lebendes System besteht der Mensch aus autopoietischen Komponenten, die sich der übergeordneten Organisation »Leben« unterordnen (Autopoiese 2. Ordnung); er konstituiert aber den spezifischen Existenzbereich des *In-Sprache*-Seins[25], der ihn grundlegend von allen anderen Lebewesen unterscheidet.[26] Wir sprechen also von einem eigenständigen Phänomenbereich des Humanen. Wie es sinnvoll

25 Mit dem Begriff »In-Sprache-Sein« (bzw. Linguieren) ist, wie weiter unten erklärt wird, nicht bloß die Verwendung von Sprache, sondern die spezifische Lebensweise des Menschen gemeint (vgl. z. B. Maturana 1982c).

26 Hier tauchen Parallelen zu den Sprachphilosophien der französischen Schule und Wittgensteins auf (vgl. z. B. Fischer 1987, 1990).

erscheint, das Biologische klar vom Physikalischen abzugrenzen, so empfiehlt es sich auch – zumal im Hinblick auf Psychotherapie –, das Humane als eigenständiges Phänomen zu betrachten.

3.4.1 Grundlagen menschlicher Konsensualität

Maturana bestreitet, dass menschliche Kommunikation im Wesentlichen auf die Benutzung von Sprache, das heißt, eines fertig vorhandenen Zeichensystems, zurückgehe. Dies würde bedeuten, dass die Sprache dem Sprechen vorausgeht, und man könnte so nicht erklären, wie das Zeichensystem Sprache, das ein hohes Maß an Verhaltenskoordination voraussetzt, überhaupt entstehen konnte. Da die Sprache offenbar erst mit Auftreten der Menschheit entstanden ist, müsste ein Wissenschaftler, der diesen genetischen Zusammenhang erklären möchte, nicht nur seine eigene sprachliche Existenz zum Ausgangspunkt, Instrument und Gegenstand der Erklärung machen, sondern auch einen generativen Mechanismus beschreiben, der das Phänomen Sprache erzeugt.

3.4.1.1 Verhaltenskoordination

Um die sprachliche Existenz erklären zu können, müsste man vorab zeigen, wie autopoietische, operational geschlossene Wesen ihr Verhalten koordinieren. Nach Maturana kann dies spontan erfolgen, sofern die notwendigen Anfangsstrukturen (strukturelle Bereitschaft und Plastizität) gegeben sind, sodass die beteiligten Lebewesen unter Einhaltung ihrer jeweiligen Organisation interagieren und durch Wiederholung Interaktionsmuster ausbilden können.

Operational betrachtet, findet Interaktion statt, wenn Individuen zusammentreffen und dabei wechselseitig strukturelle Veränderungen auslösen. Durch Wiederholung oder Rekurrenz kommt es allmählich zur *strukturellen Kopplung*. Dabei nähern sich ihre sinnlichen (sensuellen) Strukturen zunehmend an, bilden also Bereiche der Konsensualität. Dieser Prozess endet, wenn es zu Strukturveränderungen kommt, die den konsensuellen Bereich überschreiten und so keinen Anschluss ermöglichen: Die Gemeinsamkeit entfällt. Konsensualität oder Bereiche sinnlicher Koordination bilden sich demnach spontan durch rekurrente Interaktion.

Alle Lebewesen können ihr Verhalten in irgendeinem Ausmaß mit dem anderer koordinieren – Maturana nennt das »primäre Verhaltenskoordination« und sieht darin ein Wesensmerkmal der biologischen Struktur. Die Vielfalt der konsensuellen Bereiche geht – je nach struktureller Beschaffenheit der beteiligten Organismen – aus der Geschichte ihrer Interaktionen hervor. Bei Menschen ist sie, angesichts der unbegrenzten Kombinationsmöglichkeiten der Sprache, potenziell unendlich.

3.4.1.2 »Linguieren«

Wenn Menschen untereinander Interaktionen erzeugen, die sich auf andere Interaktionen beziehen, öffnet sich ein Bereich der Verhaltenskoordination zweiter Ordnung: das Linguieren.[27] Dieses Phänomen tritt auf, sofern im konsensuellen Miteinander durch Laute, Gesten usw. eine Form der Verhaltenskoordination entsteht, die sich auf andere Verhaltenskoordination bezieht und diese steuert oder gar ersetzt. Das Ergebnis ist Sprache im weitesten Sinne. Linguieren kommt also vor, wenn Menschen ihre primären Verhaltenskoordinationen übergeordnet durch ein anderes Verhalten koordinieren. Das kommt zum Beispiel dann vor, wenn jemand durch eine Handgeste einem anderen signalisiert, vorrangig durch eine Tür zu gehen. Hierbei wird die Verhaltenskoordination »durch die Tür gehen« durch das Verhalten »Handgeste« koordiniert. Ohne sich Worten zu bedienen, ist die Handgeste dann ein Element des Linguierens oder In-Sprache-Seins. Linguieren eröffnet Menschen unbegrenzte Möglichkeiten der Koordination, mitunter das abstrakte Denken und Kommunizieren; die primären Koordinationen sind hingegen schon räumlich begrenzt. Diese Möglichkeit, die Rationalität und Kreativität ermöglicht und voraussetzt, ist nach allem uns Bekannten allein uns Menschen vorbehalten; die noch so komplexen Koordinationen von Tieren lassen sich hingegen als Ausdruck angeborener Schemata erklären.

Sprache kann sich als selbstreferenzielles System nur auf Sprache beziehen. Insofern konstituiert das Linguieren einen rekursiv geschlossenen, unentrinnbaren Bereich, der nur durch ein Schweigen zu verlassen wäre, das nicht zum Thema menschlicher Kommunikation würde. Die Objekte unserer Welt, und wir selbst als Beobachter, entstehen im Verlauf sprachlicher Koordinationen. Das Wort »Tisch« zum

---

27 Neologismus aus der spanischen Wortschöpfung »lenguajear« (englisch: »to language«). Linguieren oder auch »Sprache machen« bzw. In-Sprache-Sein meint nach Maturana eine Lebensweise und kann daher nicht mit »Sprechen« oder »Versprachlichen« übersetzt werden, zumal damit allein verbale Äußerungen oder die Umsetzung in eine vorgegebene Sprache gemeint sind.

Beispiel bezieht sich nur auf die sprachliche Unterscheidung Tisch, da die bezeichneten Gegenstände an sich nichts Tischhaftes haben. Daher lässt sich die Existenz von Objekten nur sprachlich (konsensuell) beschreibend nachweisen. Wir liefern also Unterscheidungen, die im Gegenüber die betreffende Einheit wachrufen. Zum Beispiel kann die Warnung »Pass auf!«, als sprachliche Markierung, den Adressaten nur dann beeinflussen, wenn er sie kognitiv nachvollzieht. Laute einer dem Adressaten fremden Sprache sind nur konsensualisierbar, wenn er sinnliche Elemente wie den Klang, die Stimmung, die Gestik usw. versteht.

Verglichen mit der Verhaltenskoordination im Bereich des konkreten Handelns ist das Unterscheidungspotenzial der Sprache prinzipiell unbegrenzt, da sich jede Koordination vielfältig beschreiben lässt. Nach Maturana geht darauf die immense Bandbreite der menschlichen Seinsweisen zurück.[28] Dennoch haben Wörter und Gesten keine eigene Bedeutung – denotieren oder konnotieren keine unabhängigen Objekte –, sondern *sind* die linguierend entstandenen Unterscheidungen, auf die wir uns beziehen, wenn von »Objekten« die Rede ist. (Man bedenke, was der Laut »Tor« in unterschiedlichen Situationen alles bedeuten kann.) Linguieren liegt also der menschlichen Lebensweise zugrunde und bildet damit einen eigenständigen Phänomenbereich, sofern

> »ein Beobachter feststellen kann, dass die Objekte unserer sprachlichen Unterscheidungen Elemente unseres sprachlichen Bereiches sind« (Maturana u. Varela 1987, S. 226).

Der Aphorismus Maturanas:

> »Alles, was gesagt wird, wird von einem Beobachter zu einem anderen Beobachter gesagt, der er selbst sein kann« (Maturana 1982c, S. 240).

definiert also die menschliche Existenz als Bereich sprachlichen Miteinanders.

Im Sinne koordinierter körperlicher Strukturveränderungen setzt Linguieren voraus, dass die notwendigen biologischen Strukturen

28 Maturana unterscheidet fünf Ebenen rekursiver Koordination des Verhaltens: 1. die primäre oder Grundebene (Verhaltenskoordination); 2. die Ebene der linguierten Koordination; 3. die Ebene der sprachlichen Unterscheidung (Beobachten), auf der »Objekte« konstituiert werden; 4. die körperliche Zuordnung des Beobachtens auf einen Beobachter, wodurch Bewusstsein entsteht, und 5. die Unterscheidung des Beobachters in einem Netzwerk rekursiver Interaktionen (Selbstbewusstsein) (vgl. Maturana 1988a, auch 1990d).

unversehrt sind und bleiben. Dennoch ist das Phänomen nicht im Organismus angesiedelt, sondern im Bereich zwischenmenschlicher Konsensualität: Linguieren hat zwar eine physiologische Basis und setzt intakte Strukturen voraus, ist aber kein neurophysiologisches Phänomen.

3.4.1.3 »Emotionieren«

Menschen sind multidimensionale Systeme mit einer vielfältigen und variablen Dynamik von Zuständen. Zwischen körperlichen Zuständen und Linguieren herrscht eine Wechselwirkung, die gemäß Maturana durch Emotionen gesteuert wird. Darunter versteht er körperliche Zustände, die das Verhalten disponieren und den Handlungsbereich eines Organismus spezifizieren:

> »Als Emotionen fasst ein Beobachter die körperliche Dynamik eines Lebewesens auf, die einen Handlungsbereich spezifiziert« (Maturana 1990c, übers. aus dem Spanischen vom Verfasser).

Leben vollziehe sich bei Lebewesen in einem Fließen emotionaler Zustände, die Interaktionen begleiten und ihre Richtung bestimmen. Das Übergehen von einem emotionalen Zustand in den anderen nennt Maturana »Emotionieren«[29]; erfolgt dieser Übergang konsensuell abgestimmt, spricht er von »Ko-Emotionieren« (vgl. Maturana 1990c).

3.4.1.4 »Konversieren«

Gegen Ende der Achtzigerjahre ergänzte Maturana sein Konzept des emotional gesteuerten Linguierens um die Synthese des »Konversierens«[30] (vgl. Maturana 1990b). In der Verflechtung körperlicher Zustände mit Interaktionen überschneide sich die spezifisch menschliche Lebensweise mit der anderer Organismen. Beim Konversieren spielen die gemeinsamen Handlungen eine wichtigere Rolle als die Inhalte. (Man bedenke zum Beispiel die Bedeutung von Grußformen und sonstigen Ritualen.) Es ist also nicht durch den Austausch von Bedeutungen geprägt, sondern durch die Lust am Miteinander, am gemeinsamen Aufbau konsensueller Bereiche, die sich zu einer Interaktionsgeschichte verbinden und so den Hintergrund bilden, aus dem das menschliche Leben erst seinen Sinn bezieht.

---

29 Span. »emocionar«, aus emoción abgeleitete Verbform.

30 Span. »conversar« = miteinander verkehren bzw. sich drehen.

In dem bisher beschriebenen Denkgebäude könnten Emotionen zunächst als Fremdkörper wirken, zumal sie sich nicht beobachten lassen und daher nur indirekt für die wissenschaftliche Forschung zugänglich sind. Sie entsprechen aber der Absicht Maturanas, auch Soziales biologisch zu erklären. Ohne dieser Absicht zu folgen (s. Kap. 4), nutze ich für meine Zwecke das Konzept des Konversierens als eine heuristische Annahme, um kommunikative Prozesse zu beschreiben, die Probleme erzeugen und psychotherapeutische Maßnahmen nahelegen.

3.4.2 Erklären: *(Objektivität)* in Klammern

Erklären ist nach Maturana eine Leidenschaft, die allen Menschen von früh auf gemeinsam ist. Da er beobachten und beschreiben kann, konstituiert der Mensch eine Welt, deren Dynamik er sich zunehmend anpasst. Dabei nutzt er eine Neigung, die er mit allen Säugetieren teilt: Neugier. Er stellt Fragen, die nach Erklärungen verlangen. Entwicklungspsychologisch gehört das Fragen zu den frühesten Regungen des werdenden linguierenden Wesens. Nach Maturana ist Erklären

> »die Reformulierung einer als Beobachter erlebten Situation mithilfe von Elementen aus anderen Situationen seiner Lebenspraxis« (Maturana 1988a, S. 28, übers. aus dem Englischen vom Verfasser).

Alles Erklären beantwortet Fragen nach dem Warum, Wieso, Woher oder Wozu, die aus der Erfahrung stammen und erfordern, dass wir Beschreibungen ergänzen und verknüpfen. In einem Beispiel von Maturana lässt sich die kindliche Frage: »Woher komme ich?« je nach Erfahrungsbereich des Kindes sehr unterschiedlich beantworten. Die angebotene Erklärung muss, um akzeptiert zu werden, den vorhandenen Gültigkeitskriterien genügen. Lautet die Antwort: »Der Storch hat dich gebracht«, muss das Kind bereits wissen oder sich vorstellen können, dass Störche große Vögel sind, die im Flug Babys tragen können. Die Antwort ist also annehmbar, solange sie nicht Erfahrungen des Kindes widerspricht oder überfordert. Hierzu Maturana:

> »Der Beobachter akzeptiert oder verwirft eine Reformulierung seiner Lebenspraxis als Erklärung, wenn sie für ihn implizite oder explizite Kriterien der Akzeptanz erfüllt oder dies nicht tut« (Maturana 1988a, S. 28, übers. aus dem Englischen vom Verfasser).

Da er strukturdeterminiert fragt und zuhört, ist es der Fragende, der eine Erklärung akzeptiert oder verwirft. Demnach gibt es so viele

Erklärungsmodi wie Formen der Fragestellung und der Akzeptanz. Passt eine Erklärung dem Fragenden nicht, lehnt er sie ab und sucht eine geeignetere. Jede Erklärung bietet also ein »Rezept« dafür, auf welche eigenen Erfahrungen der Adressat zurückgreifen muss, um eine befriedigende Antwort zu erhalten. Da aber akzeptierte Erklärungen den Erfahrungsbereich erweitern und so neue Fragen aufwerfen, sind alle Erklärungen kurzlebig: Die Geschichte des Denkens und der Wissenschaft beweist es.

Wissenschaftler gestalten im Konversieren über ihre Arbeit einen kognitiven Bereich mit eigenen Gesetzen. Nach Maturana beruht die Wissenschaft auf jener Passion, die linguierende Lebewesen schon in frühester Kindheit befällt: zu erkunden und zu erklären. Wie alle anderen Kommunikationsformen beziehen auch wissenschaftliche Erklärungen ihre Relevanz aus dem zwischenmenschlichen Bereich, in dem sie entstehen. Allerdings sind sie durch die besondere Strenge ihrer jeweiligen Validitätskriterien geprägt. Diese entscheiden darüber, ob Wissenschaftler auf Erklärungen hören – sie als Vorschrift akzeptieren –, was als Erklärung gilt und welche Verfahren einzuhalten sind. Eine wissenschaftliche Erklärung erfordert nach Maturana Folgendes: 1) Beschreibung eines Phänomens (einer Erfahrung), das heißt Angabe der Operationen, die andere Beobachter ausführen müssen, um das Phänomen in ihrem Erfahrungsbereich nachzuvollziehen; 2) Aufstellung eines Mechanismus konkreter oder konzeptioneller Art, der aus einem anderen, grundlegenderen Erfahrungsbereich entstammt und imstande ist, das zu erklärende Phänomen zu erzeugen oder zu rekonstruieren; 3) Ableitung weiterer Phänomene, die ebenfalls von diesem Mechanismus erzeugt werden; 4) Beobachten (Erleben, Erfahren) der abgeleiteten Phänomene (vgl. u. a. Maturana 1988a).

> »Wir Wissenschaftler beschäftigen uns in der Wissenschaft mit der Erklärung und dem Verstehen unserer menschlichen Erfahrung (unseres menschlichen Lebens) und nicht mit der Erklärung und dem Verstehen der Natur oder der Realität, als ob diese objektive Existenzbereiche wären, unabhängig von unserem Tun« (Maturana 1998, S. 352).

Pfade des Erklärens

Wissenschaftliche Erklärungen folgen gemäß Maturana zwei möglichen Pfaden, die sich an der Frage verzweigen, ob die Biologie des Beobachters einbezogen wird oder nicht. Beide gehen von beschriebenen Erfahrungen des Beobachters aus. Da Beschreiben nach Maturana emotional vermittelt ist, folgt die Wahl des weiteren Weges einer inneren Haltung. Im Allgemeinen gibt es drei Arten des Erklärens: 1) Angabe emotionaler Zustände (weil es mir so gefällt), 2) Hinweis auf Elemente in einer vom Beobachter unabhängigen Objektwelt (Objektivität) oder 3) Hinweis auf Elemente im Erfahrungsbereich des Beobachters (Objektivität). In der Wissenschaft sind nur die beiden letzten Formen akzeptiert.

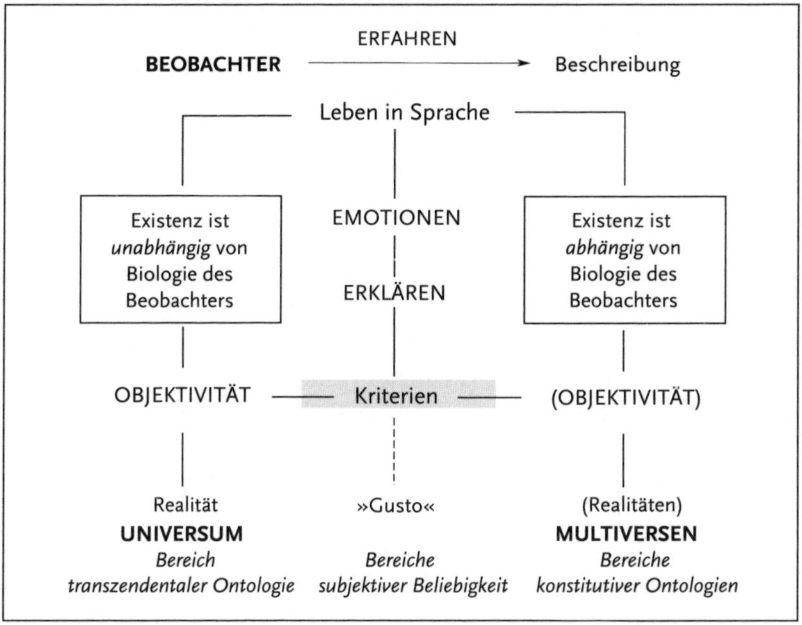

Abb. 5: Pfade des Erklärens (mod. nach Maturana 1988a, S. 32 und 1990c, S. 21)

Der linke Pfad der Abbildung 5 geht davon aus, dass Menschen Zugang zu einer von ihrem Tun unabhängigen Objektwelt haben. Der Wissenschaftler, dem seine biologische Struktur im Wege steht, muss also Methoden ersinnen, um seine kognitiven Defizite zu überwinden. Er ist für die Wahl seiner Verfahren, nicht aber für die Ergebnisse seiner Forschung verantwortlich, da sich in diesen eine unabhängige Welt widerspiegelt. Hier zielt die Wissenschaft auf eine den Menschen transzendierende Seinssphäre (Ontologie), die sich durch geeignete Methoden objektiv erfassen und enthüllen lässt. Der Beobachter gilt als ein Instrument wahren, verbindlichen Erkennens.

Ausgangspunkt für den rechten Pfad ist, dass menschliche Kognition keinen Zugang zu einer subjektunabhängigen Objektwelt hat. Hier nimmt der Wissenschaftler an, dass jedes Erkennen seine Realität selbst konstituiert. Es gibt also, streng genommen, ebenso viele Realitäten wie Beobachtungen, Multiversen statt eines Universums. Entsprechend gibt es auch ebenso viele Seinssphären wie Verfahren und Kriterien, Erkenntnisse hervorzubringen oder zu akzeptieren (konstitutive Ontologien). Unterschiedliche Realitäten wie die der Physik, der Biologie, der Psychologie, der Sozialwissenschaften, der Philosophie und der Theologie bestehen gleichberechtigt nebeneinander. Eine Hierarchie des Wissens lässt sich ebenso wenig begründen wie die ontologische Reduktion eines Wissensgebietes auf ein anderes.

Die beiden Pfade müssen weder widersprüchliche Resultate zeigen noch die Beobachter unterschiedlich prägen. Sind Erkenntnisse einmal entstanden und akzeptiert, nehmen sie den Charakter des Realen, Objektiven an, unabhängig davon, ob sie auf der Basis objektivistischen oder konstruktivistischen Denkens gewonnen wurden. Praktisch kann man in einem geistigen Universum ebenso adäquat leben wie in Multiversen. (Realisten und Materialisten, Idealisten und Konstruktivisten – sie alle öffnen die Tür, bevor sie den Hörsaal verlassen.)

Die Entscheidung für den einen oder anderen Pfad wirkt sich also weder in den Erkenntnissen selbst noch in ihren praktischen Konsequenzen aus, sondern nur darin, wie sie begründet werden. Deshalb beseitigt Maturana die Objektivität auf dem rechten Pfad nicht, sondern klammert sie nur ein: Was kognitiv entsteht, ist bis auf Weiteres für alle praktischen Belange objektiv. *(Objektivität)* in Klammern soll nur daran erinnern, dass Realitäten, so bindend und unausweichlich sie wirken mögen, stets das Produkt unserer Beobachtung sind.

Relevanz

Die Relevanz dieser Entscheidung zeigt sich in den Konsequenzen der beiden Pfade für das Erklären selbst und für das menschliche Miteinander. Während der objektive Wissenschaftler meint, seine Projekte und Erkenntnisse nicht verantworten zu müssen, weil »die« Welt eben so ist, wie sie ist, fordert die *(Objektivität)* persönliche Verantwortung für alles Tun und seine Ergebnisse. Der Wissenschaftler, der von einer *(Objektivität)* ausgeht, kann zwar einwenden, Tragweite und Folgen seines Tuns nicht einschätzen zu können, er kann sich aber nicht unter Hinweis auf Sachzwänge der Wirklichkeit herausreden. Insofern ist letzterer gehalten, besonders sorgfältig zu beschreiben und verantwortlich zu handeln.

Gemäß Maturana (1988a) dient das Konzept einer objektiven Realität letzten Endes der argumentativen Einschüchterung: Sie fordert Einheitlichkeit und Gehorsam. Vor diesem Hintergrund entstand jener wissenschaftliche Absolutheitsanspruch, der sich etwa im Postulat »Wissen ist Macht« äußerte – ein geeignetes Instrument autoritärer Herrschaft. Damit prägt die Entscheidung für den einen oder anderen Pfad auch die Ethik des menschlichen Miteinanders: Während die objektive Wissenschaft frei von ethischen Sperren nach der Wahrheit streben soll, stellt die *(Objektivität)* eine ethische Verantwortung für wissenschaftliche Erkenntnisse wieder her.

3.5 Menschenbild und Ethik

Aus dem biologisch geprägten systemischen Denken ergeben sich grundlegende Konsequenzen für das Verständnis des Menschen und seine Interaktionen. Sie betreffen das Menschenbild, die Ethik der Lebenspraxis und die therapeutische Praxis. Darüber hinaus stützen sie die Forderung Maturanas und Varelas (1987), die logische Buchhaltung des Erkennens korrekt zu führen. Logische Irrtümer können sich in der Wissenschaft nachhaltig auswirken. Das zeigen – etwa im psychotherapeutischen Bereich – der Umgang mit Begriffen wie Macht, Manipulation, Kontrolle und Gewalt sowie die Folgen trivialisierender Diagnosen, Prognosen, Indikationen usw.

3.5.1 Akzeptanz und Respekt

Vor einigen Jahren forderte Günter Schiepek

> »die Ausarbeitung eines systemischen Menschenbildes, das den Hintergrund für eine (u. a. ethische) Beurteilung von Forschungs- und Praxishandeln abgibt« (Schiepek 1988a, S. 75).

Ohne diese berechtigte Forderung entkräften zu wollen, möchte ich betonen, dass es Denkern wie Maturana, Varela und von Foerster schon vor 1988 darum gegangen war, ein systemisches Menschenbild zu entwickeln; ich beteiligte mich aus systemtherapeutischer Perspektive ebenfalls an diesem Projekt (vgl. Ludewig 2005, Kap. 3; Ludewig 2012; Ludewig 2013, Kap. 2). Die Betonung der biologischen

Struktur des Menschen strahlt auf alle Bereiche des Denkens, darunter nicht zuletzt auf Moral und Ethik. Die Konzeption des Beobachters als linguierendes Lebewesen definiert den Menschen als zugleich biologisch-individuelles und kommunikatives Wesen: Er ist zugleich autonom und sozial eingebunden, zumal er auf andere, ihm ähnliche Wesen angewiesen ist. Heinz von Foerster (1987, S. 22–23) fasst diese beiden Gesichtspunkte als das Zusammenspiel von Selbstständigkeit und Einbezogenheit zusammen. Extreme Selbstständigkeit allein führe zum Solipsismus, das soziale Einbezogensein schütze davor, zumal es den Menschen als Teilhaber seiner Beobachtungswelt einschließt.

Beide Bestimmungen – als lebendes und als linguierendes Wesen – ziehen die Grenzen, zwischen denen das Lebensmilieu des Menschen variieren darf, ohne ihm unverträglich zu werden. Seine organische Struktur gibt zum Beispiel vor, wie verseucht oder defekt eine Umwelt sein kann, ohne leidvolle Anpassungsprozesse zu erzwingen. Es folgt, dass Maßnahmen, welche die Schädigung des Milieus über ein erträgliches Maß hinaus gezielt anstreben oder nur in Kauf nehmen, die Verwirklichung des menschlichen Lebens behindern oder ganz und gar verhindern.

Konversieren liegt im Zentrum der menschlichen Existenz und erfordert daher die Existenz gleichartiger, autonomer Menschen. Denn das Ich entsteht und verwirklicht sich nur im Miteinander mit einem unabhängigen Du, also im Wir. Das »Wir« ist die Grundbedingung des menschlichen Lebensmilieus, im Unterschied zur tierischen oder rein dinglichen Existenz. Ernst von Glasersfeld (1990) erklärt aus epistemologischen Gründen die Verbindung mit mindestens einem autonomen anderen für unverzichtbar, zumal der Einzelne weder Erkenntnis noch Wirklichkeit zu konstruieren vermag: *»Zuerst muss man zu zweit sein.«*

Durch die Logik der Sprache, welche die Möglichkeit der Negation einbezieht, kann aber der Mensch – anders als Tiere – auch die existenzielle Berechtigung seiner selbst und des Wir negieren, ja sogar die gemeinsame Lebenswelt vernichten. Menschen müssen ihr Miteinander daher über konsensfähige Normen regeln, um die durch Sprache erworbenen destruktiven Möglichkeiten zu verhindern oder einzudämmen. So wie wir in der Lage sind, menschenwidrige Welten zu erzeugen, sind wir ebenso imstande, uns durch Reflexion unserer existenziellen Abhängigkeit von anderen und von der Natur bewusst zu werden und dadurch menschenunwürdige Welten zu gestalten. Dieses Bewusstsein verpflichtet.

> »Wenn Menschen sagen: ›Wir sind uns darüber bewusst‹, dann aber nichts tun, heißt das, dass sie eben nicht bewusst sind« (Maturana 1988b, S. 168).

Negation ist konstitutiv für die Sprache; sie ermöglicht Verständigung, aber auch Lügen, Täuschungen usw. Als sprachliche Wesen müssen wir zwischen Alternativen wählen und können moralische Gebote berücksichtigen oder verwerfen. Erst aus der Negation folgt also die Notwendigkeit einer Ethik. Da sie, so gedeutet, primär Akzeptanz und Respekt betrifft, sollte man die Grundforderung der Ethik wie folgt formulieren: *»Werde dir bewusst, dass du wählst!«*

Die ethischen Implikationen des systemischen Denkens beruhen auf folgenden Annahmen:

- Jeder Mensch lebt legitimerweise die Welt(en), die er selbst hervorbringt, und
- Menschen können nur unter Menschen Mensch sein, also im Wir.

Daraus folgere ich zwei Grundgebote:

- Akzeptanz: *Achte die Vielfalt menschlicher Welten!*
- Respekt: *Schätze den anderen im Zusammenleben als ebenbürtig!*

Beiden Geboten liegt jene Grundemotion zugrunde, die wir nach Maturana mit allen Lebewesen teilen: Liebe. Aus ihr folgt ein Handeln, das anderen im jeweiligen Interaktionsbereich einen Raum für die Koexistenz öffnet (vgl. Maturana 1985b). Ohne Akzeptanz ist menschliches Zusammenleben unmöglich. Dabei bedeutet Akzeptanz nicht nur Toleranz, denn diese impliziert eine passive Negation des anderen. In diesem Sinne schreibt Ernst von Glasersfeld:

> »Vorbedingung [für Liebe] ist die … Konstruktion einer autonomen Person, die von der eigenen als unabhängig gesehen wird« (1990, S. 119–120).

Heinz von Foerster (1993) schlägt wiederum vor, dass der objektivistische Imperativ »Du sollst!« im systemischen Denken dem Postulat »Ich soll!« weichen sollte.

Eine systemisch begründete Ethik kann es aus Gründen der Einhaltung einer korrekten logischen Buchhaltung nicht geben. »Systemisch« bezeichnet eine Denkweise, eine Methode des Denkens, die sich auf die interaktionelle Welt der Menschen bezieht, ohne aber ontologisch begründete Wertungen vorzunehmen. Die Ethik als Reflexionstheorie der Moral (vgl. Luhmann 1984) überprüft und kontextualisiert die moralische Praxis. Die Moral wiederum erarbeitet im Einklang mit dem ethischen Kontext der jeweiligen Kultur und Epoche konkrete Richtlinien für die Praxis der Lebensführung, so auch für die therapeutische Praxis. Von einer systemischen Moral kann gesprochen werden, wenn es um die Beachtung der für wesentlich erachteten Aspekte bei der Umsetzung systemischen Denkens in die Praxis geht. Eine solche implizite oder explizite systemisch begründete Moral ist wie jede andere nicht zwingend, sondern bildet nur einen Bezugsrahmen, der zur Orientierung und Bewertung des eigenen Handelns dienen kann. Dieser Bezugsrahmen fördert das Bewusstsein, Mitgestalter einer vielfältigen Welt zu sein, wonach Handlungen nicht durch Sachzwänge oder Unwissen zu rechtfertigen sind: Selbst der Hinweis auf Unwissen setzt ein Bewusstsein voraus, das moralisch verpflichtet. Eine systemische Moral bietet Leitlinien für die Praxis und fordert demnach den einzelnen Praktiker auf, sich – durch Selbstbeobachtung oder in der kollektiven Reflexion – Klarheit über die Bedingungen zu verschaffen, die sein Handeln steuern.[31]

3.5.2 Logische Buchhaltung

Die Geschichte der Psychotherapie ist infolge ihres reduktionistischen Strebens durch begriffliche Konfusion geprägt: Oft wurden die Phänomene nicht eindeutig bestimmt, sodass ihre Grenzen unklar blieben. Im objektivistischen Denken ist diese Unschärfe kein großes Problem; man kann sich darauf verlassen, dass fehlerhaft abgegrenzte Begriffe und abwegige Reduktionen an »der« Realität scheitern. Auf dem Pfad der *(Objektivität)* lässt sich die Unterscheidung richtig/falsch jedoch nicht mehr auf objektive, äußere Merkmale stützen. Vielmehr muss man eine genaue begriffliche Korrespondenz zwischen den erzeugten Phänomenen und dem dabei bestimmten Phänomenbereich einhalten. Gefordert ist also eine strikte innere Logik der Argumentation –

31 Bei der ersten Auflage dieses Bands unterschied ich nicht zwischen Ethik und Moral; diese Differenzierung führte ich erst später ein (vgl. Ludewig 2013, Kap. 3.5).

eine korrekte logische Buchhaltung (vgl. Maturana u. Varela 1987; Ludewig 1986). Nur sie schützt vor Inkohärenz und Unangemessenheit:

> »Die Logik der Beschreibung und folglich des Verhaltens ist notwendigerweise die Logik des beschreibenden Systems« (Maturana 1982b, S. 75).

3.5.3 Vernachlässigte Kontexte

Wird diese Forderung missachtet, kann das gravierende Konsequenzen haben, zum Beispiel was Macht, Gewalt, Manipulation und Kontrolle betrifft. Im Bereich der Therapie führten Haley und Bateson eine inzwischen berühmte Kontroverse darüber, ob »Macht« so real ist, dass sie menschliche Beziehungen prägen kann, oder bloß eine Metapher.[32] Die Kontroverse hält – mit anderen Protagonisten – bis heute unvermindert an. Mitte der Achtzigerjahre drohte aufgrund dieses Streits eine Spaltung im Lager der noch jungen systemischen Therapie. Einige systemische Therapeuten distanzierten sich zunehmend von der Familientherapie mit ihren pragmatischen Interventionen und bevorzugten ein dialogisches Modell; andere befürchteten, der zirkuläre Ansatz und der Verzicht auf gezielte Interventionen könnten den Therapeuten zur Ohnmacht verdammen. Gleichzeitig regte sich politisch und feministisch motivierte Kritik am systemischen Denken (vgl. u. a. McKinnon a. Miller 1987; Hare-Mustin 1987; Krüll 1987, 1991; Hörmann, Körner u. Buer 1988). Da dieses bewusst auf linear-kausale Erklärungen verzichte, leugne es den Einfluss von Macht und Gewalt in Familie und Gesellschaft und rechtfertige dadurch indirekt patriarchalische und ausbeuterische Verhältnisse. Die Kritiker unterstellten den systemischen Denkern bestenfalls ein sozialpolitisches *Laissez-faire*, das sie aus ethischen Gründen strikt ablehnten (vgl. u. a. Heft 3, 1987 der *Familiendynamik* und Heft 2, 1989 der *Zeitschrift für systemische Therapie*). Mittlerweile, das heißt zum Zeitpunkt der Revision dieses Textes im Jahr 2014, scheint diese Kontroverse an Heftigkeit verloren zu haben. Man hat sich entweder mit den Möglichkeiten und Vorteilen systemischer Praxis abgefunden oder das systemische Denken zu den jeweiligen soziopolitischen Positionen passend umgedeutet.

---

32 Der Begriff »Metapher«, etwa im Unterschied zu »Wahrheit«, erweist sich im systemischen Denken als problematisch bis gegenstandslos bzw. im strengen Sinne überflüssig. Er ist allenfalls nützlich, um verschiedene Formen von Beschreibungen zu unterscheiden, etwa unmittelbare und sinnbildliche.

Um Konflikte dieser Art zu vermeiden, müssen Begriffe wie Macht, Gewalt, Manipulation und Kontrolle im therapeutischen Diskurs klar definiert und passenden Phänomenbereichen zugewiesen werden. Der erste Schritt zu einer korrekten logischen Buchhaltung muss also sein, den semantischen Geltungsbereich solcher Begriffe eindeutig abzugrenzen. Wichtig erscheint zunächst, ob diese Begriffe unter Berücksichtigung der von Niklas Luhmann (1984) betonten Unterscheidung von Handlung und Kommunikation einseitiges Handeln oder Kommunikation beschreiben. Macht und Manipulation sind kommunikativ geprägt, da es hier auf Mitwirkung ankommt: Macht setzt Unterordnung, Manipulation das erwünschte Verhalten voraus. Gewalt ist dagegen die *einseitige,* strukturwidrige Einwirkung auf Menschen, andere Lebewesen oder Dinge, wobei die Reaktion des Opfers keine oder eine nebensächliche Rolle spielt. Kontrolle basiert wiederum auf dem Versuch, Umweltbedingungen so zu verändern, dass eine autonome Entfaltung ausgeschlossen wird. Während Macht, Manipulation und Gewalt eine mehr oder minder intensive Trivialisierung[33] anstreben, geht Kontrolle von Autonomie aus, die aber an ihrem Ausleben gehindert bzw. äußerlich eingeschränkt werden soll. Wenn Macht, Manipulation und Gewalt im sozialpolitischen oder therapeutischen Diskurs als Facetten ein und desselben Phänomens gelten, entstehen folgenreiche logische Irrtümer, die den bewussten Umgang damit erschweren. Dennoch darf nicht übersehen werden, dass Macht etwa im soziopolitischen Kontext von Tyrannei sich durchaus der Gewalt bedienen kann, um Gehorsam herbeizuführen.

Klinische Relevanz

Die Forderung nach einer korrekten logischen Buchhaltung sollte im therapeutischen Bereich auch bei Diagnostik, Prognostik und Evaluation beachtet werden. Zum Beispiel haben Psychiatrie und Psychologie den Gegenstand der klinischen Theoriebildung – die Probleme des Lebens – seit hundert Jahren durch Aspekte erklärt, die anderen Phänomenbereichen entstammten: Lebensprobleme

33 Triviale Maschinen verbinden Ursachen fehlerfrei und monoton mit Wirkungen; nichttriviale Maschinen verändern bei jeder Operation ihren internen Zustand und sind daher unberechenbar. Lebewesen operieren als nichttriviale Maschinen; der Versuch, sie von außen zu bestimmen, kann als Versuch der Trivialisierung verstanden werden (vgl. von Foerster 1985, S. 36–41).

wurden, analog zu körperlichen Erkrankungen, als Ausdruck individueller Persönlichkeitsstrukturen oder als Produkt des Milieus bzw. der Familie gedeutet. Ihre grundsätzlich kommunikative Natur blieb dabei oft auf der Strecke oder wurde bagatellisiert. Dadurch gerieten diese Disziplinen in die logische Sackgasse des Reduktionismus, aus der sie bis heute nicht herausfanden. Gleichwohl bewährten sie sich in der Praxis – ein weiteres Beispiel für die Beliebigkeit von Theorien und für die Eigendynamik der Hoffnung bzw. der »Logik des Leidens«.

3.6 Kritik am systemischen Denken

Das systemische Denken wurde in den ersten Jahren seit seiner Entstehung in der Literatur sowie in Workshops und Seminaren häufig kritisiert. Obwohl diese Neigung weitgehend nachgelassen und vor allem die systemische Praxis ihren Platz im Konzert der ernst genommenen und akzeptierten praktischen Disziplinen eingenommen hat, gehe ich resümierend auf einige der zentral angeführten Argumente zunächst in Form von Thesen ein:

- (A) Da alles Erkennen auf den Beobachter zurückgeführt werde, müsse dieser ein präexistierendes, ontologisches Faktum sein. Insofern enthalte die Theorie einen inneren Widerspruch.
- (B) Auf Kommunikation und Sprache übertragen, fördere systemisches Denken einen biologistischen Reduktionismus.
- (C) Die Identifikation von Erkennen und Handeln entlarve einen an Effizienz orientierten Pragmatismus, einen Neo-Behaviorismus.
- (D) Instruktive Interaktion sei ausgeschlossen. Diese Haltung sei nihilistisch und rechtfertige indirekt die herrschenden Verhältnisse, sei also anti-emanzipatorisch. Zudem tauge sie weder für die Therapie noch für die Forschung.
- (E) Als geschlossenes System sei der Ansatz weder debattierbar noch falsifizierbar, also unwissenschaftlich. Die Terminologie sei unverständlich und dunkel, trage esoterische und mystische Züge. Außerdem fehle die historische Reflexion.

Meine Stellungnahmen hierzu:

(ad A) *Ontologie des Beobachters:* Der Grundsatz systemischen Denkens – »Alles Gesagte wird von einem Beobachter gesagt« – bedeutet nicht, dass der Beobachter dem Gesagten ontologisch vorausgeht, was ein Widerspruch in sich wäre. Vielmehr formuliert er ein rekursives, auf sich selbst zurückwirkendes Prinzip: »Alles Gesagte wird von einem Beobachter gesagt, der hier sagt, er sei ein Beobachter, der dieses sagt, usw.« Der Beobachter konstituiert sich also erst in seiner Aussage, dass alles Gesagte, also er selbst als Sagender eine Beschreibung ist. Beobachter und Kommunikation bedingen sich rekursiv in einer endlosen Schleife ohne Beginn und ohne Ende.

(ad B) *Biologismus:* Wenn alles Gesagte von einem Beobachter gesagt wird – hier: Humberto Maturana –, der Kommunikation und das Soziale an die Biologie des Menschen bindet, formuliert er eine persönliche Präferenz. Sie ist ebenso wenig zwingend wie die Verankerung des Biologischen in der Physik, sondern nur eine mögliche logische Folgerung aus dem Konzept der Autopoiese. Ob sie als solche nützlich und sinnvoll ist, muss sich wissenschaftlich, historisch und praktisch erweisen. Wollten wir Maturana auch in diesem Punkt folgen, müssten wir uns damit abfinden, dass Psychotherapeuten angewandte Biologen wären. So gibt es auch systemische Denker, die sozialwissenschaftliche Prioritäten setzen. Zum Beispiel betrachtet Luhmann Kommunikationen als Elemente autopoietischer sozialer Systeme. Menschen gelten ihm zwar als notwendige Bedingung für die Emergenz solcher Systeme, sie gehören aber nur zu deren Umwelt, wie physikalische Prozesse zu der lebender Systeme. Einen mittleren Weg zwischen diesen biologischen und soziologischen Optionen gehe ich mit meiner Bestimmung der Komponenten sozialer Systeme als »Mitglieder« (s. Kap. 5).

(ad C) *Identifikation von Erkennen und Handeln:* Für Maturana und Varela gilt: *»Alles Tun ist Erkennen, und alles Erkennen ist Tun.«* Beide Aspekte sind also untrennbar mit dem Prozess des Lebens verbunden. Da Lebewesen und Umwelt operational vereinbar sein müssen, heißt Leben, eine Umwelt aktiv (durch Tun) zu konstituieren (erkennen). Handeln ist effektiv, wenn es das Leben im konstituierten Milieu ermöglicht. Erkennen beruht auf Unterscheiden und dieses auf Handeln. Diese Kopplung und wechselseitige Bedingtheit bedeutet, dass Leben und Erkennen eins sind. Daran bemängelt Gerhard Roth (1987) zu Recht, dass die Differenz zwischen organismischer Autopoiese und Selbstreferenz des Nervensystems außer Acht gelassen wird.

Kognition stütze sich zwar auf die Autopoiese, diene aber nicht nur der Lebenserhaltung, sondern begründe auch einen eigenständigen ontologischen Bereich.

Pragmatismus oder Neo-Behaviorismus. Die Auffassung, dass Handeln, Erkennen und Umwelt einander bedingen, zielt nicht auf Effizienz im Sinne der Anpassung an eine vorgegebene Realität. Legt man die Begriffe Handeln, Erkennen und Effizienz jedoch traditionell aus, implizieren sie einseitig gerichtetes Wirken – ein weiterer Grund, den tradierten Begriffen zu misstrauen.

(ad D) *Praktikabilität:* Der Vorwurf, systemisches Denken biete keine konkreten Hinweise für die Praxis oder Forschung, trifft zwar im strengen Sinne zu, gilt aber für alle Denksysteme. Denken liefert keine Rezepte für die Praxis, sondern einen Hintergrund, um die Praxis zu orientieren und zu deuten. Fragen wir, was Theorie für die Praxis leistet, so lautet die Antwort, dass ein theoretisches Gebäude im Wesentlichen helfen soll, die Praxis besser zu verstehen, sie heuristisch anzuregen, zu kritisieren und zu begrenzen (vgl. Brock 1986; Schiepek 1991). Die systemische Praxis stellt zwar keine direkte Ableitung vom systemischen Denken dar, daran aber orientiert hat sie in vielen Bereichen ansehnliche Erfolge erzielt, was die angebliche Unpraktikabilität dieses Denksystems widerlegt.

Nihilismus: Im systemischen Denken erscheinen die herrschenden Verhältnisse als kommunikativ hervorgebracht und daher auch auf diese Weise veränderbar. Insofern ist der Vorwurf, es verfestige vorhandene Verhältnisse, nicht zutreffend. Ohne der Beliebigkeit Vorschub zu leisten – kognitive Bereiche entstammen der historisch und kontextuell bedingten Arbeitsweise von Organismen, die Deutung sozialer Verhältnisse der Konsensualisierung zwischen linguierenden Lebewesen –, befreit das systemische Denken im Prinzip vom Sachzwang einer objektiven Realität und ist daher kreativ emanzipatorisch – der Gestaltung einer menschenwürdigen Seinsweise zugewandt. Man rufe sich Einsteins Satz in Erinnerung:

> »Erst die Theorie entscheidet darüber, was man beobachten kann« (in: Heisenberg 1981, S. 92).

(ad E) *Geschichtslosigkeit:* Der häufig geäußerte Einwand, systemisches Denken sei ahistorisch, betrifft ebenso das Bewusstsein für seine geistesgeschichtlichen Wurzeln und Konsequenzen, die bis in die griechische Antike zurückgreifen, wie den Kontext seiner Entstehung.

Dazu schreibt Maturana:

> »Ein Großteil dessen, was ich gesagt habe, ist von Philosophen seit der Antike intuitiv erkannt und akzeptiert worden, niemand hat jedoch bis jetzt eine Erklärung angeboten, welche die biologische Eigenart der Phänomene Kognition und Realität nachweisen konnte. Diese (meine) Arbeit ist ein derartiger expliziter Versuch« (Maturana 1982c, S. 269).

Damit meint er nicht nur, dass systemisches Denken – von den frühen Skeptikern bis zu den Vätern der Kybernetik – viele Vorläufer hat, sondern auch, dass die Konstruktion einer historischen Realität bei der Rechtfertigung neuer Denkansätze nicht minder beliebt ist als bei deren Kritik. Insofern geht der Einwand, dass systemisches Denken ahistorisch sei, ins Leere, da der systemische Ansatz den Begriff des Historischen ebenso radikal problematisiert wie seinen eigenen Entstehungskontext. Dazu von Foerster:

> »Die Umwelt, die wir wahrnehmen, ist unsere Erfindung« (von Foerster 1985, S. 25; ausführlicher in von Foerster u. Pörksen 1998).

Esoterik. Systemisches Denken verfolgt keine esoterischen Ziele, sondern ein klares wissenschaftliches Programm, das alle Prozesse einschließlich der Operationen des Beobachters, die zu theoretischen Aussagen führen, berücksichtigt. Die sonst vor allem in der empirischen sozialwissenschaftlichen Forschung übliche objektivistische Verkürzung, die den Urheber des jeweiligen Phänomens als Störvariable ausschaltet, kommt hier nicht in Betracht. Diese neue Programmatik ist keineswegs verschlossen, sondern sie öffnet das systemische Denken für Anregungen aus anderen Disziplinen und Denkweisen.

Dunkle Terminologie: Diesem Einwand stimme ich prinzipiell zu. Man muss aber bedenken, dass Autoren, die neue Wege gehen, immer schon Neologismen eingeführt haben, um Missverständnisse auszuräumen. Autoren der zweiten Generation wie Francisco Varela (1979, 1990), Schmidt (1987b) und Willke (1982) bemühten sich früh um Verständlichkeit. Ihnen folgten viele Autoren, die in unserem psychotherapeutischen Bereich durch einige Abstriche an der theoretischen Strenge leichter verständliche Lehrbücher veröffentlichen (s. Kap. 5).

Mangelnde Wissenschaftlichkeit: Denksysteme sind grundsätzlich nur aus ihrer eigenen Perspektive debattierbar und widerlegbar. Selbst die positivistische Naturwissenschaft braucht Setzungen wie die der Objektivität, schreibt aber auch vor, wie bei der Prüfung und Falsifizierung ihrer Sätze vorzugehen ist. Prüfte man Resultate des Positivismus aus der Sicht des systemischen Denkens, so wären viele darunter abzulehnen. Sogar im Radikalen Konstruktivismus Ernst von Glasersfelds – der sich als empirisch-pragmatischer Wissenserwerb ohne Vorannahmen versteht – gilt:

> »Man muss fühlen, was gut ist. Die Entscheidung liegt immer im eigenen Gefühl. Keine Theorie kann Sie davor bewahren oder Ihnen diese Entscheidungen ersparen« (von Glasersfeld 1987b, S. 430).

Die Annahme eines neuen Paradigmas ist immer eine Entscheidung, bestenfalls nachträglich anhand von Kriterien zu rechtfertigen, die dem Paradigma selbst entstammen. Wissenschaft bildet Aussagen über einen Gegenstand, die durch andere Aussagen verknüpft werden. Daher muss sie methodologische Regeln entwickeln, um die Kohärenz ihrer Thesen und Theorien zu prüfen. Von außen gesehen, kann jede Denkweise inkohärent erscheinen – wie sich auch Kulturen im Rahmen der Selbstverständlichkeiten einer anderen Kultur als widersprüchlich und fremdartig darstellen.

Resümee

Die Grundthesen des systemischen Denkens lassen sich wie folgt zusammenfassen (vgl. Tabelle 1):

1)	Alles Gesagte wird von einem Beobachter gesagt.
2)	Ein Beobachter ist ein linguierendes Lebewesen.
3)	Alles Gesagte wird konversierend hervorgebracht.
4)	(Realitäten) sind Argumente des Konversierens.
5)	Systeme sind linguierend hervorgebrachte, komplexe Einheiten.
6)	»Systemisch« denken heißt, sich auf Systeme zu konzentrieren.

Tab. 1: »Systemisch» auf einem Blick

4 Sozialwissenschaftliche Voraussetzungen: Soziale und psychische Systeme

Die bereits erörterten biologischen Grundlagen des systemischen Denkens hätten allein schon eine klinische Praxis metatheoretisch fundieren können. Um das Phänomen Therapie zu verstehen, benötigen wir aber zusätzlich eine kohärente Theorie der *sozialen* Systeme und der Kommunikation, wie sie Niklas Luhmann (z. B. 1984, 1997) vorgelegt hat. Darauf beziehe ich mich im ersten Teil dieses Kapitels. Darüber hinaus ist es neben dem biologischen und soziologischen Ansatz notwendig, eine dritte Perspektive einzuführen, die bisher in der systemischen Literatur, speziell der therapeutischen, weitgehend gefehlt hat, nämlich die psychologische oder intrapsychische Perspektive. Das wird in dieser Auflage des vorliegenden Buchs im Kapitel 4.5 nachgeholt.

4.1 Soziologische Voraussetzungen: Umgang mit Komplexität

Das systemtheoretische Denken setzte sich ab den Dreißigerjahren in mehreren Wissenschaftszweigen durch, kann aber nicht als einheitlich betrachtet werden (vgl. Bertalanffy 1969). Vielmehr umfasst es unterschiedliche Ansätze, Konzepte und Theorien mit abweichenden Systembegriffen und Methoden. Bei aller Unterschiedlichkeit lässt sich jedoch auch Gemeinsames erkennen: die Erforschung komplexer und dynamischer Zusammenhänge – oder Systeme. Aus dieser gemeinsamen Thematik ging, wie Willke (1982) betont, ein fachübergreifendes Programm hervor: das Problem der Komplexität ohne reduktionistische Kurzschlüsse zu lösen.

Im Folgenden werde ich aber nur solche Aspekte der sozialen Systemtheorie berücksichtigen, die im Bereich klinischen Handelns relevant sind. Dabei geht es besonders um allgemeine Merkmale, die Systeme als solche konstituieren und erkennbar machen, sowie um die Darstellung einer systemtheoretisch gefassten Kommunikationstheorie.

4.1.1 Der Systembegriff

Der Begriff »System« wird nicht einheitlich definiert verwendet. Seine altgriechischen Wurzeln[34] deuten jedoch auf jene zwei Aspekte hin, die Systeme kennzeichnen. Etymologisch gesehen, ist System ein *komplexes* – zusammengesetztes –, von anderem *abgrenzbares* Gebilde. Wer Systeme erforscht, muss also ihre *Elemente* und *Grenzen* bestimmen. Entsprechend gehe ich in einem ersten Schritt in Anlehnung an Ludwig von Bertalanffy (1972) von folgender allgemeiner Definition aus: Systeme sind Gebilde, die aus verknüpften Elementen bestehen. In diesem Sinne lässt sich zunächst jedes »Gebilde« – jedes aus Elementen gebildete Etwas – als System auffassen. Bezieht man jedoch den Beobachter als Erzeuger der Unterscheidung System ein, gilt diese Definition für alle Einheiten, die ein Beobachter als komplex betrachtet.

Luhmann (1984, S. 16) unterscheidet vier Grundarten von Systemen: Maschinen, Organismen, soziale und psychische Systeme. Jedem von ihnen liegt eine spezifische basale Operation zugrunde.

Sozialwissenschaftler hielten sich zunächst an die in den Fünfzigerjahren formulierte, inzwischen klassische Definition von Hall und Fagan (1956). Sie lautet:

> »Ein System ist ein Aggregat von Objekten und Beziehungen zwischen den Objekten und ihren Merkmalen« (zit. n. Watzlawick, Beavin a. Jackson 1969, S. 116).

Danach müssten die Komponenten und ihre Eigenschaften bereits vor der Systembildung existieren; das System würde allenfalls die Objekte und Merkmale nur noch zu einem Ganzen bündeln, und die Komponenten würden ihre Eigenschaften benutzen, um sich mit den anderen Objekten verknüpfen zu können. Die besonderen Eigenschaften der so gebildeten Ganzheit entstehen also erst später. Insofern spricht man von der Emergenz einer neuen Qualität – der Systemqualität –, die aus den interaktionellen Fähigkeiten der Komponenten resultiert. Aufgrund dieser Emergenz sei jedes System mehr (oder anders) als die Summe seiner Teile.

34 Griech. *systema* = Gebilde, aus *syn* = zusammen und *histanai* = stellen (Wahrig 1997). Erste Zeugnisse des konzeptionellen Umgangs mit Ganzheit sind letztlich auf Aristoteles zurückzuführen: »*Das Ganze ist mehr als die Summe seiner Teile.*« Über die Entwicklungsgeschichte der Systemtheorie und des Konzepts System vgl. u. a. von Bertalanffy (1969, 1972).

Dabei bleibt, wie Roth und Schwegler (1990) anmerkten, jedoch unbeachtet, dass alle Eigenschaften von Objekten aus Interaktionen resultieren. Interaktionsmodi und Eigenschaften von Objekten sind untrennbar miteinander verknüpft. Daher hat es wenig Sinn zu behaupten, dass Objekte unabhängig von ihren aktuellen Interaktionen (in einem Milieu) Eigenschaften »an sich« besäßen. Roth und Schwegler (1990, S. 39) demonstrierten, wie sich z. B. Natrium- und Chloratome bei der Verbindung zu einem Natriumchlorid-Molekül (Kochsalz) verändern. Die neuen Eigenschaften stammen von keinem der beiden Atome, sondern allenfalls von deren Fähigkeit, sich bei der Elektronenfusion umzustrukturieren. Das NaCl-Molekül besteht, so gesehen, nicht aus den Elementen Na und Cl, sondern aus transformierten Zuständen dieser Atome. Selbst auf dieser relativ einfachen Ebene der Systembildung lässt sich also zeigen, dass die Systemkomponenten zusammen mit dem System emergieren. Die Eigenschaften von Objekten ergeben sich aus ihren Interaktionen und verändern sich zusammen mit der Veränderung der Interaktionsmodi. Neue Eigenschaften (Qualitäten) emergieren – sowohl in den Komponenten als auch im System – durch den Prozess der Systembildung oder Relationierung der Komponenten. Objekte werden erst zu Komponenten von Systemen, wenn sie bereits neue Interaktionsmodi und Eigenschaften ausgebildet, sich also erneuert haben.

Luhmann fordert von einer präzisen Bestimmung des Systembegriffs, dass sie drei Fragenkomplexe beantwortet:

1) Was unterscheidet das Gebilde von einem Hintergrund *(Systemgrenze)*?
2) Woraus besteht das Gebilde *(Elementen/Komponenten)*? und
3) Was hält es zusammen *(Relationen zwischen den Elementen)*?

Die erste Frage betrifft die Differenz System/Umwelt, die zweite die Systemdifferenzierung und die dritte die Differenz Element/Relation. Alle drei Fragen sind eng verknüpft und lassen sich nur zu analytischen Zwecken unterscheiden. Luhmanns Antworten auf diese drei Fragenkomplexe ergeben sich aus folgenden Zitaten:

> »Systeme … konstituieren und erhalten sich durch Erzeugung und Erhaltung einer Differenz zur Umwelt, und sie benutzen ihre Grenzen zur Regulierung dieser Differenz … Die Umwelt erhält ihre Einheit erst durch das System und nur relativ zum System … sie ist selbst also kein

System. Sie ist für jedes System eine andere, da jedes System nur sich selbst aus seiner Umwelt ausnimmt« (Luhmann 1984, S. 35 f.).

»Systemdifferenzierung ist nichts weiter als Wiederholung der Systembildung in Systemen … Deshalb ist Systemdifferenzierung ein Verfahren der Steigerung von Komplexität« (S. 37 f.).

»Die Differenz System/Umwelt muss von einer zweiten, ebenfalls konstitutiven Differenz unterschieden werden: der Differenz von Element und Relation. In jenem wie in diesem Falle muss man die Einheit der Differenz als konstitutiv denken. So wenig wie es Systeme ohne Umwelten gibt oder Umwelten ohne Systeme, so wenig gibt es Elemente ohne relationale Verknüpfung oder Relationen ohne Elemente … Die Einheit eines Elementes … wird vielmehr als Einheit erst durch das System konstituiert« (S. 41 f.).

4.1.2 Komponenten und Relationen

Nach Luhmanns (1984) differenztheoretischem Ansatz existieren die Komponenten eines Systems also nicht vor der Systembildung, sondern sie emergieren zusammen mit dem Entstehen des Systems. Eine entsprechende Definition muss dementsprechend System, Element und Relation als wechselseitig bedingte Einheiten fassen. Berücksichtigt man zudem, dass System, Element und Relation durch Unterscheidungen gebildet werden, muss geklärt werden, wovon sie unterschieden werden. Nach Luhmann stellen sie jeweils die eine Seite der Differenzen System/Umwelt und Element/Relation. Dabei impliziert jedes Glied – ob System oder Element – das je andere dieser Differenzen – Umwelt oder Relation. Systeme werden also durch die *Einheit der Differenz* konstituiert. Den differenztheoretischen Ansatz führt Luhmann auf den Mathematiker und Logiker George Spencer-Brown zurück. Anders als Gestalt- und Ganzheitstheoretiker fragt er nicht nach Strukturen, sondern nach Operationen (der Unterscheidung). »System« *ist* hiernach die Unterscheidung zwischen System und Umwelt, nicht nur die Folge einer kausalen Unterscheidung.

Ein Beobachter, der diese Unterscheidungen trifft, differenziert zwischen zwei Einheiten (etwa System und Umwelt), indem er eine Einheit (System/Umwelt) herstellt. Jede Ausdifferenzierung eines Systems definiert dessen je spezifische Umwelt: System und Umwelt existieren nur aufeinander bezogen. Gleiches gilt für Element und Relation: Elemente ohne Relationen gibt es ebenso wenig wie diese ohne jene. Ein Beobachter, der System und Umwelt unterscheidet, fokussiert eines der Glieder dieser Einheit, um es zu bezeichnen (*distinction* vs. *indication* nach Spencer-Brown). Dabei gerät er in eine paradoxe Situation: Um eines sehen zu können, muss er das aus zweien bestehende Ganze außer Acht lassen, muss also Blindheit in Kauf nehmen, um sehen zu können. Er sieht nicht, dass er nicht sieht, und stellt sozusagen selbst einen blinden Fleck her. Nach Luhmann (1990a) läuft jede an Vollständigkeit orientierte Beschreibung auf diese Paradoxie hinaus, vor allem jedoch jene, die sich im Sinne der Kybernetik 2. Ordnung selbst einbezieht.

4.1.3 Komplexitätsreduktion

Systeme reduzieren Komplexität. Der Systembegriff erlaubt es also, Komplexität durch – wiederum komplexe – Einheiten zugänglich zu machen. Systeme höherer emergenter Ordnung sind in der Regel weniger komplex als solche niederer Ordnung. Der Grund liegt nach Luhmann darin, dass sie Art und Zahl ihrer Elemente selbst bestimmen. Systembildung bedeutet also nicht, Komplexität zu steigern oder Vorhandenes zusammenzufügen, sondern eine *andere* Komplexität herzustellen. Luhmann (1990b) bezeichnet Komplexität als

> »... eine Einheit, die ihrerseits verschiedene Einheiten (Elemente) umfasst. Von ›größerer Komplexität‹ kann man dann sprechen, wenn die Zahl und/oder die Verschiedenartigkeit der Elemente zunimmt, die der umfassenden Einheit (die als komplex bezeichnet wird) zugeordnet werden (S. 336)... Damit fällt die ontologische Unterscheidung des Einfachen und Komplexen. An ihre Stelle tritt die komplexitätsinterne Unterscheidung von Größenordnungen, in denen noch jedes Element mit jedem anderen jederzeit in Verbindung stehen kann, und solchen, bei denen das nicht mehr der Fall ist« (S. 368).

»Komplexität« ist ein paradoxer Begriff, bezeichnet als Einheit, was er als Vielheit meint. Komplexität entsteht, wenn sich ein Beobachter auf die Unterscheidung von umfassender und elementarer Einheit stützt. Nur so kann er die Komplexität von Systemen thematisieren, sie vergleichen und von einem Komplexitätsgefälle zwischen System und Umwelt sprechen.

Komplexität ist ein quantitativer Begriff. So gilt eine Menge als komplex, wenn sich ihre Elemente nicht jederzeit verknüpfen können. Beim Komplexitätsgefälle zwischen System und Umwelt muss die Umwelt immer komplexer sein als das System. Andernfalls könnten seine und die Zustände der Umwelt übereinstimmen und die

Differenz System/Umwelt aufheben; dann wäre das System nicht mehr erkennbar (abgrenzbar). Von Komplexitätsreduktion spricht Luhmann, wenn ein komplexes Relationsgefüge durch ein einfacheres ersetzt wird (vgl. Luhmann 1984, S. 45 f.). Reduktion von Komplexität bedeutet daher Vereinfachung der Relationen durch andersartige Verknüpfung.

Alle Systembildung basiert auf Selektion, wodurch die möglichen Relationen der Elemente eingeschränkt und diese dem System zugeordnet werden. Systeme ordnen sich intern, sind operational geschlossen. Systemzustände gehen prinzipiell auseinander hervor. Das sichert die Differenz System/Umwelt als Komplexitätsgefälle, wobei das System seine gegenüber der Umwelt geringere Komplexität durch höhere interne Ordnung ausgleicht. So entsteht ein Netzwerk, in dem die Relationen der Elemente einander bedingen.

Konditionierung: Systeme sichern ihren Fortbestand, indem sie nur bestimmte Relationen zulassen. Deren Konditionierung gibt den Komponenten ihren Systemcharakter, sodass sie sich nur noch intern verknüpfen können. Die Komponenten eines Systems sind also fest in ihre Relationen eingebunden. Dieser Selektionsprozess erklärt nach Luhmann, wie vielfältige Systemtypen – etwa Moleküle, Organismen und Gesellschaften – aus wenigen Grundeinheiten (Atomen, Zellen, Individuen) entstehen können. Reduktion von Komplexität ist aber nicht reduktionistisch, da sie Komplexität durch Komplexität ersetzt, also keine Ontologie betreibt. Das Problem, wie Teile ein Ganzes bilden können, wird nicht durch gesteigerte Komplexität oder Synthetisierung gelöst, sondern durch Komplexitätsdifferenz und Binnendifferenzierung.

4.1.4 Systemgrenze

Systeme müssen als Gebilde Grenzen haben, sonst wären sie nicht ausmachbar. Die Grenzen physikalischer Systeme bestimmt man meist als Rand, also topologisch. Dagegen entziehen sich die Grenzen psychischer und sozialer Systeme der direkten Beobachtung; sie können nur erschlossen werden. Allen Systemen ist jedoch gemeinsam, dass man sie nur aufgrund der Funktion ihrer Grenzen – System und Umwelt zu trennen, aber auch zu verbinden – erkennen kann. Daher sind Grenzen primär funktional zu betrachten. Bei physikalischen Systemen (außer im subatomaren Bereich) immer, bei biologischen fällt meist die Grenzfunktion dem topologisch bestimmbaren Rand zu.

Nach Luhmann stützt sich die Ausdifferenzierung von Systemen vor allem auf die Konstitution systemeigener Elemente und daneben auf die Abgrenzung gegen ihre Umwelt. Grenzen gelten als hinreichend bestimmt, wenn ihr Verlauf und die Zuordnung der Ereignisse, Operationen und Zustände zum System *oder* zur Umwelt als Systemleistung anzusehen sind. So lassen sich Grenzen – wie Komponenten und Relationen – auf das selbstreferenzielle Operieren eines Systems zurückführen. Anders ließe sich nicht entscheiden, ob eine Grenze dem System oder der Umwelt angehört. Grenzen sollten demnach weder als Abstrakta noch als topologische Trennlinien aufgefasst werden, sondern funktional, und zwar mit doppelter Funktion: Einerseits unterbrechen sie die Verbindung zwischen Systemkomponenten und Umwelt; andererseits stellen sie bestimmte Relationen zwischen beiden Bereichen her. Durch diese Selektion festigen sie das Komplexitätsgefälle und steuern die Interaktion: Grenzen schließen und öffnen das System gegenüber seiner Umwelt. Systeme sind insofern geschlossen, als keine internen Operationen außerhalb stattfinden können; sie sind aber in dem Maße offen, wie ihre Komponenten mit Zuständen und Prozessen der Umwelt interagieren können. Grenzen regulieren also die strukturelle Kopplung zwischen System und Umwelt.

Systeme interagieren nicht als Ganzes, sondern nur über ihre Komponenten mit ihrer Umwelt (man kann kein System küssen!). Die Interaktionen verlaufen jedoch quer zum operationalen Netzwerk des Systems und legen nicht fest, wie sie im System verarbeitet werden. So geht zum Beispiel der Finger, der durch Knopfdruck eine Maschine in Gang setzt, nicht in die Operationalität der Maschine ein. Durch seine selektive Grenze reduziert das System nicht nur externe, sondern auch eigene, interne Komplexität. Dadurch steuert es die Relationen zwischen den Systemkomponenten sowie zwischen ihnen und den Elementen der Umwelt. Treten Systeme nur über ihre Grenzen in Kontakt, können sie nicht die volle Eigenkomplexität vermitteln – sie würden ineinander übergehen –, sondern bleiben füreinander unbestimmbar. Um diesen Zustand zu steuern, muss ein weiteres System eingeschaltet werden: Kommunikation.

4.1.5 Systemdefinition

Würde der Systembegriff ontologisch definiert, widerspräche er nicht nur den Prämissen systemischen Denkens, sondern auch dem *Common Sense,* denn Systeme sind Ordnungszusammenhänge unserer menschlichen Beobachtung und keine an sich existierenden Gegenstände. Gegen den Einwand eines etwaigen ontologischen Realismus stellt Luhmann (1990b, S. 67 f.) fest, dass die Systemtheorie die Differenz System/Umwelt anstelle der ontologischen von Sein/Nicht-Sein einführt. Systeme existieren nur in Strukturkopplung mit ihrer Umwelt, müssen also Anschluss in ihrer Umwelt finden. Der Realitätsbegriff erweist sich somit als funktionaler und nicht ontologischer Begriff. Systembildung, Reduktion von Komplexität, Selektion und Selbstreferenz sind vielmehr als Beschreibungen aufzufassen.

In Übereinstimmung mit den Prämissen des 3. Kapitels können wir nun einen Systembegriff skizzieren, der sich als Grundlage für das weitere Vorgehen eignet: *Systeme sind Einheiten bzw. Konstrukte, die ein Beobachter als relationierte Elemente von einer Umwelt unterscheidet und dadurch sowohl die Unterscheidung Element/Relation als auch die von System/Umwelt konstituiert.*

Ist einmal das System – eben durch Unterscheidungen des Beobachters – entstanden, kann es für alle weiteren Belange als real und selbstreferenziell betrachtet und wie folgt beschrieben werden: Die Systemgrenzen erweisen sich als Funktion, die das Gebilde zugleich von seiner Umwelt trennt und an diese bindet. System, Komponenten, Relationen und ihre Umwelt sind wechselseitig bedingt. Die Relationen der Komponenten konstituieren diese durch Selektion. Systemspezifische Merkmale entstehen gemeinsam mit den emergierenden Komponenten. Komponenten, Relationen und Grenze entstehen gleichzeitig und begründen die selbstreferenzielle Organisation des Systems. Systeme sind operational geschlossen, sie verarbeiten oder prozessieren nur Eigenzustände. Veränderungen werden also nicht kausal von außen bewirkt, sondern folgen auf Prozesse in den Relationen zwischen den Komponenten.

Systeme werden durch kognitiv-sprachliche Leistungen von Beobachtern hervorgebracht und als zusammengesetzte Einheiten aufgefasst. Die beim Hervorbringen von Systemen getroffenen Unterscheidungen erzeugen zugleich einen eigenständigen Phänomenbereich.

Als sprachlich erzeugtes Konstrukt bezeichnet er vielmehr Einheiten, die für alle praktischen Belange existieren. Indem er Komplexität reduziert, eignet sich der Systembegriff, um komplexe geordnete Zusammenhänge unterschiedlicher Art zu erforschen. Ob es Systeme im transzendental-ontologischen Sinne gibt, erweist sich nach den Ausführungen des 3. Kapitels als eine irrelevante bis unsinnige Frage.

4.2 Die Theorie sozialer Systeme

4.2.1 Biologie oder Soziologie?

Die Frage nach dem Primat des Individuellen oder des Sozialen hat eine lange Tradition. Aus dem griechischen »zoon politikon« wurde in der römischen Kultur das »animal sociale«, und als solches ist der Mensch jedenfalls durch Individualität *und* Sozialität geprägt. Auf diese Doppeldeutigkeit stützten sich viele Ideologien, meist um einen Aspekt dem anderen unterzuordnen.

Biologisch gesehen, ist der Mensch unteilbar (in-dividierbar). Aus diesem Blickwinkel setzt die Entstehung des Sozialen den »ganzen Menschen« (als In-dividuum) voraus. Dadurch erscheint die Gesellschaft als Aggregat von Organismen. Entsprechend behauptet der Biologe Maturana, dass zwischen dem Biologischen und dem Sozialen eine Kontinuität bestehen muss:

> »Das individuelle Wesen des Menschen [ist] notwendigerweise sozial, das soziale individuell« (Maturana 1985a, S. 6).

Soziologen waren jedoch stets bemüht, die Verbindung zwischen dem sozialen System und den Menschen – als biologischen Einheiten – zu lockern. Im soziologischen Diskurs hatte dieses Ansinnen fast existenzielle Bedeutung: Um sich legitimieren zu können, musste die Soziologie beweisen, dass Gesellschaft ein eigenständiger – nicht auf Individualität reduzierbarer – Phänomenbereich ist (vgl. u. a. Berger u. Luckmann 1969; Pearce a. Cronen 1980). Die Debatte zwischen biologischem und soziologischem Ansatz prägte auch lange den zeitgenössischen systemtheoretischen Diskurs, verkörpert etwa durch Maturana und Luhmann. Sie äußert sich zum Beispiel darin, wie man soziale Systeme deutet: ob durch Strukturkopplung oder Kommunikation. Eng damit verbunden ist das Problem der Komponenten, Relationen und Grenzen sozialer Systeme, das – wie Steiner und Reiter (1986) gezeigt haben – weit in die klinische Theorie hineinreicht. Sind soziale Systeme aus biologischen Wesen zusammengesetzt, lautet die Frage: Durch welche Mechanismen verbinden sich Menschen mit anderen zu einem gemeinsamen System. Nach Maturana erfolgt dies, indem

> »... eine Menge lebender Systeme durch ihre Verhaltensweisen ein Netzwerk von Interaktionen ausbilden, das für sie wie ein Medium wirkt, in dem sie sich als Lebewesen verwirklichen ... Diese Art von System ist das unausbleibliche Resultat der rekurrenten Interaktionen zwischen

den Lebewesen, und jedesmal wenn solche Interaktionen über eine gewisse Zeit hinweg stattfinden, wird diese Art von System gebildet « (Maturana 1985a, S. 9).

Nach Maturana verwirklichen Individuen als Komponenten sozialer Systeme ihre Autopoiese. Das setzt komplementäre organismische Strukturen voraus, die sich kongruent verändern können. Stellt ein Beobachter fest, dass Verhaltensweisen von Individuen nach gewissen Kriterien kongruent geworden sind, nimmt er implizit an, dass diese korrespondierende Strukturveränderungen vollzogen haben. Das nennt er strukturelle Kopplung. Organismische Strukturveränderungen prägen die ontogenetische Entwicklung von Lebewesen; sind sie im Verlauf der strukturellen Kopplung kongruent, begründen sie jene Ko-Ontogenese, die das Soziale ausmacht. Das gilt grundsätzlich für alle Lebewesen, doch der Mensch kann sein Verhalten linguierend, also durch Koordination höherer Ordnung, mit dem anderer abstimmen. So entsteht das für seine Lebensweise notwendige Milieu, das seine soziale Individualität begründet.

Aus dem biologischen Ansatz Maturanas folgt, dass Menschen soziale Systeme bilden, weil sie aufgrund ihrer biologischen Struktur dazu bestimmt sind. Alle Eigenphänomene sozialer Systeme ergeben sich aus der strukturellen Kopplung (Konsensualisierung) von Menschen. So erzeugen diese allmählich eine rekurrente Vernetzung, die den Verhaltensrahmen eines bestimmten sozialen Systems festlegt. Alles Soziale beruht darauf, dass die beteiligten Organismen ihre Ontogenese stets als Ko-Ontogenese verwirklichen. Individuen gehören nur solange einem sozialen System an, wie sie an der reziproken Strukturkopplung teilnehmen und das relationale Gefüge mittragen. Gemäß Maturana beruht die zugleich individuelle und soziale Existenz des Menschen darauf, dass jedes Element eines sozialen Systems in mindestens zwei operationalen Dimensionen interagieren kann: konstitutiv und akzidentell (vgl. Ludewig u. Maturana 1992). Jedes Individuum kann also mittels verschiedener Operationen unterschiedlichen Systemen angehören; dabei überschneiden sich diese Dimensionen nicht als solche, sondern in ihrer organischen Struktur. Insofern gehört der Mensch einem sozialen System nur deshalb als Ganzes an, weil seine biologische Struktur eben unteilbar ist. Aus demselben Grund überschneiden sich in ihr alle seine sozialen Operationen (Maturana 1985a).

Aus biologischer Sicht wird die Grenze sozialer Systeme durch ein Netzwerk interner, rekurrenter Interaktionen bestimmt. Maturana fügt an, dass menschliche soziale Systeme – ähnlich wie Kognition ein unversehrtes Nervensystem voraussetzt – nur bestehen können, wenn Menschen sie erzeugen: Der Mensch wäre für soziale Systeme nur verzichtbar, wenn diese nicht vom Leben ihrer Elemente abhingen. Bei derartigen Systemen wären die Elemente austauschbar, könnten also durch Maschinen ersetzt werden und bildeten damit allenfalls »parasoziale« Systeme. Maturana schließt:

> »Es ist konstitutiv für ein soziales System, dass seine Komponenten Lebewesen sind« (vgl. Maturana 1985a, S. 9).

Luhmann sieht es anders:

> »Wir gehen davon aus, dass die sozialen Systeme nicht aus psychischen Systemen, geschweige denn aus leibhaftigen Menschen bestehen ... Sie sind freilich ein Teil der Umwelt, der für die Bildung sozialer Systeme in besonderem Maße relevant ist ... Soziale Systeme [bilden] sich autonom und auf der Basis eigener elementarer Operationen« (Luhmann 1984, S. 346).

Nach Luhmann unterscheiden sich Systeme nach ihren System/Umwelt-Differenzen. Daher empfehle es sich, die Autopoiese des Lebens und der Gesellschaft klar zu unterscheiden. Vor allem dürfe man nicht annehmen,

> »dass alles, was sich im biologischen Bereich vollzieht, zugleich ein gesellschaftlicher Prozess sei; dass man, wenn man zum Friseur geht, dort etwas von der Gesellschaft abschneiden lässt« (Luhmann in: Krüll, Luhmann, u. Maturana 1987, S. 8).

Autopoiese sozialer Systeme: Nach Luhmann sollte das wegweisende Konzept der Autopoiese nicht auf die Biologie beschränkt werden. Um es für seine Gesellschaftstheorie nutzen zu können, befreite er es aus dem rein biologischen Kontext und fasste biologische, psychische und soziale Systeme als Spielarten autopoietischer Systeme auf. Diese unterscheiden sich primär nach den basalen Operationen ihrer Autopoiese: Biologische Systeme verarbeiten und reproduzieren Ereignisse im Molekularbereich, psychische und soziale dagegen Sinn – sei es als Bewusstsein oder als Kommunikation.

Indem er soziale Systeme durch Kommunikation – und nicht durch Menschen – bestimmte, konnte Luhmann sie als autopoietisch deuten: Kommunikation erzeugt und trägt Kommunikation, wohingegen soziale Systeme keine Menschen erzeugen können.

Wenn soziale Systeme auf Kommunikation beruhen, lassen sich die Relationen zwischen ihnen als Anschlussbildung definieren. Kommunikation selektiert diese Anschlüsse und bestätigt sich dadurch als Grundeinheit sozialer Systeme. Das entscheidende Kriterium hierbei ist die Wahrung von Sinn. Damit erweisen sich die Systemgrenzen als Sinngrenzen, die Sinnhaftes (System) von Sinnhaftem (Umwelt) unterscheiden.

Die Begründung sozialer Systeme durch Kommunikation hat zur Folge, dass die einbezogenen physikalischen, biologischen und psychischen Systeme ihrer Umwelt zugeordnet werden. Im Hinblick auf die Konzeptualisierung der Praxis hat das mehrere Vorteile gegenüber der biologischen und psychologischen Auffassung sozialer Systeme.

4.2.2 Sinn und soziale Komplexitätsreduktion

Bei Luhmann nimmt der Sinnbegriff – wie in der Soziologie üblich – eine zentrale Stellung ein. Gegenüber früheren Ansätzen (etwa von Weber und Schütz) wird er aber der Systemtheorie angepasst. Als ein Produkt der Koevolution psychischer und sozialer Systeme ist Sinn für beide Typen

> »bindend als unerlässliche, unabweisbare Form ihrer Komplexität und ihrer Selbstreferenz« (Luhmann 1984, S. 92).

Sinn bildet also den Bezugsrahmen, um Bestand und Wandel dieser Systeme sowie ihre Wechselwirkung begrifflich zu fassen. Damit beinhaltet Sinn ein formales, nicht fassbares Kriterium, von dem nicht einmal durch Beobachtung eindeutig festgestellt werden kann, ob er vorliegt oder nicht. Sinn umfasst zunächst alles, was »Sinn hat« bzw. »Sinn macht«, ist also ein differenzloser Begriff, der weder ins Gegenteil verkehrt noch negiert werden kann. Negationen sind nur als sinnvolle anschließbar, und Sinnlosigkeit kommt nur als Thema sinnhafter psychischer oder sozialer Systeme vor. Dementsprechend lässt sich das bekannte watzlawicksche Axiom, dass man nicht nicht kommunizieren könne, durch die ergänzte Formel ersetzen: *Man kann nicht nicht Sinn machen.*

4.2.2.1 Sinndefinition

Sinn verweist auf Sinn, nie auf etwas anderes.

> »Systeme, die an Sinn gebunden sind, können daher nicht sinnfrei erleben oder handeln« (Luhmann 1984, S. 96).

Luhmann definierte Sinn als:

> »... eine bestimmte Strategie des selektiven Verhaltens unter der Bedingung hoher Komplexität ... Einheit in der Fülle des Möglichen zu schaffen und sich von da aus dann selektiv an einzelnen Aspekten des Verweisungszusammenhanges zu orientieren. Dabei ist bezeichnend, dass die Selektion einer spezifischen Sinnverwendung andere Möglichkeiten zwar vorläufig neutralisiert oder auch negiert, sie aber als Möglichkeiten nicht definitiv ausmerzt« (Luhmann 1971, S. 12).

Sinn verarbeitet Sinn. Um aus diesem Zirkel herauszufinden, führt Luhmann den Begriff *»Information«* ein. Informationen lösen beim Adressaten Systemzustände aus (ohne sie zu bestimmen). Aufgrund der operationalen Geschlossenheit von Systemen ist Information hier kein bestimmender Input. Information kann nur dann Systemzustände beim Adressaten auslösen, wenn sie auf die geeigneten Strukturen trifft. Information zielt zwar darauf, beim Adressaten Systemzustände auszulösen, aber die Wahl, was als Information wirkt, trifft das System selbst. Informationen begründen kurzlebige, unwiederholbare Ereignisse. Jedes sinnhafte Ereignis, das Systemzustände beeinflusst, hat Informationswert, der durch Wiederholung verloren geht. Das erneute Lesen einer Nachricht in einer anderen Zeitung hat nach wie vor Sinn, der Informationswert ist aber verbraucht. Gleiches gilt für das Verhältnis von Sinn und Zeichen. Ein Zeichen muss Sinn haben, um verweisen zu können; Sinn ist aber selbstreferenziell und somit kein Zeichen, da ein Zeichen nicht sich selbst bezeichnen kann. Obwohl Informationen den Prozessen zugeordnet werden, die sinnhafte selbstreferenzielle Systeme konstituieren, ist Information nicht mit Sinn identisch.

Der Informationsbegriff veranschaulicht, wie sinnhafte Systeme ihre eigene System/Umwelt-Differenz herstellen. Information wird zwar immer nur systemintern qualifiziert, kann aber gleichwohl der Umwelt zugeordnet werden. Wird Information als entstanden infolge einer Eigenleistung des Systems gedeutet, wird sie als *Handlung* erlebt. Andernfalls erscheint sie als externe Selektion, wird kausal der Außenwelt zugerechnet und als *Erleben* gedeutet. Aus dieser Differenzierung ergibt sich der Unterschied zwischen innen und außen, der es uns nach Luhmann ermöglicht, andere zu verstehen: Er konstituiert eine Umwelt mit Systemen, die sich ebenfalls auf diese Unterscheidung stützen und so als gleichartig erlebt werden. Nur auf andere Systeme projiziert, kann Sinnerleben und sinnhaftes Handeln in Verstehen münden.

4.2.2.2 Sinnfunktionen

Sinn verarbeitet Komplexität. Psychische und soziale Systeme leisten beim Verarbeiten von Sinn Komplexitätsreduktion. Dabei wird diese nur zeitweilig aufgehoben, aber nicht endgültig beseitigt. Sinn verweist auf die Differenz zwischen Aktualität und Möglichkeit und operiert damit. Im Rahmen der Selektion hat Sinn zwei Funktionen: Er orientiert die Anschlussbildung und wahrt zugleich Komplexität. Obwohl Komplexität immer Selektionszwang bedeutet – etwas muss gewählt werden –, bürgt die Verwirklichung einer Möglichkeit – die temporär alles andere ausschließt – zugleich für Kontinuität. Als starre Vorgabe würde Sinn hingegen alle weiteren Möglichkeiten festlegen und die Welt schrumpfen lassen. Kommunikation entspräche dann nur noch der Vernetzung trivialer Maschinen, die ein Schema fortführen. Das entspräche dem Kommunikationskonzept der Nachrichtentechnik als einer trivialen Konstruktion, in der die Zustände von Sender und Empfänger einander genau entsprechen. Dieses Modell wurde zunächst von der Biologie und den Humanwissenschaften übernommen und prägte den Kommunikationsbegriff als ein Verhältnis von Input und Output.[35] Als vorläufige Komplexität ist Sinn prinzipiell instabil, muss sich fortlaufend regenerieren. Die Instabilität und Unbestimmbarkeit sozialer Systeme öffnet diese dem Zufall und damit der Veränderung, das heißt der Fehlkoordination von Ereignissen und Systemstrukturen. Sinn stützt sich also auf Differenzen, die aus der Sinnhaftigkeit selbst stammen, und verarbeitet immer nur sich selbst. Damit ist Sinn nach Luhmann ein genuin autopoietisches Phänomen.

4.2.2.3 Sinndimensionen

Alle Sinnerfahrung setzt eine Differenz voraus. Um den abstrakten, selbstreferenziellen Gehalt von Sinn nutzbar zu machen, führt Luhmann den Begriff Sinndimensionen ein (vgl. Luhmann 1984, Kap. 2). Luhmann unterscheidet drei Sinndimensionen mit je eigenen Differenzen: die sachliche, die zeitliche und die soziale. Der Sachdimension sind die Kommunikationsthemen sozialer Systeme zugeordnet.

35 Wie bereits im Kapitel 3 erörtert, verzichtete Maturana auf einen solchen Kommunikationsbegriff, der instruktive Interaktion voraussetzt, und ersetzte ihn durch den Begriff Konversieren.

Angesichts der Differenz »dies/anderes« lässt sich beurteilen, ob ein Beitrag zum Thema gehört oder nicht. Die Zeitdimension resultiert aus der Differenz »vorher/nachher«. Sinn entsteht hier aus dem Wann von Ereignissen. Die Gegenwart wird als Zeitpunkt erfahren, der den Wandel zwischen Vergangenheit und Zukunft fixiert (Systemzeit). Geschichte ist immer gegenwärtige Vergangenheit oder gegenwärtige Zukunft. Die Sozialdimension beruht auf der Differenz »Ego/Alter Ego«, bündelt sinnhafte Verweisungen nach Konsens oder Dissens, ermöglicht fortlaufende Vergleiche mit anderen. Ereignisse, in denen Ego und Alter Ego eine feste Einheit bilden, werden diesem oder jenem zugeschrieben, und sie ermöglichen die soziale Anschlussbildung.

4.2.2.4 Symbolische Generalisierung

Das selbstreferenzielle Prozessieren von Sinn erfordert symbolische Generalisierungen. Durch symbolisierte Zuordnung einer Vielheit zu einer Einheit entsteht eine Differenz zwischen operativer und symbolischer Ebene, ohne die Selbstreferenz nicht denkbar wäre (vgl. Luhmann 1984; S. 135 f.). Sinn wird als einmalig und vergänglich gefasst, aber auch zu Einheiten verdichtet, die thematische Kontinuität verbürgen. Symbole beschränken das Mögliche und machen so andere Möglichkeiten sichtbar. (»Wald« umgrenzt die Menge Bäume und verweist so auf etwas anderes.) Dinge (Formen, Geräusche, Gerüche, denen Bedeutung beigemessen wird) eignen sich zwar als Symbole, deren wahre Domäne ist aber die Sprache. Sie symbolisiert Sinn und macht ihn kommunikativ nutzbar. Symbole sind Kürzel, die sich weitgehend unabhängig von ihrer Entstehung entfalten. Sie verdichten sich zu *Erwartungen* und reduzieren dadurch die komplexe Verweisungsstruktur des Sinns, was die Orientierung erleichtert. Soziale Systeme lassen sich strukturell als generalisierte Verhaltenserwartung deuten – das heißt als Programm für die weiteren Operationen des Systems.[36]

Obwohl psychische wie soziale Systeme Sinn verarbeiten, eignet sich der Begriff als Unterscheidungsmerkmal. Man differenziert jedoch nicht am einzelnen Ereignis, sondern im Hinblick auf die sinnhafte Selbstreferenz eines Systems, untersucht also, wie sich

36 An der Entstehung von Erwartungen infolge von symbolischen Generalisierungen offenbart *sich* die grundlegende Problematik von Diagnosestellungen: Diagnosen bringen eine Reihe von Folgen mit sich, die sich dann weitgehend verselbstständigen (s. Kapitel 6).

ein aktueller Sinn auf sich selbst bezieht. Resultiert Sinn aus dem Verstehen anderer, erscheint er als soziale Kommunikation – setzt er Bewusstsein voraus, verweist er auf psychische Systeme. Darin liegt die funktionale Bedeutung des Sinnbegriffs: Er dient als Grundlage psychischer und sozialer Systeme. Diese werden als sinnkonstituierende Systeme verstanden: Ihre Grenzen sind primär Sinngrenzen.

4.2.3 Doppelte Kontingenz

Systeme sind aufgrund ihrer je speziellen Komplexitätsreduktion grundsätzlich füreinander unbestimmbar. Selbstreferenziell, und damit geschlossen, haben sie außerdem weder Zugang zu ihrer Umwelt noch zu anderen Systemen. Sinnhafte soziale Systeme müssen, um Sinn erzeugen und bewahren zu können, an Operationen anderer Systeme anschließen, ohne Einblick in deren Abläufe zu erhalten. Selbst eingehendste Beobachtung lässt keine sichere Vorhersage darüber zu, was im nächsten Moment geschehen wird. Beobachtung kann das Verhalten sogar abrupt ändern, indem sie den Beobachteten veranlasst, anders als erwartet zu handeln. Sinnhafte Systeme sind also der *Kontingenz* ausgesetzt: Was an Sinn unterstellt wird, könnte auch anders sein oder entgleiten. Der Begriff »Kontingenz« bezeichnet hier

> »etwas, was weder notwendig noch unmöglich ist, was also so, wie es ist (war, sein wird), sein kann, aber auch anders möglich ist« (Luhmann 1984, S. 152).

Alle Kommunikation ist daher durch gegenseitige Unbestimmbarkeit und Intransparenz geprägt.

Kommunikation soll stets Probleme bewältigen, die sich aus wechselseitiger Intransparenz ergeben. Als Weiterentwicklung von Parsons' Handlungstheorie bezeichnet Luhmann dies als Problem der »doppelten Kontingenz« und beschreibt die Situation wie folgt:

> »Zwei Blackboxes bekommen es, aufgrund welcher Zufälle immer, miteinander zu tun. Jede bestimmt ihr eigenes Verhalten durch komplexe selbstreferenzielle Operationen innerhalb ihrer Grenzen. Das, was von ihr sichtbar wird, ist deshalb notwendig Reduktion. Jede unterstellt das Gleiche der anderen. Deshalb bleiben die Blackboxes bei aller Bemühung und bei allem Zeitaufwand füreinander undurchsichtig. Selbst wenn sie strikt mechanisch operieren, müssen sie deshalb im Verhältnis zueinander Indeterminiertheit und Determinierbarkeit unterstellen ... Der Versuch, den anderen zu berechnen, würde zwangsläufig scheitern. Mit dem Versuch, ihn aus seiner Welt heraus zu beeinflus-

> sen, kann man Glück haben und Erfahrungen sammeln ... [Aber:] Sie bleiben getrennt, sie verschmelzen nicht, sie verstehen einander nicht besser als zuvor; sie konzentrieren sich auf das, was sie ... beobachten können ... Das, was sie beobachten, können sie durch eigenes Handeln zu beeinflussen versuchen, und am Feedback können sie wiederum lernen« (Luhmann 1984, S. 156 f.).

Das Grundproblem sozialer Systeme liegt also darin, dass beide Partner einer sozialen Interaktion doppelte Kontingenz erfahren: Jeder von ihnen kann so oder anders handeln und verstehen, und beide wissen es. Um sich also auf das Handeln des anderen zu beziehen, muss man angesichts der Ungewissheit Risiken eingehen. Will man jemandem die Hand geben, kann er die Geste erwidern oder missachten, darauf schlagen usw. Bedächte man alle Möglichkeiten im Voraus und wollte unliebsame Folgen vermeiden, müsste man zu kommunizieren aufhören (wodurch manchem Wichtiges entginge). In dieser Konstellation verdeutlicht sich das hypothetisch Unwahrscheinliche der Kommunikation, zugleich aber auch die darin enthaltene potenzielle Lösung, die heißt, darauf zu vertrauen, dass es dem anderen so geht wie mir (vgl. Luhmann 1984, Kap. 3). Darin erkennt Bazon Brock (1986) ein ästhetisches Moment: Das Risiko aller Kommunikation erfordere ständig Kreativität, um die Ungewissheit fruchtbar zu deuten. Daher sei Kommunikation eine besondere Kunstform: Lebenskunst.

Unklarheit regt aber zur Klärung an. Nach Luhmann können soziale Systeme nur entstehen, weil eine diffuse Ausgangslage dazu zwinge, Strukturen auszubilden. Jedes Handeln wirke selektiv und reduziere Komplexität, ermögliche also Kontinuität. Diese setze aber voraus, dass die Beteiligten einander beobachten und irgendetwas erwarten. Reine doppelte Kontingenz komme in keiner Gesellschaft vor, da Kommunikation auf gesellschaftlich vermittelten Symbolen und Erwartungen beruht:

> »Erwartungen gewinnen mithin im Kontext von doppelter Kontingenz Strukturwert für den Aufbau emergenter Systeme und damit eine eigene Art von Realität (= Anschlusswert)« (Luhmann 1984, S. 158).

Doppelte Kontingenz wirkt in sozialen Systemen autokatalytisch: Sie fördert Kommunikation, ohne selbst verbraucht zu werden. In der doppelten Kontingenz fühlt man sich zugleich unsicher und sicher: Man weiß zwar nicht, was der andere tun wird, kann aber sicher davon ausgehen, dass er die Situation genauso erlebt. Man kann die Unsicherheit nur mindern, indem man sich so und nicht anders verhält. Die beiderseitige Unsicherheit wirkt also orientierend. Wer das Risiko eingeht und sich festlegt, ermöglicht dem anderen anzuknüpfen und kann sich dann darauf beziehen. So bringen Unwahrscheinlichkeit, Unsicherheit und Unbestimmtheit immer wieder ihr Gegenteil hervor.

Das Problem der doppelten Kontingenz trägt seine Lösung in sich. Risiken werden durch riskante Angebote überwunden. Dabei gibt es keine Alternative zum Vertrauen. Vertrauen als Form der Komplexitätsreduktion beinhaltet aber eine riskante Vorleistung (vgl. Luhmann 2000). Wer aus Misstrauen jedes Risiko meiden möchte, kann nicht überleben. Ritualisiert (trivialisiert) er Kommunikation, um eine erlebte Gewissheit (Voraussagbarkeit) für alle Zeiten zu konservieren, ist der Erfolg trügerisch, denn das Problem wirkt katalytisch – bleibt also bestehen: Sobald man das nächste Mal auf die Kraft der Rituale vertraut und jemand die Hand reicht, kann Ungeahntes passieren. Ähnliches gilt für den Versuch, der doppelten Kontingenz durch Chaotisierung oder Verweigerung der Kommunikation auszuweichen. In beiden Fällen sind äußerst krasse Reaktionen denkbar. (Verwirrendes oder mutistisch-autistisches Verhalten wird zum Beispiel oft pathologisiert.) Zufälle spielen darüber hinaus stets eine Rolle und sind wegen der Komplexität des menschlichen Miteinanders allgegenwärtig.

Doppelte Kontingenz liegt – als Dauerproblem der Kommunikation – sozialen Systemen zugrunde und regt dazu an, in diesen selbst gelöst zu werden. Da dies nur auf der Basis von Selektion möglich ist, führt doppelte Kontingenz zur Bildung der Grenzen sozialer Systeme, um Sinn zu erzeugen und zu wahren. Die Selektion wirkt zum einen als Strukturvorgabe und festigt Erwartungen, zum anderen öffnet sie das System für spätere Alternativen, also auch für Zufälle, die Strukturveränderungen herbeiführen können. Jedes Abtragen der doppelten Kontingenz erleichtert und hemmt zugleich die Kommunikation: Es fördert die Kontinuität und grenzt weitere Kontingenz als unzumutbar aus.

4.3 Kommunikationstheorie

Soziale Systeme bilden sich durch Kommunikation. Demgemäß müssen wir nach Luhmann bestimmen, woraus sie bestehen. Menschen scheiden (als biologische Konstrukte) ebenso aus wie Personen (als psychische Konstrukte) und Handlungen. Soziale Systeme basieren auf Kommunikation, und diese stützt sich auf Handlungen; beide sind zwar untrennbar, müssen aber unterschieden werden. Die Unterscheidung von Handlung und Kommunikation erweist sich als grundlegende Leistung der luhmannschen Sozialtheorie. Sie ermöglicht, die sonst übliche Vermengung dieser Konzepte aufzulösen. Handlung wird einem einzelnen Handelnden zugewiesen, Kommunikation mindestens zwei Kommunikanden: Sender und Empfänger. Die Unterscheidung im Deutschen von »Ich teile mit« (Handlung) und »Wir kommunizieren miteinander« (Kommunikation) erweist sich als eindeutiger als etwa die englischsprachigen Alternativen »I communicate« bzw. »we communicate«. Gleiches gilt für das undifferenzierte »meaning« gegenüber den deutschen Begriffen »Sinn« und »Bedeutung«. Das dürfte einige Unterschiede in den kulturell kontextualisierten Kommunikationstheorien erklären.

4.3.1 Dreistellige Selektion

Was ist Kommunikation in diesem Sinne? Gewiss nicht die Übertragung dinghaft aufgefasster Informationen von einem Sender auf einen Empfänger. Dieses Modell (aus der Nachrichtentechnik) hatte die Kommunikationsforschung zunächst – mangels besserer Alternativen – als Metapher übernommen. Es erwies sich jedoch als ungeeignet, da es Kommunikation im Wesentlichen als einseitige Mitteilung bestimmt. Eine Mitteilung trägt aber erst dann zur Kommunikation bei, wenn der Adressat sie versteht.[37]

Kommunikation vollzieht sich also stets selektiv, da in ihr Sinn verarbeitet und Komplexität vorläufig reduziert wird. Insofern bringt sie aus sich hervor, was sie selektiert: *Information*. Jede *Mitteilung* ist an sich schon eine Selektion. Kommunikation muss also gemäß Luhmann als *dreistelliger Selektionsprozess* betrachtet werden: Sie selektiert aus der Fülle des Möglichen Information und ein Mitteilungsverhalten von der Seite des Senders und eine Veränderung der Systemzustände beim Adressaten, die aus Beobachtung resultieren (um die Information als solche zu deuten).

Die dritte Selektion, von Luhmann als »*Verstehen*« bezeichnet, ist ein unerlässlicher Faktor. Verstehen basiert auf der Seite des Empfängers auf der Differenz zwischen Information und Mitteilung. Hat der

37 Kommunizieren kommt von lat. *communicare* = gemeinsam machen, vereinigen (n. Wahrig 1997), meint also im ursprünglichen Sinne nicht die Leistung eines Einzelnen.

Adressat eine Handlung als Mitteilung einer Information und nicht bloß als Information über ein Verhalten aufgefasst, hat er verstanden. Im Verstehen verbinden sich diese Differenzen zur Einheit der Kommunikation. Ohne die Unterscheidung zwischen Information und Mitteilung kann Kommunikation nicht entstehen. Erst wenn man zum Beispiel ein Winken mit der Hand (Geste) als Mitteilung einer Information (etwa als Abschiedsgruß) versteht und nicht nur als Information über ein Verhalten (etwa als bloße Handbewegung), kann man kommunikativ reagieren und zurückwinken.

Kommunikation ist immer selbstreferenziell, kann sich nur auf Kommunikation beziehen. Über einen Tisch (als Bezeichnung) kann unendlich lang gesprochen werden, der Tisch selbst wird aber nie Teil der Kommunikation. Dabei wird stets geprüft, wie viel zuvor verstanden wurde. Verstehen äußert sich nur im Nachhinein, man kann es aber durch Erwartungen vorwegnehmen. Jedenfalls vollzieht sich Kommunikation stets als rekursiver Prozess:

> »Kommunikation gelingt und ist als gelingend erfahrbar, indem drei Selektionen (Information/Mitteilung/Verstehen) eine Einheit bilden, an die Weiteres angeschlossen werden kann« (Luhmann 1984, S. 330).

Kommunikation setzt weder eine bewusste Mitteilungsabsicht noch Sprache voraus. Es genügt, eine Handlung als Mitteilung zu verstehen, wobei jedoch nicht intendierte Deutungen möglich sind. Missverständnisse gehören daher ebenso zur Kommunikation wie Unaufrichtigkeit; zudem kann das Mitteilungsverhalten inadäquat sein, etwa wenn man den falschen Sprachcode wählt. Informationen können, ebenso wie Mitteilungen, auch zurückgewiesen werden. Hat sich der Eigenzustand des Adressaten infolge einer Information verändert, gilt dies als Verstehen, sodass eine Kommunikation stattgefunden hat. Kommunikation entzieht sich aber der eindeutigen Beobachtung. Ein Beobachter kann allerdings erst aus der Reaktion schließen, ob eine Kommunikation stattgefunden hat und was als Kommunikationseinheit gelten darf.

4.3.2 Kommunikationsprozess

Vereinzelte Kommunikationseinheiten, etwa in Form von Befehlen, kurzen Begrüßungen im Vorbeigehen oder Hilferufen, kommen in der Regel als Ausnahme vor. Kommunikationsprozesse verknüpfen hingegen viele Ereignisse zu einer Abfolge. Um sie zu erklären, unterscheidet Luhmann zwischen Thema und Beitrag. Themen ordnen

Beiträgen einen Sinn zu. Sie steuern, wer was beitragen kann, und gliedern dadurch sowohl die Beiträge als auch ihre Urheber. Themen haben (meist) Sachgehalte, die das Worüber der Kommunikation betreffen, und stellen einen Bezug zu früheren oder späteren Beiträgen her. Die soziale Dimension der Themen bindet persönliche Merkmale der Beteiligten ins System ein, etwa Vorlieben oder Einstellungen. Themen aktualisieren also Sinnbezüge.

Ein Kommunikationsprozess ist nicht bloß eine Kette von Handlungen, da sie mehr Selektionen als jeder einzelne Akt einbezieht. Daher lässt sich die konstitutive Ebene der Kommunikation nicht unterschreiten. Sie kann weder aufgrund einer einzigen Mitteilung voll erfasst noch direkt beobachtet, sondern allenfalls anhand der einzelnen Handlungen nachvollzogen werden. Kommunikation erzeugt zugleich Redundanz und Differenz, nicht nur Konsens, was Trivialisierung zur Folge hätte. Die Redundanz sorgt für Strukturen; die Differenz öffnet das weitere Geschehen für Negation, Protest und Widerspruch. So bleibt das soziale System – ähnlich wie das Nervensystem – in einer Art selbst erzeugter Dauererregung, die auch von der Umwelt mitgeprägt werden kann.

Die Differenz System/Umwelt festigt ein Gefälle, in dem die Umwelt stets komplexer ist als das System, was dieses durch seine höhere Ordnung kompensiert. Soziale Systeme steuern ihr Verhältnis zur Umwelt durch Erwartungsstrukturen, die den möglichen Spielraum in der sachlichen, zeitlichen und sozialen Dimension einschränken und so zur Stabilität beitragen. Die zeitliche Stabilität von Systemen wird durch den Aufbau relativ fester Erwartungskomplexe – wie Personen, Rollen, Programme oder Werte – gewährleistet (vgl. Luhmann 1984, S. 426 f.). Um das Komplexitätsgefälle auszubauen, entwickelt das System eine Eigenzeit. In zeitlicher Autonomie differenziert es Zukunft und Vergangenheit weitgehend unabhängig von der Umweltzeit.

4.3.3 Sinngrenze

Soziale Systeme kennzeichnet, dass sie die Differenz zur Umwelt durch Sinngrenzen stabilisieren. Als zeitliche Sinngebilde können sie ihre Grenzen nicht durch irgendeine abstrakte Topologie bestimmen. Die Grenzziehung erfolgt in der Sachdimension. Dabei werden mögliche Beiträge kommunikativ auf Zumutbarkeit geprüft, unzumutbare verworfen. Themenwahl und daran geknüpfte Erwartungen steuern den Prozess. Die Grenzen eines sozialen Systems legen fest, welche

Themen akzeptiert werden. Zeitliche und soziale Aspekte begrenzen zum Beispiel die Dauer von Beiträgen oder zulässige Verhaltensweisen. Da ein System seine Sinngrenzen selbst bestimmt, sind diese wandelbar, können weiter oder enger, durchlässiger oder starrer werden. Luhmann schreibt dazu:

> »Sinngrenzen sind nicht nur eine äußere Haut, die wie ein Organ unter anderen gewisse Funktionen erfüllt. Sie ordnen vielmehr die Elemente, aus denen das System besteht und die es reproduziert, dem System zu. Jedes Element trifft, so gesehen, eine Zuordnungs- und damit eine Grenzentscheidung« (Luhmann 1984, S. 266).

4.4 Sozialisation im Vergleich

Abschließend möchte ich die Sozialisationstheorien Luhmanns und Maturanas vergleichen, ohne hier eine davon zu bevorzugen – das bleibt dem Leser überlassen. Beide Theorien gehen davon aus, dass Sozialisation nicht bedeuten kann, in vorgegebene Muster eingepasst zu werden. Beide betonen zudem die Interaktion zwischen dem Heranwachsenden und seiner sozialen Umwelt. Ihre Differenz ergibt sich aus dem fachlichen Blickwinkel der Betrachtung: Maturana fragt nach den biologischen Grundbedingungen der Sozialisation und antwortet mit einem biologisch verankerten Konzept: »Liebe«. Luhmann fragt nach der soziologischen Bedingtheit – dem Wie – der Sozialisation und antwortet: Kommunikation. Diese vollzieht sich mit oder ohne Liebe zwangsläufig als kommunikativer Prozess. Bei Luhmann heißt es:

> »Sozialisation ist immer Selbstsozialisation. Sie erfolgt nicht durch ›Übertragung‹ eines Sinnmusters von einem System auf andere, sondern ihr Grundvorgang ist die selbstreferenzielle Reproduktion des Systems, das die Sozialisation an sich selbst bewirkt und erfährt« (Luhmann 1984, S. 327).

> »Sozialisation in diesem Sinne ist kein erfolgsträchtiges Geschehen (das allenfalls missglücken kann). Eine Theorie, die den Sozialisationsbegriff auf die Erzeugung von angepasstem, erwartungskonformem Verhalten festlegt, könnte die Entstehung gegenteiliger Verhaltensmuster nicht erklären« (S. 326).

> »Eine nur über Zuwendung/Abwendung konditionierte Sozialisation muss, bei aller Liebe!, sehr armselig ausfallen und zwangsläufig dazu führen, dass Freiheit und Selbstständigkeit, wenn überhaupt, nur durch Auslösung von Abwendung erreicht werden kann« (S. 328).

> »Es ist gerade diese Differenz [von System und Umwelt], die Sozialisation erst ermöglicht« (S. 327).

Demgegenüber schreibt Maturana:

> »Damit ein soziales System entstehen kann, muss es rekurrente Interaktionen unter seinen Mitgliedern geben. Im menschlichen Bereich ist das Zustandekommen von Gemeinschaftlichkeit der Faktor, der spontan zur Rekurrenz von Interaktionen führt, d. h., es ist die Liebe in irgendeiner ihrer Dimensionen. Ohne Liebe gibt es keine menschliche Sozialisation, und jede Gesellschaft, in der die Liebe erlischt, zerfällt. Diese Bedingung streng biologischer Natur bestimmte als grundlegende Größe in der Evolution der Hominiden den Verlauf der menschlichen sozialen Drift« (Maturana 1985a, S. 11).

> »Liebe besteht darin, einem anderen in einem spezifischen Interaktionsbereich Raum für seine Existenz in Koexistenz mit einem selbst zu öffnen« (S. 130).

> »Wenn es keine Liebe gibt, gibt es auch keine wirkliche Sozialisation« (S. 13).

4.5 Psychische Systeme

Die eigentliche, am neueren systemischen Denken orientierte systemische Therapie entstand wie bereits geschildert zu Beginn der Achtzigerjahre. Zu Anfang war sie als therapeutischer Ansatz für die Arbeit mit sozialen Systemen konzipiert; in der Praxis wurde aber schnell deutlich, dass sie sich auch für die Arbeit mit einzelnen Klienten eignete (vgl. Ludewig 1992, 2002, 2005). Die Theorieentwicklung blieb jedoch hinter dieser Praxis zurück. Anders als systemtheoretisch orientierte Soziologen (vgl. Luhmann 1995; Fuchs 2005) befassten sich die Theoretiker der systemischen Therapie in den ersten drei Jahrzehnten seit ihrer Entstehung – mitunter als Reaktion auf die Enge früherer individuumszentrierter Konzepte – kaum um eine systemische Konzeptualisierung individueller Belange, also um psychische Systeme. In der professionellen Praxis griff man meistens auf Konzepte zurück, die intrapsychische Momente mithilfe von Elementen anderer theoretischer Provenienz erklärten, und benutzte sie bei der Planung und Durchführung von systemisch orientierten Einzeltherapien. Eine theoretisch kongruente Berücksichtigung der Einzeltherapie im systemischen Feld wurde deshalb immer notwendiger (vgl. u. a. Boscolo

u. Bertrando 1996), zudem eine systemtheoretisch fundierte und klinisch praktikable Formulierung der psychischen Systeme.[38]

Im Folgenden verwende ich den Begriff »psychische Systeme« immer im Plural, zumal ein singuläres psychisches System ein synthetisches Konzept ohne gezielte Relevanz für die klinische Theorie beinhaltet. Aus meiner Perspektive stellen psychische Systeme operationale, in einem Individuum ablaufende Prozesse dar, die einen *Sinn* erzeugen und reproduzieren. Sie bestehen aus *emotionalkognitiven* Kohärenzen, die mit dem Entstehen und Vergehen eines bestimmten Sinns ebenfalls entstehen und vergehen. Ihre Grenze ist eine Sinngrenze (s. Kap. 4.3). Als Prozesse sind sie naturgemäß vergänglich und müssen, um einen spezifischen Sinn kontinuierlich zu erhalten, immer wieder neu generiert bzw. regeneriert werden. Im Unterschied zum Verständnis der individuellen Psyche als Struktur *eines* psychischen Systems wird hier differenzierend auf die Vielfalt unterschiedlicher intraindividueller Prozesse fokussiert, die ein Mensch andauernd produziert und reproduziert. Diese prozessorientierte Betrachtung der psychischen Operationen ist zum einen mit dem systemischen Verständnis stärker vereinbar als das traditionelle Einheitlichkeitsverständnis, zum anderen bietet diese Konzeptualisierung die theoretischen Voraussetzungen für eine phänomengerechte Konzeptualisierung der systemischen Einzeltherapie.

4.5.1 Multiplizität

Im Folgenden werden psychische Systeme als das individuelle Gegenstück zu den Komponenten – den »Mitgliedern« – interaktioneller Systeme betrachtet (vgl. Kap. 5). Psychische und soziale Systeme stehen zueinander in einem Verhältnis der strukturellen Kopplung. Beide Systemtypen operieren zwar mit Sinn und bedürfen einander, um existieren zu können, sie operieren aber voneinander unabhängig und generieren dabei jeweils unterscheidbare Phänomene, hier Bewusstsein, dort Kommunikation. Dieses Verständnis weicht von den tradierten, auf Einheitlichkeit ausgerichteten Konzepten wie persönlicher Identität und Selbst ab. Die Einheitlichkeit als Erklärungsmodell reicht aber nicht aus, um die stetig wachsende Flut von Einflüssen aus der Informations- oder Netzwerkgesellschaft phänomengerecht

38 Alternative systemorientierte Verständnisse des Psychischen finden sich in der familien- bzw. systemtherapeutischen Literatur z. B. bei Nichols (1987), Spengler (1997), Kriz (1990, 1999, 2010) und Levold (1997, 1998, 2008).

zu integrieren (vgl. Castells 2010). Die Konzepte der akademischen Psychologie – Ich, Identität, Selbst bzw. Selbstkonzept und Persönlichkeit – sind im Rahmen analytisch-einheitlichen Denkens erarbeitet worden. Wenn aber das Selbst keine vom Beobachter unabhängige, essenzielle Realität beinhaltet, sondern ein Konstrukt aus dem Bereich der (Realitäten) in Klammern im Sinne Maturanas ist (vgl. Kap. 3), erscheint es unerlässlich, zeitgemäßere Konzepte etwa für die psychotherapeutische Arbeit mit einzelnen Klienten zu entwickeln (ausführlicher in Ludewig 2011, 2013; s. auch in diesem Band Kap. 6.3.4).

Während im Alltag die Annahme, dass jeder Mensch mehr als eine Seele in seiner Brust habe, meistens unproblematisch ist, stellt die Annahme, dass jeder Mensch andauernd neue Geiste entfaltet, einen Affront gegen einheitliches Denken dar. Das wäre nur im Sinne der Aufspaltung einer Grundeinheit denkbar. In den letzten Jahrzehnten aber und insbesondere seit Einbeziehung des narrativen Ansatzes in die Psychologie ist man zumindest in einem noch kleinen Teilbereich dieser Disziplin zunehmend radikaler von einem substanziellen Verständnis menschlichen Geistes abgerückt und zu einem interaktionellen übergegangen; das Resultat ist das Konzept der relationalen Identität (vgl. u. a. Shotter a. Gergen 1989; Rowan a. Cooper 1999). In den Kognitionswissenschaften verdeutlichte sich ein zunehmender Zweifel an der Einheitlichkeit des Geistes: Es gebe im Gehirn keinen Organisator der Hirntätigkeit und das Bewusstsein funktioniere vielmehr wie ein Netzwerk mehr oder weniger verschalteter Abläufe, die von weiteren Erfahrungen immer wieder neu generiert würden (vgl. Varela, Thompson u. Rosch 1992). Der Hirnbiologe Gerhard Roth (2001) berichtet von mindestens acht mehr oder weniger voneinander unabhängigen »Ichs« bzw. Bewusstseinszuständen, die unterschiedlichen Arealen des Gehirns zuzuordnen seien (vgl. auch LeDoux 2002).

Diese hier exemplarisch skizzierten Denkanstöße aus den Grundlagenwissenschaften erschütterten auch in den Human- und Sozialwissenschaften allmählich den Glauben an eine einheitliche Essenz oder Substanz des menschlichen Geistes (vgl. Keupp 1989, 1999; Bilden 1989; Reiter 1990b; Fuchs 2005). Im Rahmen sprachphilosophischer und narrativer Ansätze stellen Identität und Selbst sprachlich erzeugte Selbstbeschreibungen ohne »etwas dahinter« dar. In der Sozialpsychologie gab Kenneth Gergen (z. B. 1990, 1991, 1999; Gergen a. Gergen 2004) einen nachhaltigen Impuls in diese Richtung. Gergen übte heftige Kritik an den herrschenden Auffassungen der akademischen

Psychologie, welche die menschliche Psyche als Aggregat von Teilen mit unterschiedlicher Ausprägung gewissermaßen zum »Behälter von Eigenschaften« degradiert. Mithilfe einer Reihe von Untersuchungen in den 1960er- und 1970er-Jahren wies er nach, dass das Selbstkonzept von Menschen sich im Verlauf von wechselnden Interaktionen veränderte. Zur Bezeichnung dieser Pluralität wählte er zunächst den Begriff *»Multiphrenie«* als ein Syndrom der sozialen Übersättigung *(social saturation)* wegen übermäßiger Einflüsse aus der Umwelt, um es später als Ergebnis vielfältig internalisierter Interaktionen in *»polyvocality«* (Vielstimmigkeit) umzubenennen (vgl. Gergen 1999).

4.5.2 Polyphrenie

Im Hinblick auf eine konzeptionelle Alternative zum Einheitlichkeitskonzept des Psychischen werden im Folgenden substanzielle durch temporalisierte, einheitliche durch differenzielle Konzepte ersetzt. Um das primäre Bedürfnis nach einer konstanten und daher verlässlichen Welt nicht zu erschüttern, wird geprüft, ob dieser Widerspruch durch ein Sowohl-als-auch aufgelöst werden kann. Der Verzicht auf unpassend gewordene, verdinglichende Metaphern des Psychischen als Apparat, Struktur, Ganzheit oder Teile muss nicht bedeuten, dass man ganz und gar auf strukturelle Aspekte verzichten muss.

Psychische Phänomene, als Prozesse aufgefasst, sind nicht beobachtbar, sondern können bestenfalls mithilfe der Beobachtung von Handlungen oder Introspektion rekonstruiert werden. Die Identität – das Kennzeichnende eines Menschen – wird als Narrativ aufgefasst, das auf der Basis von wiederholten Verhaltensbeobachtungen synthetisiert wird. Eine Identitätsbeschreibung beinhaltet somit eine je aktuelle selektive Rekonstruktion und Interpretation mancher der vielfältigen Bewusstseinszustände und Interaktionen, die der betreffende Mensch unterhält oder unterhalten hat, das heißt eine Synthese aus der Vielfalt der von ihm erlebten Eigenzustände und verkörperten Mitgliedschaften in sozialen Systemen. Dies trifft sowohl für die Selbstbeschreibung als auch für die Beschreibung anderer zu. Die Fragen nach der Identität eines Individuums »Wer bin ich? Wer bist du?« finden nicht im Vakuum, sondern im Rahmen von introspektivem Nachdenken oder in sozialen Kontexten statt. Die Antwort darauf entsteht dementsprechend situativ als spezifische Selektion aus den Merkmalen, die als Ergebnis von Selbst- oder Fremdbeobachtungen zu einem bestimmten Zweck entstanden sind. Der Nachdenkende selektiert im Hinblick auf eine bestimmte Thematik, der kommunikativ Befragte im Hinblick auf die von ihm wahrgenommene Bedeutung der sozialen Situation. Da aber die Frage nach dem Ich unausweichlich das Verhältnis Ich/Du anspricht, zumal ein isoliertes Ich nicht denkbar ist, kann davon ausgegangen werden, dass sie explizit oder implizit auf eine soziale Relation und so auch auf einen speziellen oder generalisierten anderen Bezug nimmt, der der Fragende selbst sein kann. Selbstbeschreibungen führen als Unterscheidung immer den anderen mit; denn ohne den Unterschied zum anderen wäre das Selbst nicht erkennbar. Insofern handelt es sich bei Selbstbeschreibungen um relationale Beschreibungen, die als *relationale Kohärenzen* bzw. relationale Identitäten oder relationale Selbste aufgefasst werden können.

4.5.3 Definition

Psychische Systeme werden hier als temporalisierte *emotionalkognitive Kohärenzen* aufgefasst, die immer neu auf innere oder soziale Ansprüche in Bezug zu einem bestimmten Sinn reagieren. Die Komponenten psychischer Systeme – emotionalkognitive Einheiten – stellen intrapsychische sinnstiftende Prozesse dar, die an weitere Erfahrungen mit gleichem Sinngehalt anschließen können und dabei für die Kontinuität des Sinnerlebens sorgen. Die Selektion dessen, was über das bloße Erfahren hinaus zu psychischen Bewusstseinszuständen verarbeitet wird, hängt nach allem Bekannten von emotionalen Zuständen ab. Erfahrungen werden zu Kognition durch eine emotional getönte Selektion: Was keine Emotion auslöst, wird auch nicht bewusst erlebt (vgl. u. a. Ciompi 1997; Panksepp 1998; Cozolino 2002). Diese Kohärenzen entsprechen insofern der Systemdefinition, als sie Komplexität durch Schaffung einer System/Umwelt-Differenz reduzieren. Sie bestehen aus in Relation gesetzten Elementen – emotionalkognitiven Einheiten – entlang einer Sinngrenze. Sie beziehen sich auf ein faktisches oder innerlich repräsentiertes Gegenüber und rufen darauf bezogen die verfügbaren Strukturen des verkörpernden Menschen selektiv ab. Bereits vorhandene psychische Fähigkeiten (Denken, Fühlen, Erinnern, Antrieb usw.) sowie solche, die aktuell neu entstehen, werden selektiv mobilisiert und zu einem jeweils einzigartigen Zusammenhang, zu einer emotionalkognitiven Kohärenz gebündelt. Auf diese Weise emergiert in jeder einzelnen Situation ein *»aktuelles Ich«*, welches nur so lange besteht, wie es durch Anschluss an weitere emotionalkognitive Kohärenzen fortgesetzt wird.

Aus dieser Perspektive gehe ich bei der Beschreibung des Psychischen von einer *Polyphrenie* aus. Mit Polyphrenie[39] bezeichne ich das vielfältige Potenzial eines Menschen, einzelne psychische Systeme kontextadäquat zu generieren bzw. damit an seine vergangenen emotionalen und kognitiven Erfahrungen anzuschließen. Polyphrenie meint insofern eine Fähigkeit und kein Arsenal vorhandener Elemente. Im Verlauf kommunikativer und/oder introspektiver Aktivitäten wird das polyphrene Potenzial eines Menschen aktiviert und es reagiert darauf mit der Entstehung eines psychischen Systems. Die aktuellen psychischen Systeme bedienen sich selektiv aus dem vorhandenen psychischen Potenzial und bündeln einzelne Elemente davon zu emotionalkognitiven Kohärenzen, zu psychischen Systemen.

Psychische Systeme entstehen als Reaktion auf zwei Typen von Aktivierungen, nämlich auf äußere Ansprüche im Rahmen von Kommunikation oder auf eigene, an sich selbst gerichtete Ansprüche. Im Verlauf von kommunikativen Prozessen selektiert das jeweils entstehende psychische System die notwendigen intrapsychischen Attribute, die der Mensch benötigt, um die Kommunikation in einem sozialen System auf geeignete Weise fortzusetzen. Demnach stellen psychische Systeme das intrapsychische Gegenstück zu den Mitgliedern bzw. Komponenten eines sozialen Systems dar (s. Kap. 5.2). Ein flexibles polyphrenes Potenzial dürfte eine Garantie dafür sein, dass ein Mensch einen gesunden Umgang mit den Erfordernissen seiner vielfältigen und wechselnden Umwelten pflegen kann. Im Unterschied zu einer flexible Anpassung ermöglichenden Polyphrenie wäre ein eingeschränkter, bis in eine Monophrenie reichender Zustand ein wesentliches Anzeichen für eine reduzierte Fähigkeit, auf die vielfältigen Anforderungen des alltäglichen Lebens adäquat zu reagieren.

Während psychische Systeme oder Selbste als abstrakte, temporalisierte, emotionalkognitive Kohärenzen verstanden werden, eignet sich das Konzept »Person« dafür, Individuen als Ganzheiten zu bezeichnen, und zwar unabhängig davon, in welchem Zusammenhang sie auftreten. Während das Mitglied und die psychischen Systeme flüchtige, rein operationale Begriffe sind, die auf die aktuell in sozialen Prozessen Handelnden Bezug nehmen, weist die Person als synthetischer, zeitstabiler Begriff auf einen inhaltlichen Bezug hin.

39 Diese Beschreibung stellt eine weiterführende Verarbeitung früherer Darstellungen des Konzepts dar (vgl. Ludewig 1992, 2002, 2011).

Deshalb sehe ich im Begriff Person eine Möglichkeit, die vielfältigen Operationalitäten aus der Vergangenheit eines Menschen zu erfassen und im Hinblick auf bestimmte Zwecke sinnvoll zu bündeln. Darauf aufbauend können dann gewisse Vorhersagen über sein künftiges Verhalten getroffen werden. Gerade durch diese Funktionalität als synthetischer Begriff beinhaltet die Person die notwendige Konstanz und Kontinuität, um die Operationen von Mitgliedern auszurichten und einzuschränken. Im Kontext sozialer Systembildung weist der Personenbegriff darauf hin, wie sich die jeweils entstehenden und vergehenden psychischen Systeme im Verlauf von Kommunikationen geben müssen, um als Mitglied im betreffenden sozialen System adäquat wirken zu können. Die Person nutzt daher dem Mitglied als Orientierung, um aus dem Reservoir an Verhaltensmöglichkeiten, auf welches das Mitglied in einer bestimmten Situation zurückgreifen könnte, das jeweils Passende auszuwählen.

Ich gehe davon aus, dass ein Mensch zu jedem Zeitpunkt nur ein psychisches System verkörpert. Polyphrenie bedeutet hier weder die analytische Aufteilung eines homogenen Ganzen in seine Teile, noch bezeichnet sie einen Speicher voll mit Ready-to-go-Psychen, die nach Bedarf abgerufen werden. Polyphrenie beinhaltet die Fähigkeit, selektiv aus den psychischen Eigenschaften eines Menschen die Elemente zusammenzustellen, die für die Erfordernisse eines spezifischen psychischen Systems notwendig sind und es ausmachen. Ist aber ein psychisches System entstanden, stellt es das *»aktuelle Ich«* eines Menschen dar.

Die Kontinuität im Selbsterleben, also das Gefühl dauerhafter Identität, wird von einem ad hoc entstehenden psychischen System konstituiert, das als aktuelles Ich im eigenen Reservoir auf Gespeichertes zurückgreift und selektiv vergangene Erfahrungen, Erlebnisse und Bewusstseinsinhalte zu einem Narrativ zusammenbündelt. Dieses steht dann der Person zur Verfügung, um auf entsprechende Fragen in der Selbstreflexion oder als Mitglied einer Interaktion mit der Beschreibung eines *»personalen Ichs«* antworten zu können. In die personale Beschreibung eines Menschen gehen wohl jene Züge ein, die ob angeboren oder erworben das Selbsterleben dieses Menschen prägen und ihn sowohl für sich selbst als auch für andere charakterisieren. Die Unterscheidung von aktuellem und personalem Ich entspricht jener von Prozess und Struktur bzw. von Vergehendem und Beständigem.

Zusammenfassend lässt sich behaupten, dass die Denkfigur »psychisches System« die Komplexität psychischer Phänomenologie reduziert, indem sie eine andere, zugänglichere Komplexität schafft. Ihre Emergenz lässt sich als Reaktion auf interne Ansprüche im Verlauf von Introspektion oder auf externe Ansprüche im Rahmen von Kommunikation zurückverfolgen. Obwohl soziale Systeme nicht aus psychischen Systemen bestehen, ist ihre Entstehung ohne die Beteiligung psychischer Systeme nicht denkbar.[40] Luhmanns Formulierung, dass Kommunikationen an Kommunikationen anschließen, also gewissermaßen kommunizieren, mag aus einer makrosoziologischen Perspektive passend gewählt sein. Für die Zwecke einer Theorie der Praxis, die es immer mit Menschen aus Fleisch und Blut zu tun hat, ist sie viel zu abstrakt und, um Praxis zu gestalten, wenig anleitend. Es geht mir also darum, die Lücke zwischen einer theoriekonformen abstrakten Betrachtung sozialer und psychischer Systeme und den konkreten Bedürfnissen von Psychotherapeuten zu schließen. Im Hinblick auf Interaktionssysteme erfüllt dies das Konzept des Mitglieds, im Hinblick auf Intrapsychisches soll das hier erarbeitete Konzept des psychischen Systems dienen.

Die Unterscheidung von psychischen Systemen als Prozess und von der Person als synthetisierter Struktur legt es nahe, soziale Verantwortung nicht an psychische Systeme, sondern an die Person anzubinden. Moralische Ansprüche richten sich an die Person, das heißt an jene mit einem Körper identifizierbare synthetisierte Ganzheit, die als Adresse für Erwartungen gilt.

Resümee

In diesem zweiten Teil habe ich Maturanas biologischen Ansatz und Luhmanns Theorie der sozialen Systeme sowie mein Verständnis psychischer Systeme dargestellt und diskutiert. Alle drei Aspekte können als zueinander komplementär angesehen werden, denn alle drei sind konstitutiv an dem beteiligt, was den Menschen ausmacht. Die Einbeziehung des luhmannschen Konzepts der sozialen Systeme und vor allem seiner Kommunikationstheorie bietet beachtliche Vorteile für die im Kapitel 5 zu erarbeitende klinische Theorie der systemischen Therapie. Im Einzelnen:

40 An die Verlagerung des Menschen auf die Umwelt sozialer Systeme knüpft Jürgen Kriz (1999, S. 87 f.) seine grundsätzliche Kritik am luhmannschen Ansatz an. Alternativ dazu postuliert Kriz (2004b) unter Verwendung synergetischer Konzepte eine personzentrierte Systemtheorie.

Begriffliche Klärung: Soziale Systeme sind zwar strukturell an biologische und psychische gekoppelt, aber phänomenologisch von ihnen unabhängig. Auch wenn man die Existenz biologischer und psychischer Systeme als notwendige Bedingung für das Entstehen sozialer Systeme betrachtet, gehören sie diesen nicht an. Soziale Systeme lassen sich als eigenständig beschreiben (unterscheiden, erkennen) und sind durch Kommunikation hinreichend definiert. Psychische und soziale Systeme bilden füreinander notwendige, koevolutiv entstandene Umwelten:

> »Personen können nicht ohne soziale Systeme entstehen und bestehen, und das Gleiche gilt umgekehrt« (Luhmann 1984, S. 92).

Verallgemeinerung: Soziale Systeme werden als selbstreferenziell und operational geschlossen aufgefasst. Daher können Komponenten, Relationen und Grenze als wechselseitig bedingte, simultan entstehende Aspekte eines bestimmten Systems betrachtet werden.

Zuordnung: Flüchtige Ereignisse, die zu Komponenten eines sozialen Systems werden, können als sozial konstituierte Einheiten aufgefasst werden, die ein spezifisches System prägen. So lässt sich jede noch so kurz dauernde Interaktion, sofern sie Kommunikation begründet, als soziales System deuten, während eine bloß räumliche Ansammlung interagierender Menschen kein soziales System sein muss.

Abgrenzung. Die Systemkomponenten sind sozial konstituiert, also keine Menschen. Daher können die gleichen Menschen gleichzeitig mehrere Systeme stützen oder auflösen, ohne dass ihre Beziehung enden müsste.

Sprachliche Angemessenheit: Soziale Systeme lassen sich als eigenständige Einheiten beschreiben. Dabei bewahrt die Sprache der Systemtheorie vor reduktionistischen Kurzschlüssen und dient einer korrekten logischen Buchhaltung.

Multiplizität: Die Einbeziehung psychischer Systeme als temporäre Dynamiken, die das innerpsychische Gegenstück zu den Mitgliedschaften in sozialen Systemen darstellen, bietet systemtheoretisch legitime Anknüpfungspunkte für die konzeptionelle Behandlung der systemischen Einzeltherapie an. Die Unterscheidung von aktuellem und personalem Ich ermöglicht eine sowohl prozessorientierte wie auch strukturelle Auffassung des Psychischen.

III KLINISCHE THEORIE

5 Theoretische Voraussetzungen

Nach systemischer Auffassung können Menschen nicht fremdbestimmt werden. Um Therapie[41] systemisch zu konzeptualisieren, müssen wir also viele tradierte Ansätze der Psychotherapie aufgeben oder neu bestimmen, denn es ist das Ziel jener Ansätze, kausal zu wirken. Dabei droht die Paradoxie, verändernd wirken zu müssen, obwohl man weiß, wie schwierig oder sogar unmöglich das ist. Eine klinische Theorie muss also Auswege aus der gesellschaftlich vorgegebenen Forderung weisen, die ich als »Therapeutendilemma« auffasse, das da lautet:

> »Handele wirksam, ohne im Voraus zu wissen, wie und was dein Handeln auslösen wird.«

Luhmann empfiehlt im Zusammenhang mit widersprüchlichen Aufforderungen wie diesen, sich durch Paradoxien nicht lähmen zu lassen, sondern sie zu nutzen. Wissenschaftlich offenbaren sich die Paradoxien des menschlichen Beobachtens und Kommunizierens nach Luhmann nicht zuletzt in den Begründungen:

> »... alles Begründen verwickelt sich in eine Paradoxie ... Jedes Begründen setzt sich durch den bloßen Vollzug ... dem Vergleich mit anderen Möglichkeiten und damit dem Selbstzweifel aus. Die Begründung ... entfernt sich von dem Ziel, das sie anstrebt. Sie sabotiert sich laufend selbst, indem sie einen Zugang zu anderen Möglichkeiten eröffnet« (Luhmann 1990a, S. 132).

Unter metaphorischem Verweis auf die drei Gorgonen der griechischen Mythologie gibt es nach Luhmann drei Möglichkeiten, mit Paradoxien umzugehen: reduktionistisch und ignorant, indem man die Medusa erlegt, oder postmodern, indem man sich die unsterbliche Stheno zum Leitgedanken und Schutzschild macht – das nennt er »Sthenographie« –, dabei jedoch Gefahr läuft, in Beliebigkeit und Lähmung zu erstarren. Deshalb sollte man sich eher an die dritte Gorgone, an Euryale halten, die einem Beobachter, der es geschickt vermeidet, sie zu beobachten, ihren Segen verleiht: Dann könnte man

41 Aus Gründen der sprachlichen Vereinfachung schränke ich den Begriff Therapie fortan auf den psychosozialen Bereich ein, schließe dadurch medizinische und somatische Therapien nicht ein.

ein Interesse für kreative Entparadoxierung auch Euryalistik nennen (vgl. Luhmann 1990a, S. 124). Dieser Vorschlag soll hier nach Möglichkeit beachtet werden.

5.1 Was heißt »klinische Theorie«?

Der Begriff »klinische Theorie« hat in der Psychotherapie zwar Tradition und wurde bereits von Freud in der Psychoanalyse verwendet, ist aber unglücklich gewählt, zumal er zu sehr an medizinische Behandlung in der Klinik erinnert. Doch heute wird »klinisch« in vielen Disziplinen synonym mit Heilen (Besserung des Befindens, Überwindung von leidvollen Problemen) im Unterschied zu anderen helfenden Maßnahmen benutzt: Klinische Psychologie, klinische Soziologie, klinische Sozialarbeit sind gängige Begriffe. Im Folgenden bezeichnet das Beiwort klinisch alle professionell auf Heilen, also auf Linderung/Behebung von Leiden ausgerichteten psychosozialen Hilfemaßnahmen. Eine klinische Theorie hat wie jede andere Theorie zwei Grundforderungen zu erfüllen: ihren Gegenstand zu bestimmen und eine darauf abgestimmte Methodologie zu erarbeiten. Beiden Zielen und ihren praktischen Konsequenzen dienen die folgenden Kapitel (vgl. auch von Schlippe u. Schweitzer 1996; Levold u. Wirsching 2014).

5.1.1 Soziale Systeme und Therapie

Es ist das Verdienst der Familientherapien, den Systembegriff in den psychotherapeutischen Diskurs eingeführt zu haben. In den 1950er-Jahren wurden die Beobachtungen an »schizophrenogenen Familien« ad hoc – meist strukturalistisch – erklärt (vgl. Bateson et al. 1969). Nach und nach übernahm man den Systembegriff aus der noch jungen Kybernetik. Dabei galten Systeme als im Inneren fest strukturierte, nach außen jedoch offene funktionale Netzwerke von Elementen und ihren Interaktionen. Später wurden Familien ausdrücklich als soziale Systeme aufgefasst, die sich selbst regulieren und ihr inneres, homöostatisches Gleichgewicht konstant halten. Pathologische Familien waren dadurch gekennzeichnet, dass sie ihre Homöostase durch Symptome schützten, die drohende Veränderungen mittels negativer Rückkopplung neutralisierten. Dieses Modell hielt sich eng an physikalische Vorbilder und entsprach sinngemäß dem eines Mobiles: Die Relationen zwischen den Komponenten galten als feste

Größen, sodass jede Veränderung eine Anpassung bei allen anderen auslösen musste.

Soziale Systeme bestehen aber aus Ereignissen und weisen keine festen Verbindungen auf, die denjenigen von Mechanismen entsprechen. Daher griff man auf feste soziale Merkmale zurück und knüpfte an sozionormative Konzepte der Fünfzigerjahre an. Anderson und Goolishian (1990b) zufolge diente besonders Parsons' Sozialtheorie als Rahmen für die ersten familientherapeutischen Modelle. Nach Parsons (1951) setzt soziales Handeln eine normative Orientierung voraus, um stabile Strukturen zu fördern. Somit lassen sich soziale Systeme danach beurteilen, ob ihre Strukturen den gesetzten Normen genügen oder davon abweichen, also pathologisch sind. Durch Anlehnung an diese Vorgaben ließ sich zwar die strukturalistische Fixierung auf Psyche und Person überwinden, man hielt aber nahezu dogmatisch am Familienparadigma fest und führte Pathologien auf die Familienstrukturen zurück. Anfang der Achtzigerjahre kam diese Position ins Wanken. 1981 erschütterte Paul Dell beim Zürcher Kongress für Familientherapie die konzeptionellen Grundpfeiler der Familientherapie, indem er sich auf Maturana stützte und das Konzept der Familie als offenes System, in das man per Intervention gezielt eingreifen kann, grundlegend infrage stellte (vgl. Dell 1982b). Dell stellte die Familie als strukturdeterminiertes, geschlossenes und autonomes, jedoch instabiles Sozialsystem dar, das eigenständig die Wirkung von Interventionen bestimmt. Die Familie galt analog zu Lebewesen als ein System, das jederzeit optimal funktioniert und daher nicht gestört sein kann. Im nächsten Jahr sollten Aufsätze von Paul Dell, Steve de Shazer und Bradford Keeney in der 1982er-Ausgabe der US-amerikanischen Zeitschrift *Family Process* das Feld revolutionieren. Die Auswirkungen dieser Aufsätze waren so stark, dass viele Abonnenten der Zeitschrift ihr Abonnement kündigten oder damit drohten (vgl. Bloch 1982).

Damit war die konzeptionelle Basis geschaffen, um den aus Medizin und normativer Sozialwissenschaft entlehnten Begriff der Pathologie zu verabschieden. Dell (1982a) veröffentlichte eine aufbereitete Version des Vortrags beim Zürcher Kongress, Keeney (1982a, 1982b) beschrieb Therapie als eine ästhetisch fundierte, angewandte Epistemologie, wobei die therapeutische Veränderung das therapeutische System als Ganzes, einschließlich des Therapeuten, beträfe. Steve de Shazer (1982a) führte wiederum das Konzept der Kooperation ein. Danach streben Klienten und Therapeut ein gemeinsames Ziel an, und Letzterer muss sich auf die Eigenarten der Klienten einstellen *(»fit«)*. Das unkritisch von der Psychoanalyse übernommene Konzept »Widerstand« konnte nun ausrangiert werden: Es stand für eine Reaktion des Klienten auf ungeeignete Maßnahmen des Therapeuten. Damit erhielt die Therapie eine neue, ethische Basis: die Autonomie des Menschen und des Sozialsystems.

5.1.2 Die »Wenden«

Diese Veröffentlichungen leiteten eine Wende von der Familientherapie zur »systemischen« Therapie ein; sie spalteten dann aber auch nachhaltig das Lager der systemtheoretisch orientierten Therapeuten (vgl. Reiter, Brunner u. Reiter-Theil 1988; Boscolo et al. 1988). Neben dem zu erwartenden Widerstand gegen Veränderung in familientherapeutischen Kreisen wirkte als Auslöser für die Spaltung eine heftige Kontroverse um die Frage, ob der Therapeut Macht ausüben und manipulieren oder mit seinen Klienten bloß kooperieren und sich auf sie einstellen soll. Manche Autoren, die Gedanken Maturanas übernahmen, fassten soziale Systeme überdies in Analogie zu Organismen als »lebende Systeme« auf, was ihnen den Vorwurf übertriebener Biologisierung eintrug, da sie nur die Nachteile der physikalischen Analogie gegen die einer biologischen eintauschten.

Mitte der Achtzigerjahre vollzog sich eine weitere Wende, mit der die Verdinglichung sozialer Systeme überwunden werden sollte: Sie wurden ausdrücklich als sprachliche Systeme aufgefasst, die Sinn *(»meaning«)* erzeugen, mitunter den Sinn »Problem« und so auch *problemdeterminierte Systeme* (vgl. Anderson, Golishian a. Winderman 1986; Anderson et al. 1986b; Goolishian u. Anderson 1988; s. in diesem Band Kap. 5.3.2). Seitdem fußen zwar die Ansätze der systemischen Therapie meist auf systemischem Denken, sie differieren aber in der Definition der sozialen Systeme und der darauf bezogenen Praxis. Harry Goolishian (z. B. 1991) und seine Mitarbeiter (Goolishian u. Anderson 1988; Goolishian a. Anderson 1990) stützten sich auf die Narrationstheorien nordamerikanischer Anthropologen und auf neuere Ansätze der Hermeneutik (Gadamer, Rorty); sie fassten soziale Systeme als narrativ entstandene, sprachliche Gebilde. White und Epston (1989) verbanden Gedanken Foucaults mit moderner Anthropologie und betrachteten Kommunikation als Interaktion über bestimmte Texte, die mächtige, lebensbedingende Geschichten verfassen. Lynn Hoffman (1987) und andere bezogen die Geschlechterdebatte mit ein.

Steve de Shazer (1991, 1994) deutete soziale Systeme als Sprachspiele im Sinne Wittgensteins und der Dekonstruktivisten. Die Bandbreite der Versuche, soziale Systeme neu zu konzeptualisieren, reicht bis zum Vorschlag Varelas (1989), den Systembegriff in der Familientherapie ganz aufzugeben und durch den eines Bereiches menschlichen Handelns, in dem Subjekte und Handelnde konstituiert werden, zu ersetzen.

Schließlich fand zu Beginn der Neunzigerjahre eine weitere Wende statt, nämlich als Rückbesinnung auf die Emotionen, die in der Gründerzeit weitgehend ignoriert worden waren. Im deutschsprachigen Bereich gingen diese Impulse insbesondere vom Meilener Team um Rosmarie Welter-Enderlin und Bruno Hildenbrand in der Schweiz (vgl. Welter-Enderlin u. Hildenbrand 1996, 1998) und von Tom Levold (1997, 1998) aus. Ihr Bestreben war es, von der allzu kognitivistischen Prägung der damaligen systemischen Therapie zu einem Verständnis überzugehen, das die emotionalen Aspekte menschlicher Begegnung einbezieht. Mittlerweile dürfte dies als weitgehend gelungen angesehen werden.

Zur gleichen Zeit ist speziell im deutschsprachigen Raum ein neuer Ansatz entstanden, der sich an der Synergetik nach Hermann Haken (vgl. Haken 1981) und der Theorie nichtlinearer Systeme orientiert und von Selbstorganisationsprozessen ausgeht (vgl. Schiepek u. Strunk 1994; Schiepek 1999; Haken u. Schiepek 2006; Kriz 1997, 1999). Günter Schiepek definiert Therapie im Sinne der modernen Systemtheorien als

> »Schaffen von Bedingungen für die Möglichkeit selbstorganisierter Ordnungsübergänge in komplexen bio-psycho-sozialen Systemen unter professionellen Bedingungen« (Schiepek 1999, S. 30).

Im Sinne der selbstorganisierenden Prozesse bei psychischen und sozialen Systemen bietet es sich demnach an, therapeutische Prozesse als Ordnungs-Ordnungs-Übergänge aufzufassen, das heißt, als Übergang von einer Systemform, etwa eines Problemsystems, zu einer anderen, unter Umständen zu einem System ohne Problem. Die Prozesshaftigkeit von Problemen und die Induktion von Veränderungen werden auf der Basis synergetischer Faktoren erklärt. Ein lesenswertes Buch über eine konkrete Anwendung dieses Verfahrens findet sich bei Rufer (2012).

5.2 Das Mitglied-Konzept

In unserer Hamburger Arbeitsgruppe stellten wir in den Siebzigerjahren soziale Systeme mithilfe des Mobile-Modells dar, übernahmen Anfang der Achtzigerjahre den organismischen Ansatz nach Maturana, ließen uns dann vom Kommunikationsmodell Luhmanns inspirieren und gingen Mitte der Achtzigerjahre dazu über, soziale Systeme mit Blick auf klinische Tätigkeit durch eine Synthese aus biologischen und soziologischen Aspekten neu zu fassen. Aufgrund unserer Erfahrungen mit dem Mailänder Modell mussten wir – abgesehen von den theoretischen Gründen – auch pragmatisch immer mehr bezweifeln, dass soziale Systeme gezielt beeinflussbar sind. Waren Klientenfamilien zum Beispiel in ein paradoxes Spiel verstrickt, konnten wir sie mit keiner noch so kunstfertigen Intervention gezielt daraus befreien. Dass sie sich infolge unserer Interventionen veränderten, löste bei uns eher Verwunderung aus und war nicht vorherzusagen. Um therapeutische Prozesse besser zu verstehen, konzentrierten wir uns auf die Interaktionssysteme, also die sozialen Systeme, bei denen es am ehesten auf die Beteiligten ankommt (s. Kap. 3), und begannen, die Dynamik dieser Interaktionssysteme konzeptionell neu zu fassen.

Als Basis wählten wir die Differenz zwischen der im Teil II erörterten biologischen und der soziologischen Auffassung sozialer Systeme. Zwar enthalten beide Möglichkeiten, die Therapie systemisch zu fundieren, scheinen einander aber auszuschließen und haben je für sich praktische Vorzüge und Mängel: Maturana lässt soziale Systeme aus Menschen bestehen, sodass wir, um therapeutisches Handeln darauf stützen zu können, die persönliche Struktur undurchsichtiger Menschen und die Dynamik der sozialen Systeme diagnostisch erfassen (Hypothetisieren) und verändern müssten – ein schon aus erkenntnistheoretischen Gründen aussichtsloses Unterfangen. Luhmann stellte hingegen Konzepte bereit, die fruchtbarer erschienen, sein Ansatz zielte aber primär auf Makrosysteme und ließ sich daher kaum auf den Alltag des Therapeuten übertragen. Je nach Orientierung musste man die klinische Theorie also entweder auf den ganzen Menschen oder auf abstrakte Kommunikation einstellen.

Um dem zu entgehen, benötigt man für die Interaktionssysteme ein Gesamtkonzept, das sowohl den Menschen in seiner körperlichen und psychischen Dynamik berücksichtigt, als auch einbezieht, dass soziale Systeme sinnstiftende, ereignishafte und kommunikative

Prozesse sind. Um erklärend zu wirken, muss ein solches Konzept den Mechanismus beschreiben, der die Kommunikation zwischen autonomen Lebewesen herstellt und so für Kontinuität sorgt. Kommunikation basiert auf Handlungen, die als Ereignisse flüchtig sind und wieder vergehen. Um kommunikativ zu wirken, müssen sie für den Adressaten bedeutsam sein und seine Struktur verändern. Haben sie keinen derart anregenden Effekt, lösen sie also keine Verstörung aus, bleiben die Handlungen völlig unkommunikativ: Denn erst der verstehende oder sinnhaft verstörte Adressat begründet die Kommunikation. Das gesuchte Konzept des Interaktionssystems sollte anschaulich genug sein, um die Praxis beschreiben zu können, zugleich aber leer genug, um sich der Verdinglichung zu entziehen. Es sollte also genügend konkret und angemessen abstrakt sein. Daher habe ich die Komponenten sozialer Systeme neu bestimmt und das Konzept *Mitglied* eingeführt, das eine Brücke zwischen Mensch und Kommunikation schaffen soll.

Definition

»Mitglied« ist ein abstrakter Arbeitsbegriff, der nicht für »Mensch« steht, sondern für eine sozial konstituierte Einheit. Mitglieder sind als rekursive Operatoren aufzufassen, die den Kommunikationsprozess prägen und festigen. Sie emergieren aus der Kommunikation und verändern sich fortwährend. Mitglieder sind auf sich selbst zurückwirkende, nichttriviale Operatoren im Sinne von Foersters und bestehen, solange der von ihnen getragene Prozess anhält.[42]

Emergenz und Operationalität

Mitglieder konstituieren einander in der Kommunikation als »operationale Kohärenzen«. Sie entstehen erst durch den Vollzug von Kommunikation und werden dadurch als solche qualifiziert. Ein Beobachter, der Kommunikation ohnehin nicht direkt beobachten kann, kann sie allerdings erschließen, indem er die kommunikativen Operationen zurückverfolgt. Mitglieder verarbeiten Differenzen. Ein interaktionelles Geschehen hat demnach folgenden Verlauf: Mitglieder

42 Der Begriff »Operator« bezeichnet hier eine formale Einheit, ein wirkendes Agens; im Sinne von Foersters eine »Maschine«, die etwas transformiert, ordnet, koordiniert usw. Rekursive, auf sich selbst wirkende Operatoren stabilisieren sich zu Eigenwerten, Eigenverhalten, Eigenstrukturen usw. und erzeugen so Kontinuität und Geschlossenheit (vgl. von Foerster 1985, S. 207 f.).

1) beobachten Handlungen und deuten sie als Mitteilungen;
2) sie ordnen diese Mitteilungen dem betreffenden Thema zu und qualifizieren sie als kommunikative Beiträge;
3) sie aktivieren ausgewählte emotionalkognitive Kohärenzen bei den Menschen, die sie »verkörpern«, und filtern passende Reaktionen aus;
4) sie führen diese Reaktionen als Handlungen aus und sorgen damit für kommunikative Kontinuität (Anschlussbildung).

Mitglieder sind somit selektierende operationale Kohärenzen (Zusammenhänge, Netzwerke), die Menschen Kommunikation ermöglichen. Sie bilden das funktionale Bindeglied der an einer Kommunikation beteiligten Menschen, indem sie organismische und psychische Kohärenzen im Hinblick auf ein Thema ordnen und so ein soziales System konstituieren. Analog zur Computersprache kann man die Relation Mensch/Mitglied mit der zwischen der »Hardware« und den einzelnen Rechenvorgängen vergleichen. Diese Analogie trifft jedoch nur bedingt zu, weil Mitglieder rekursiv wirken und sich fortlaufend verändern, sodass sie nicht immer ein festes Programm (eine »Rolle«, s. Kap. 5.2.1) ausführen.

Als kommunikative Operatoren verarbeiten und stiften Mitglieder Sinn und reduzieren so Komplexität: In der Sachdimension ordnen sie sich Themen zu, in der Zeitdimension stellen sie Kontinuität her, in der sozialen Dimension gestalten sie überschaubare Einheiten. Mitglieder, Kommunikation, Sinngrenze und Sozialsystem sind untrennbar verbunden: Sie sind existenziell aufeinander angewiesen, denn sie erzeugen einander wechselseitig.

5.2.1 Mensch/Mitglied/Rolle

»Mensch« und »Mitglied« sind strukturell gekoppelt, verursachen einander aber nicht. Die Ausübung einer Mitgliedschaft in einem ritualisierten Ablauf setzt zum Beispiel kaum Bewusstsein voraus, allerdings nur so lange, bis dieser Mensch darüber reflektiert. Mensch und Mitglied gehören unterschiedlichen Phänomenbereichen an: dem biologischen und dem sozialen. Ein Mensch ist als solcher nie Mitglied eines sozialen Systems, sondern kann nur Mitgliedschaften verkörpern. Damit ist hier die Leistung eines Menschen gemeint, der die notwendigen Strukturen körperlicher und geistiger Art zur Verfügung stellt, auf die das Mitglied zurückgreifen kann, um Kommunikation zu erzeugen und die Bildung von sozialen Systemen zu ermöglichen.

Mitglieder tragen die soziale Kommunikation. Ein Beobachter kann die Struktur kommunikativer Prozesse nachvollziehen, indem er die Operationen der Mitglieder verfolgt und beschreibt. Hier liegt der Vorteil des Konzepts für die klinische Theorie: Es erlaubt, zwischen Mensch, Mitglied und Rolle zu unterscheiden. Während »Mensch« ein Lebewesen bezeichnet und sich schon dadurch vom sozialen Operator Mitglied unterscheidet, verstehe ich hier unter »Rolle« ein vorgegebenes Programm für die Ausführung einer Klasse von Mitgliedschaften (z. B. der Polizist, die Hausfrau). Dadurch lassen sich Beobachtung, Erwartung, Sinnverarbeitung operational an das Mitglied eines bestimmten Interaktionssystems anbinden, ohne sie auf Subjekte zurückführen oder einer entmenschlichten Kommunikation zuordnen zu müssen. Im Hinblick auf die klinische Tätigkeit ist der Therapeut mithilfe dieses Konzepts vom verwirrenden Hin und Her zwischen Kommunikation und undurchschaubarem Individuum entlastet.

5.2.2 Ein systemisches Konzept

Mitglied legt als formaler »inhaltsleerer« Begriff nicht fest, wie die Beteiligung an einem sozialen System sein soll. Ein Mitglied kann ein »Mitglied von …« irgendeinem Interaktionssystem sein; es gewinnt erst Bedeutung, wenn verdeutlicht wird, wovon es ein Mitglied ist. Der Begriff eignet sich besonders für die Definition der Komponenten einer Face-to-Face-Interaktion (Interaktionssystem). Zwar erinnert er auf den ersten Blick an eingebürgerte Konzepte wie Rollenträger, Person oder Individuum, ist hier aber genuin systemisch angelegt: Operational kohärent aufgefasst, stellen Mitglieder jederzeit den aktuellen Zustand einer wandelbaren sozialen Einheit dar. Mitglieder sind an das von ihnen konstituierte Interaktionssystem gebunden und können nicht herauspräpariert oder verdinglicht werden. Als ein »Mitglied von …« kommt es nie einzeln, sondern immer in der Mehrzahl, mindestens aber zu zweit vor. Im strukturellen Sinne lassen Mitglieder sich als Momentaufnahmen einer Sequenz kommunikativer Interaktionen auffassen. Ein Beobachter, der das Interaktionssystem thematisch analysiert, kann die Ereignisse als Bestandteile einer Geschichte oder Erzählung auffassen, um Vergangenes zu deuten oder in die Zukunft zu projizieren und Voraussagen zu machen. So eingefroren, geht die Beschreibung des Systems in die von »Institutionen« als formalisierten sozialen Systemen wie z. B. Ehe, Familie und Team (vgl. Loth 1991) und die Beschreibung der Komponenten in die von »Rollen« über, das heißt, von Ausführenden eines festen Programms in einem bestimmten System. Ordnet der Beobachter diese verfestigten Strukturen typologisch ein, ergeben sich unter anderem der Systemtyp »Therapie« und die Rolle »Therapeut«. Die Struktur eines Sozialsystems richtet sich nach den Kriterien des Beobachtens. Da soziale Systeme keine Objekte sind, hängt auch die Feststellung einer Mitgliedschaft von Kriterien ab. Zum Beispiel kann ein Beobachter jemanden als angeheiratetes Mitglied einer Familie betrachten, während dieser selbst das aufgrund eigener Kriterien ausschließt.

Nützlichkeit

Das Mitglied-Konzept erlaubt, zwischen Menschen und ihren verschiedenen Mitgliedschaften zu unterscheiden. Danach ist jemand, der mit seiner Frau über die Kinder spricht, ein anderes Mitglied, wenn es später im gleichen Gespräch um ein bevorstehendes Fest geht (s. das Konzept der Polyphrenie in Kap. 4.5). Trotz zeitlicher Kontinuität gibt es keinen Grund, einen einheitlichen Prozess zu unterstellen: Weder stimmen die Themen überein, noch sind dieselben Handlungen und menschlichen Strukturen (Emotionen, Erwartungen usw.) beteiligt. Diese fallen jedoch in der organismischen Struktur des Menschen zusammen; daran sind die jeweiligen Verkörperer von Mitgliedschaften erkennbar. Ein Beobachter, der beide Prozesse, die von demselben Menschen verkörpert werden, ein und demselben System zuordnet, verwendet Kriterien, die auf der synthetischen Denkkategorie »Person« basieren. Unter »Person« verstehe ich eine generalisierte Bezeichnung dessen, was einem Menschen als eigen attribuiert wird. Da Person eine abstrakte, übergeordnete Kategorie ist, erweisen sich die einzelnen Vorgänge und die individuellen Strukturen als sekundär. Anhand des Mitglied-Konzepts kann man kommunikative Prozesse jedoch analytisch trennen, ohne sie reduktionistisch zu vereinfachen. Die begriffliche Trennung zwischen Mensch und Mitglied befreit in klinischer Sicht den Therapeuten von der paradoxen Aufgabe, prinzipiell undurchschaubare Menschen deuten oder verstehen zu müssen.

Das Mitglied-Konzept gestattet es uns auch, soziale Prozesse aus unterschiedlichen Perspektiven zu betrachten. Mithilfe des Mitglied-Konzepts können kurze Interaktionen und ganze historische Prozesse beschrieben werden. Die Familie kann zum Beispiel als komplexes

Sozialsystem oder als Verbund unterschiedlicher Systeme aufgefasst werden. Im ersten Fall gilt sie als soziale Struktur (Interaktionssystem), im zweiten als monolithische Instanz oder Institution mit besonderen Zwecken, Aufgaben und Funktionen. Institutionen können als Suprasysteme aufgefasst werden, die den sie konstituierenden Kommunikationen übergeordnet und daher von ihnen weitgehend unabhängig sind. Sie lassen sich – wie etwa das Finanzamt oder die Inquisition – über Urkunden identifizieren oder – wie etwa eine Familie – historisch rekonstruieren. Wolfgang Loth (1991) definiert sie als *»formalisierte Regelungen der Choreografie verschiedener sozialer Systeme«* (S. 35). Die Komponenten von Institutionen bezeichnet Loth, um sie von Mitgliedern abzugrenzen, als Personen (= Rollenspieler), die sich über Handeln konstituieren. Als Verbund unterschiedlicher Systeme betrachtet, gelangen wiederum die konstituierenden Subsysteme in den Vordergrund. Soziale Systeme kann man unterschiedlich abgrenzen und einem Kontinuum zuordnen, das von momentanen Interaktionen bis zu Ritualen reicht. Eine für die klinische Theorie relevante Variante ritualisierter sozialer Systeme ist das »Problemsystem« (vgl. Kap. 5.3.2).

Klinische Relevanz

Bezüglich des Therapeuten differenziert die Unterscheidung zwischen Mitglied und Rolle den Therapeuten als Mitglied einer spezifischen Therapie als Ausführenden der im Voraus bestimmten Therapeutenrolle. Therapeut kann sich also auf den jeweils im Kontext einer Therapie kommunikativ Handelnden oder auf eine generelle Berufsbezeichnung beziehen. Methodische Verfahren betreffen die Rolle, ihre Anwendung in einer bestimmten Therapie die Mitgliedschaft als Therapeut. Insofern kann die methodische Konzeptualisierung von Therapie auf die Bestimmung der Therapeutenrolle ausgerichtet werden. Diese sollte aber breit genug gefasst sein, um vielen Menschen zu ermöglichen, sie auszuüben, und zugleich eng genug, um einen eindeutigen Bezug zur Therapie zu enthalten (s. Kap. 5.4.2). Auf dieser Basis lassen sich identifizierbare klinische Phänomene (zum Beispiel Magersucht) im Allgemeinen als Rolle (die Magersüchtige) beschreiben, die handlungsleitende Orientierung bietet, ohne dieses Phänomen auf die Pathologie zu reduzieren. Dadurch vermindert sich die Gefahr, Diagnosen zu verdinglichen.

5.2.3 Das Interaktionssystem

Soziale Systeme, bei denen es auf die daran Beteiligten ankommt – Interaktionssysteme –, lassen sich demnach definieren als Komplexe von Mitgliedern und ihren Operationen im Hinblick auf einen thematisch gefassten Sinn. Ohne Menschen gibt es weder Mitglieder noch soziale Systeme, doch als die komplexere Einheit deckt sich der Mensch nie mit einem der Mitglieder, die er verkörpert. Der Mensch kann im Vollzug eines psychischen Systems jederzeit seine Mitgliedschaften verändern oder gar aufkündigen. Die Operationen (kommunikativen Handlungen) der Mitglieder können Kommunikationsprozesse bilden und so das jeweilige System sinnhaft (thematisch) abgrenzen. Die Mitglieder konstituieren sich also erst in der Kommunikation als Komponenten des Systems: Mitglieder, Kommunikation und Sinngrenze entstehen gleichzeitig und erhalten dadurch ihre Identität. Abbildung 6 zeigt ein für die klinische Theorie hilfreiches Modell des Interaktionssystems.

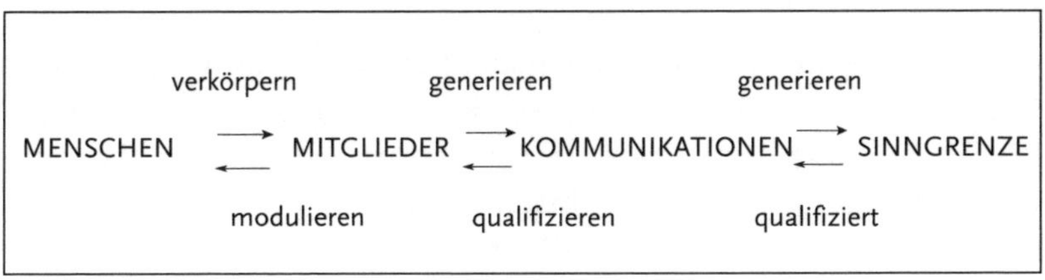

Abb. 6: Modell eines Interaktionssystems

Fazit

Abschließend fasse ich die theoretischen Vorteile des Mitglied-Konzepts (und des darauf basierenden Verständnisses interaktioneller sozialer Systeme) für die klinische Theoriebildung wie folgt zusammen:

- Es bewahrt vor Verdinglichung und begründet dennoch eine eingrenzbare Struktur – den aktuellen Eigenzustand einer Geschichte von Operationen in einem bestimmten sozialen System – im permanenten sozialen Wandel.
- Veränderungen sozialer Systeme betreffen die Mitgliedschaften dieser Systeme und nur sekundär Personen oder Menschen. So können sich soziale Systeme auflösen, ohne dass die Beziehungen zwischen Menschen enden müssten. Hier verstehe

ich unter »Beziehung« eine synthetische Zusammenfassung der vielen Interaktionssysteme, die miteinander verbundene Menschen erzeugen.
- Die Unterscheidung zwischen Mensch und Mitglied befreit von der Annahme, die Therapie müsse Menschen verändern. Angestrebt wird vielmehr, leidvolle Mitgliedschaften in Problemsystemen dadurch zu beenden, dass die betreffenden Mitglieder, die das Problemsystem reproduzieren, sie auflösen. Dafür muss man weder die Struktur der beteiligten Menschen noch die des jeweiligen Systems in allen Einzelheiten kennen.
- Anhand der Differenz Mitglied/Rolle kann man klinische Methoden auf die Rolle des Therapeuten stützen; ihre Beschreibung dient als Orientierung für das Mitglied »Therapeut« in einer bestimmten Therapie.

5.3 Der Gegenstand klinischer Theorie

Jede Theorie muss ihren Gegenstand eindeutig bestimmen. Der Gegenstand einer Theorie der Praxis – hier: klinischer Theorie – betrifft das, was diese Praxis in Gang setzt, betrifft hier also eine Konzeptualisierung des psychischen Leidens und des professionellen Umgangs damit. Psychotherapie geschieht im Rahmen von Kommunikation. Daher stehen im Zentrum einer systemisch begründeten klinischen Theorie sich ablösende Kommunikationen. Ich fasse deshalb den Gegenstand klinischer Theoriebildung als eine Sequenz kommunikativer Prozesse mit vier Phasen auf: Sie beginnt mit der Formulierung eines leidvollen Problems und zielt auf geeignete Maßnahmen, das Leiden zu lindern oder zu beseitigen. Die vier Phasen enthüllen eine Abfolge unterschiedlicher sozialer Systeme mit je eigenen Themen:

- *Problem-Ich/Problemsystem:* Ein Sachverhalt wird entweder individuell im Verlauf von Selbstbeobachtungen oder unter Einbeziehung anderer kommunikativ als »Problem« und damit als unerwünscht bzw. veränderungsbedürftig bewertet.
- *Hilfe suchendes System:* Die Betroffenen realisieren, dass sie ihre Lage nicht aus eigener Kraft ändern können, und beschließen, professionelle Hilfe zu suchen.

- *Klinisches System:* Die Kommunikation zwischen Hilfesuchenden und Helfern soll das Anliegen der Hilfesuche klären, um die geeignete Hilfestellung zu bestimmen und die Hilfesuchenden an diese Instanz zu verweisen.
- *Therapiesystem:* Im Fall einer Therapie bilden Hilfesuchende und klinische Helfer ein System mit einem gemeinsam formulierten Thema – dem Therapieauftrag –, den Therapeuten und Kunden gemeinsam erarbeitet haben.

5.3.1 Individuelle und interaktionelle Probleme

Die besonderen Situationen, die Menschen zum Aufsuchen einer Therapie motivieren, werden traditionell als »Probleme« bezeichnet. Der eigentlich mathematische Begriff Problem ist im menschlichen Kontext irreführend, denn er verleitet zu der Annahme, dass auch menschliche Probleme ihre Lösung implizieren. Menschliche Probleme stellen aber Themen von Kommunikation oder Bewusstsein dar und sind daher nicht lösbar, sondern allenfalls (auf-)lösbar bzw. vernachlässigbar. Dennoch halte ich mich hier an diesen Begriff, zumal er bereits eingeführt wurde und überall verwendet wird.

War in der ersten Fassung dieses Bands im Jahr 1992 die Rede weitgehend nur von Problemsystemen, also von Lebensproblemen, die zu einem kommunikativen Netz ritualisierter Wiederholungen von Beschuldigungen geworden waren, muss hier dieses Verständnis um das der individuellen Probleme, die Anlass zu Einzeltherapien geben, erweitert werden. Zu diesem Zweck unterscheide ich im Folgenden zwischen individuellen Lebensproblemen als Thema von Bewusstsein und interaktionellen Problemsystemen als auf Kommunikation erweiterte Lebensprobleme. Diese Erweiterung war eine konsequente Folge der »emotionalen Wende« im systemischen Feld (vgl. Levold 1997, 1998; Welter-Enderlin u. Hildenbrand 1996, 1998), denn die nun akzeptierte Einbeziehung von emotionalen Zusammenhängen in die systemische klinische Theorie erforderte die Wiedereinführung individueller Aspekte, zumal Menschen und nicht soziale Systeme Emotionen haben. Das Verhältnis von Lebensproblem zu Problemsystem liegt aus meiner Perspektive im Kern der klinischen Reflexion und beinhaltet daher eine zentrale Leitdifferenz für die klinische Theorie. Im systemischen Denken entfallen normative Annahmen, die zur Folge haben, dass Menschen psychisch pathologisiert werden. Der Anlass für die Bitte um professionelle Hilfe wird als ein kommunikativer Prozess aufgefasst, der sich zwar inhaltlich, jedoch nicht strukturell von anderen Kommunikationen unterscheidet und deshalb per se nicht krankhaft oder abnorm ist. So ist dieses Verständnis von Problemen und der darauf abgestimmten professionellen Hilfe mit der systemischen Auffassung vereinbar, dass die menschliche Lebensweise auf Linguieren bzw. Kommunikation beruht.

Andere Konzepte der Psychotherapie stützen sich auf Aspekte, die nicht dem betreffenden Phänomenbereich menschlicher Kommunikation entstammen. An die organische Medizin angelehnte Schulen deuten Lebensprobleme zum Beispiel als Ausdruck, Zeichen oder Symptom von Krankheiten und reduzieren sie auf biologische oder psychische Faktoren. Das alternative Konzept der Abweichung berücksichtigt zwar die gesellschaftliche Dimension, stellt aber externe Normen in den Vordergrund und übergeht damit die problemerzeugende, innersystemische Dynamik. Angemessener ist es jedoch, die Probleme aus der Perspektive des betreffenden Systems selbst zu ergründen und kommunikativ zu deuten.

Ein heuristisches Konzept

Bei ihrer Untersuchung der Anlässe, die zur Therapie führen, gaben Harry Goolishian und seine Mitarbeiter die bis dahin üblichen strukturell-normativen Ansätze als unzureichend auf. 1986 legten sie das alternative Konzept des *»problemdeterminierten Systems«* vor (vgl. Anderson, Goolishian a. Winderman 1986; Anderson et al. 1986). Vorläufer dieses Konzepts waren zum Beispiel bei Jay Haley (1977) und Paul Watzlawick, J. H. Weakland und R. Fisch (1974) das Verständnis von Symptomen als kommunikative Handlungen sowie bei Mara Selvini Palazzoli et al. (1978, 1992) die Konzeptualisierung menschlicher Probleme als »Spiele«. Goolishians Konzept des »problem-determined system« ist jedoch um einiges radikaler: Es verwirft ganz und gar die Einbindung dieser Symptome in soziale Strukturen wie Familie und Ehe (vgl. Goolishian u. Anderson 1988). Danach deuten Menschen beunruhigende (alarmierende) Situationen – meist unabhängig von sozialen Normen – als »Problem«; um dieses Thema bildet sich dann ein spezielles soziales System heraus. In diesem Sinne schafft ein Problem ein Sozialsystem, nicht das Sozialsystem (etwa Ehe, Familie, Gruppe) »hat« ein Problem. Diese zunächst heuristisch angelegte Deutung bot einen konsequenten Ansatz, um im psychosozialen Bereich sowohl das medizinische Konzept der Psychopathologie als auch das normative Modell der Abweichung zu überwinden. Dieses Verständnis von Problemen, die sie als von Menschen erzeugte und reproduzierte und nicht als gehabte betrachten, war geradezu revolutionär. Es wurde nach und nach zum zentralen Konzept der systemischen Therapie, insbesondere bei kommunikativen Problemen.

Um Problemsysteme nur zu beschreiben, genügt es zunächst, ihre Phänomenologie aufzuzeigen, das heißt, die Merkmale einer sozialen Interaktion zu nennen, die ein Problem andauernd reproduzieren. Dementsprechend kann zunächst jede Kommunikation über einen beunruhigenden Sachverhalt als Problem aufgefasst werden. Das ist aber doch zu unspezifisch, da sie nicht zwischen Problemsystemen wie etwa wissenschaftlichen, alltäglichen und klinischen differenziert. Deshalb erschien es mir sinnvoll, Goolishians Konzept um Maturanas Auffassungen der Emotionen und um Luhmanns der Kommunikation zu ergänzen. Das Ergebnis dieser erweiterten Definition nannte ich dann *»Problemsystem«* (vgl. Ludewig 1988c). Im Nachhinein habe ich dieses Konzept um das Verständnis individueller Probleme erweitert: das *»Problem-Ich«* (vgl. Ludewig 2013).

Problemdefinition

Unter einem »Problem« verstehe ich jedes Thema, das in einer Selbstbeobachtung oder einer Kommunikation als unerwünscht (schwierig, hinderlich, falsch, störend, unpassend usw.) *und* veränderbar gewertet wird, das heißt, für veränderungsbedürftig und -fähig gehalten wird. Die Themen sind zunächst beliebig, können also jeden Sachverhalt menschlichen Miteinanders betreffen und auch wissenschaftlicher oder technischer Natur sein.

Die genannte Definition schließt alle im Alltag als unerwünscht und veränderbar bewerteten Sachverhalte ein. Unabänderliches (wie manche Umweltbedingungen, körperliche Defekte, chronische Erkrankungen usw.) betrachte ich demgegenüber als »Schwierigkeiten«. Sie werden nur dann zu Problemen, wenn man darüber kommuniziert, z. B. im Hinblick auf Veränderung (etwa: »Ich will kein Diabetiker sein«) oder was die Folgen angeht (»Ich will kein Insulin spritzen«). Im Rahmen der klinischen Theoriebildung sind zudem Sachverhalte, die sonst als Probleme betrachtet werden, so lange irrelevant, bis über sie kommuniziert wird, zum Beispiel Stehlen, Bettnässen, geistige Verwirrung oder Gewalt. Solange niemand sie kommunikativ thematisiert, sind sie für die Betroffenen zwar belastend, sie sind aber keiner professionellen Kommunikation zugänglich und bilden daher keine klinisch relevanten Probleme. Gleiches gilt für alle üblen Schicksale, die außer einsamen Klagen keine kommunikativen Folgen haben. Setzt sich aber ein Klagender – der ein Außenstehender, z. B. ein Vertreter sozialer Ordnungsinstanzen sein kann – in der Kommunikation durch, kann ein fremd-induziertes Problemsystem entstehen, in das auch die bis dahin Unbetroffenen einbezogen werden. Dies tritt vor allem in der Praxis der sozialen Fürsorge und der Gerichtsbarkeit zutage.

5.3.2 Lebensproblem/Problemsystem

Um die klinisch relevanten Probleme einzugrenzen, möchte ich für individuelle Probleme den Begriff »Lebensproblem« verwenden und »Problemsystem« auf kommunikative Probleme beschränken. Beides schließt allgemeine Konflikte ebenso aus wie sachliche Herausforderungen (etwa wissenschaftlich-technischer Art) und intellektuelle (zum Beispiel politische oder ökologische) Debatten. Menschliche Probleme, ob als Lebensprobleme oder Problemsystem, bilden das Thema psychischer und sozialer Systeme, in denen das Verhalten (oder die Seinsweise) eines Menschen von diesem selbst oder von anderen negativ bewertet wird und dies negative Emotionen – Leiden – auslöst. Lebensprobleme kristallisieren sich zu psychischen Systemen – einem Problem-Ich –, wenn innerpsychische negative Wertungen (und der implizite Appell, etwas zu verändern) dem Betroffenen emotional so nahegehen, dass er sich in ein Netz von als unveränderlich wahrgenommenen Selbstanklagen und Selbstbeschuldigungen verstrickt. Zu Problemsystemen werden negative Wertungen in einer Kommunikation, die den Betroffenen kränken und Reaktionen auslösen, die sich bei allen Beteiligten nach und nach zu einem Netz von Klagen sowie wechselseitigen Anklagen und Schuldzuweisungen verdichten. Menschliche Probleme entstehen also entweder im Kontext innerer Beurteilungen oder einer speziellen Kommunikation, sind also kein objektiver Sachverhalt.

5.3.2.1 Klinische Problemsysteme

Aus klinischer Sicht können uns nur solche Lebensprobleme interessieren, die Leiden verursachen und zum Nachsuchen um professionelle Hilfe führen. Klinisch relevante Problemsysteme entstehen, wenn jemand den Appell, sich zu verändern, als Angriff auf sein

Selbstverständnis oder seine Lebensweise empfindet, davon emotional negativ berührt wird und mit impliziten oder expliziten Gegenklagen reagiert. Es bildet sich ein Kreis von Klagen und Gegenklagen, der immer enger wird und schließlich die Betroffenen veranlasst, um Hilfe nachzusuchen. Es entwickelt sich ein »klinisches Problem«, das zum Thema eines »klinischen Problemsystems« wird, wenn der Helfer es entsprechend umformuliert und in seinem Umkreis ein klinisches System erzeugt. Führt das gemeinsam definierte Thema in der Folge zur Therapie, geht das klinische Problem in ein anderes über: das »Therapieproblem«.

Emergenz

Jeder kann mit jedem ein Problemsystem erzeugen; die meisten vergehen aber rasch von selbst. Klinisch relevante Problemsysteme sind hingegen jene, die andauernd reproduziert werden. Sie entstehen meist nach folgendem Modell: A, der für B emotional wichtig ist, äußert etwas gegenüber B, das dieser – zu Recht oder zu Unrecht – als Abwertung und Appell im Sinne des Imperativs »Ändere dich!« versteht. Das löst bei B eine negative emotionale Reaktion aus (Unwohlsein, Spannung, Traurigkeit, Ärger): Er fühlt sich abgelehnt oder diffamiert, weil er die Äußerung As als kränkend, beleidigend oder enttäuschend deutet. Aufgrund dieser Gefühle fordert B von A, seine Äußerung zurückzunehmen. Wenn A dies verweigert (und sich ebenfalls gekränkt fühlt), geht der Zyklus weiter. Gelingt es den beiden nicht, die Lage – etwa durch Metakommunikation – zu entspannen, kann sich die Problemkommunikation konsolidieren, das Problem wird zum Thema einer andauernden, ritualisierten Kommunikation nach dem Schema: »Erst du, dann ich.«

Emotionale Logik

Nicht bloße Äußerungen bringen Problemsysteme hervor, sondern die Art, wie sie aufgefasst und erwidert werden. Die Besonderheit dieser Systeme liegt also in der emotionalen Verstörung eines (oder von mehreren der) Beteiligten. Diese handeln defensiv oder aggressiv, wollen einander veranlassen, die als unberechtigt und kränkend empfundene Äußerung zurückzunehmen. Das engt den Spielraum ihrer Kommunikation immer mehr ein. Da sie schmerzt, wird zwar meist ihr Ende herbeigesehnt, aber dem steht die problemeigene Logik im Wege: Beide Partner erwarten, dass der andere einlenkt; sie gehen implizit von der Annahme aus, es sei möglich, den anderen zu diesem Zweck zu instruieren. Leiden wird hier im Sinne Maturanas als eine Emotion aufgefasst, die einige Handlungsbereiche festlegt und andere ausschließt. Leiden disponiert zu Handlungen, die das Leiden beenden sollen. Aufgrund der Erfahrung, den anderen, unter dem man leidet, nicht so beeinflussen zu können, dass weiteres Leiden ausgeschlossen ist, entstehen Erwartungen, die das weitere Verhalten prägen. Damit bleibt es beim Status quo, der weiteres Leid verhindern soll. Die Grundbedingungen sozialer Beziehungen – Liebe und Vertrauen – sind nicht erfüllt; der Dialog, der Risikobereitschaft voraussetzt, ist blockiert.

Stabilität

Veränderung oder Auflösung des Problemsystems wird an eine unerreichbare instruktive Interaktion geknüpft; diese äußert sich in der Forderung: »Erst du, dann ich« (erst wenn du deine Bewertung zurücknimmst, lenke ich ein). Daher neigen solche Systeme zu ihrer besonderen Stabilität: Die Kommunikation wird immer ritueller und trivialer (monotoner, vorhersagbarer), und das »Mehr-Desselben« spitzt die Lage unerträglich zu. Keiner der Beteiligten kann den ersten Schritt zur Annäherung machen; dies aus unterschiedlichen Gründen, zum Beispiel:

- Die Beteiligten betrachten ihre Situation als eine unausweichliche Zwangslage.
- Der Kontext erlaubt ihnen nicht, das Feld zu räumen.
- Es gibt keine interaktionsfreien Phasen, die ein Vergessen ermöglichen.
- Die problemstiftende Kommunikation dauert schon so lange, dass sie sich verselbstständigt und quasi automatisiert hat.

Die emotionale Logik von Lebensproblemen festigt Erwartungen – ändere dich! –, mit denen das selbst gesteckte Ziel – Auflösung des Problemsystems – nicht erreicht werden kann. So wird die kommunikationsfördernde Wirkung der doppelten Kontingenz praktisch ausgeschlossen, weil ständige Wiederholungen das kreative Potenzial von Zufällen blockieren. Risikobereitschaft und Vertrauen kommen nicht zum Zuge: Alles bleibt darauf fixiert, Neues oder Unerwartetes, das noch größeres Leid oder gar das Ende der Beziehung bedeuten könnte, strategisch auszuschließen.

Die problemzentrierte Kommunikation gleicht zunehmend einer Art »Polymonolog«. Statt dialogisch zu kommunizieren, werden Monologe aneinandergereiht, die alles trivialisieren. Man handelt sozusagen nach dem spanischen Motto: *»Mas vale un diablo conocido que un santo por conocer«* (Lieber ein bekannter Teufel als ein sich noch als solcher zu erweisender Engel; lieber das bekannte Unglück als das unbekannte Glück). Das Problemsystem lässt sich daher als paradoxes Streben deuten, die *Ultima Ratio* der Kommunikation – den Umgang mit der Unbestimmbarkeit und Undurchschaubarkeit anderer – zu negieren und ein »System ohne doppelte Kontingenz«, paradoxerweise ein »System ohne Problem«, zu schaffen, um noch Schlimmeres zu verhüten. Daraus folgt für die klinische Theorie, dass eine Therapie dann erfolgreich sein kann, wenn sie mit den am Problem Beteiligten durch eine tragfähige therapeutische Beziehung einen geeigneten Kontext schafft, in dem das Wagnis ermöglicht wird, Neues zu probieren und so der Sogwirkung des Problems zu entgehen. Das ist im Endeffekt das Ziel einer Therapie: kontextuelle Bedingungen für eine wagemutige Veränderung im Rahmen einer tragenden therapeutischen Beziehung zu schaffen.

5.3.2.2 Individuelle Lebensprobleme

Individuelle Lebensprobleme durchlaufen den gleichen Prozess wie Problemsysteme. Ihr Unterschied liegt allerdings darin, dass sie intrapsychisch ablaufen und dass die notwendigen Wagnisse, die zu ihrer Überwindung notwendig wären, infolge einer Vermeidungshaltung blockiert sind. Man wünscht sich, das Problem nicht zu haben, hat aber nicht das notwendige Selbstvertrauen, um etwas zu tun, was der Aufrechterhaltung des Problems entgegenstünde. Denn das könnte alles noch verschlimmern. Daran dürfte es u. a. liegen, dass zwischen dem Auftreten des Problems und der Suche nach professioneller Hilfe meistens viel Zeit vergeht. Ansonsten gelten auch hier die weiter oben dargelegten Gründe, die ein Problem-Ich reproduzieren und im weiteren Verlauf stabilisieren.

Klinische Relevanz

Menschliche Probleme werden sozial relevant, wenn sie sich stabilisieren. Individuelle Problemsysteme sind erst klinisch relevant, wenn sie durch Einbeziehung professioneller Helfer zu einem klinischen

Problemsystem geworden sind. Ihre Mitglieder neigen zur Trivialisierung, da sie ihr Repertoire zunehmend reduzieren und dadurch Veränderung und Fortentwicklung ausschließen. Je nach Enge der Beziehung kann die problemstiftende Kommunikation mehr oder weniger intensiv und ausschließlich sein: Mal löst sie sich mangels geeigneter Beiträge von selbst auf, mal ist sie das einzige Bindeglied zwischen den Beteiligten und setzt sich immer wieder durch. In Ehen, Familien oder Teams können Problemsysteme, die anfangs relativ begrenzt waren, zunehmend ausufern. Hier dürfte sich der starke Wunsch, das Problem rasch endgültig zu lösen, besonders bewahrend auswirken: Infolge seiner inneren Logik greift es dadurch auf andere Themen des Zusammenlebens über. Daraus folgt aber keineswegs, dass sich alle Gemeinsamkeiten eng verbundener Menschen auf ihre Mitgliedschaft im Problemsystem beschränken. Selbst wenn die problemstiftende Kommunikation einen Großteil der gemeinsamen Themen erfasst, bleiben ihnen – und sei es latent – unproblematische Möglichkeiten des Miteinanders. Sonst wäre jede Hilfestellung, also auch eine systemische Therapie, aussichtslos.

Auflösung

Problemsysteme sind nie unlogisch, sondern folgen nur ihrer eigenen Logik. Gleiches gilt für Problem-Ichs. Sie entstehen spontan und dürften unter normalen Bedingungen sich ebenso spontan wieder auflösen. Trotz aller Ritualisierung sind sie weder von außen bestimmbar noch willkürlich veränderbar. Ihr Problem ist ihr *Thema,* nicht ein auswechselbares, akzidentelles Merkmal. Daher sind so verstandene Probleme grundsätzlich nicht lösbar, sondern allenfalls auflösbar. Willentlich lassen sich Problemsysteme nur auflösen, wenn die Beteiligten sich in die Lage versetzen, das Problemritual nicht weiter zu reproduzieren, also ihre Mitgliedschaft aufzukündigen. Meist zerfallen sie jedoch von selbst: Das Thema wird langweilig, die Problemkommunikation verflüssigt sich zum Dialog, andere Aktivitäten treten in den Vordergrund, oder das Problem wird umgedeutet, neu bewertet, wenn nicht gar vergessen. Dadurch ist es jedoch nicht gelöst oder – medizinisch formuliert – endgültig geheilt, denn jedes Problem kann, wie jedes Thema, immer wieder aufkommen. Das gilt für alle klinischen Phänomene – etwa kindliches Bettnässen, geistige Verwirrung, jugendliche Magersucht, Lebenskrisen oder Altersdepressionen, eheliche und familiale Konflikte.

Praktische Konsequenzen

Als hypothetische Konstrukte können die Konzepte von Lebensproblem und Problemsystem die Praxis theoretisch anleiten, jedoch nicht unmittelbar auf die Praxis übertragen werden. Therapeuten behandeln keine Problem-Ichs oder Problemsysteme, sondern Klienten, die durch Reproduktion einer bestimmten Kommunikation Mitglieder in solchen Systemen verkörpern. Diese Konzepte leisten im Wesentlichen konzeptionelle Hilfe: Sie relativieren die aus Medizin und normativen Sozialwissenschaften entlehnten Konzepte mit ihren pathologisierenden Komplikationen. Daher sollte man nicht annehmen, Problemsysteme seien therapierbar: Soziale Systeme sind keine Gebilde, mit denen man interagieren oder die man behandeln könnte. Die Relevanz dieses Konzepts für die Praxis liegt darin, dass der Therapeut das Problemsystem in der Reflexion benutzen kann, um physikalische Analogien und normative Setzungen auszugrenzen.

Theoretische Vorteile

Das Konzept Problemsystem bringt der klinischen Theorie folgende Vorteile:

- Es ist systemisch kohärent.
- Es pathologisiert nicht.
- Es orientiert auf die Therapie als Kommunikation.
- Es befreit vom objektivistischen Ballast bisheriger klinischer Theorien.

5.4 Klinische Systeme

Wer als Verkörperer eines Problem-Ichs oder eines Mitglieds in einem Problemsystem professionelle Hilfe sucht, erweitert – zumindest implizit – das Thema der problemstiftenden Kommunikation um ein neues Thema: Hilfesuche. Durch Kontakt mit einem professionellen Helfer beginnt eine Kommunikation, die Folgendes leistet:

- Umformulierung des Anliegens zu einem, das Hilfestellung ermöglicht.
- Klärung der Kompetenzen und Zuständigkeiten, d. h., ob die Problematik in die Zuständigkeit von klinischen oder anderen professionellen Helfern fällt.

- Erkundung der Ressourcen oder Alternativen zum Problem bei den Menschen, die um Hilfe gesucht haben, und Zuweisung an dafür geeignete Helfer (Überlebensdiagnostik).
- Gegebenenfalls Bildung eines klinischen Systems.

Klinische Systeme: Das klinische System besteht als Interaktionssystem aus den Mitgliedern, die Hilfe suchen und den klinischen Helfern. Es bildet sich im Umkreis eines gemeinsam definierten klinischen Problems. Als vorgeschaltetes System hat es in der Hauptsache die Aufgabe der korrekten Platzierung zu erfüllen, das heißt, die Problematik und die Ressourcen der Hilfesuchenden mit den Möglichkeiten geeigneter Helfer zu verbinden. Das klinische System dient somit als Instanz einer Förderdiagnostik, die nach dem Förderbaren sucht. Ich ziehe es mittlerweile vor, von einer »Überlebensdiagnostik« zu sprechen, bei der es darum geht, die Ressourcen zu finden, die dem Betreffenden ermöglichten, bis dato zu überleben (vgl. Ludewig 1999a, 2002). Dabei geht es dann um die Wahl einer passenden Form der klinischen Hilfe: Therapie, Beratung, Begleitung oder Anleitung.

Das klinische System erfüllt zwar die Aufgaben eines diagnostischen oder Clearing-Prozesses mit dem Zweck einer eindeutigen Indikation, es unterscheidet sich aber durch die Art seiner Zuweisung grundsätzlich von der traditionellen Psychodiagnostik. Jene verfolgt im Wesentlichen eines von zwei Zielen: Einordnung in nosologische Kategorien (Psychiatrie, Klinische Psychologie) und theoretische Konstrukte (Persönlichkeitsdiagnostik) oder die Erfassung von Prozessen (Problem- oder Konfliktanalyse) zwecks Therapieplanung. Diese Formen setzen voraus, dass objektives, vom Erkennenden unabhängiges Diagnostizieren möglich ist. Analog zum naturwissenschaftlichen Experiment basieren sie auf der Annahme, dass der Untersuchende eine von seinem Einfluss bereinigte soziale Interaktion mitgestaltet, die er dann nach allgemeinen Maßstäben beurteilen kann.

Diese Sicht der Diagnose kam auch in der Familientherapie zum Ausdruck. In den Siebzigerjahren vertraten Therapeuten wie Haley, Minuchin und Selvini Palazzoli – später auch Keeney – die These, man müsse klar erfassen, um gezielt handeln zu können (vgl. Haley 1977; Minuchin 1977; Selvini Palazzoli et al. 1978; Keeney 1981). Zwar wussten sie, dass der Therapeut als Systembeteiligter die Muster, Strukturen und Prozesse von Familien nicht neutral beobachten konnte, wiesen ihm aber dennoch die Rolle eines außenstehenden Experten zu, der Informationen sammelt, um gezielt intervenieren zu können. In den Achtzigerjahren ging die systemische Therapie andere Wege. Andersen, Cecchin, Dell, de Shazer, Goolishian, Keeney und andere betrachteten den Therapeuten als kooperierenden Partner seiner Kunden: Er galt als Mitgestalter sinnvoller Alternativen zur Problemkommunikation (vgl. etwa de Shazer 1982b, 1985; Dell 1986; Keeney 1987; Cecchin 1988; Andersen 1990 sowie die Sammelbände Reiter, Brunner u. Reiter-Theil 1988; Reiter u. Ahlers 1991). Alle im klinischen System hervorgebrachten Erkenntnisse resultieren aus der Kommunikation zwischen Klinikern und Hilfesuchenden, sind also deren gemeinsames Produkt. Die in der traditionellen Diagnostik postulierte Subjekt-Objekt-Differenz ist hier fehl am Platz. Alle Erkenntnisse des Klinikers spiegeln seinen Umgang mit Klienten wider. Er urteilt damit stets auch über sich selbst.

Die Vorschaltung eines klinischen Systems dient theoretischen und praktischen Zwecken: Es setzt Differenzen, um Beobachten und Handeln zu orientieren, und es relativiert die Bedeutung der mitgebrachten diagnosebedingten Probleme. In diesem Sinne erweist sich das Konzept der Überlebensdiagnostik als sinnvoll, zumal es dabei um die Erkundung von Ressourcen und Alternativen zum Problem geht, also um die individuellen Besonderheiten und Fähigkeiten der Hilfesuchenden, die es ihm ermöglicht haben, bis dato zu überleben. Das klinische System löst sich auf, indem es in ein spezifisches Hilfesystem übergeht (etwa Therapie) oder die Möglichkeiten professioneller Hilfestellung als zu eingeschränkt abweist.

5.4.1 Hilfesysteme

Helfen setzt prinzipiell Hilfesuche voraus. Anderenfalls, wenn Hilfe unabhängig vom Ersuchen geleistet oder aufgedrängt wird, muss man von Fürsorge, Reparatur, Kontrolle oder gar Bevormundung und Bemächtigung sprechen. Alle diese Maßnahmen können berechtigt und im Endeffekt hilfreich sein, müssen aber – will man korrekt logisch buchhalten – vom Helfen unterschieden werden. Die Vielfalt der professionellen Hilfesysteme fasse ich zu vier Grundtypen zusammen, denen je eine Form der Bitte um Hilfe entspricht: Anleitung, Beratung, Begleitung und Therapie.

Klinische Hilfestellung kann jede der vier Grundformen in den Quadranten von Abbildung 7 annehmen. Dieses Vierfelder-Schema bezieht sich allgemein auf alle Formen der professionellen psychosozialen Versorgung, egal ob auf eigenen Wunsch des Betroffenen (Hilfe) oder auf Veranlassung durch Dritte (Fürsorge). Dabei geht es hier immer um Linderung oder Beseitigung von Leiden.[43] Die angenommenen Dimensionen beziehen sich in der Senkrechte auf das Ziel der Maßnahme, in der Waagerechte auf das Muster der Hilfestellung. Das Anliegen der Hilfesuche kann Erweiterung oder Verringerung sein.

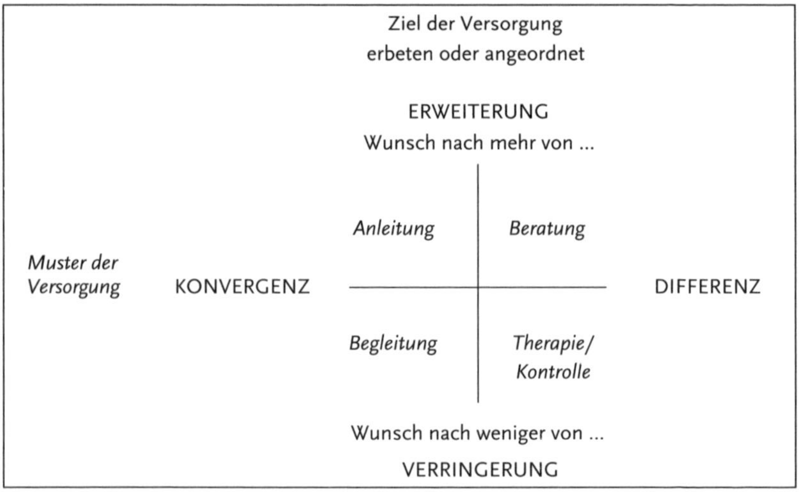

Abb. 7: Ein Kommunikationsmodell professioneller psychosozialer Versorgung.

Der Wunsch nach *Erweiterung* zielt auf eine Zunahme an Fähigkeiten, Entscheidungskriterien, Optionen usw., um mit dem Leiden besser umzugehen, der Wunsch nach *Verringerung* auf ein Nachlassen des Leidens. Die Waagerechte repräsentiert die Ziele der Hilfestellung und bedingt die Art und Weise, wie der Helfer seine Mittel – seine strukturellen Möglichkeiten – einsetzt. Ich spreche dann von *Konvergenz,* wenn der Helfer seine Struktur zur Verfügung stellt und die Bildung einer dauerhaften Beziehung anstrebt; in diesem Fall gleichen sich die Strukturen vom Helfer und Leidenden im Verlauf der Hilfestellung an. *Differenz* betrifft ein Helfen, in dem der Helfer seine Struktur analog eines Katalysators einsetzt und bei den Hilfesuchenden eigene Prozesse anregt, ohne eine Angleichung der Strukturen anzustreben; die Entstehung einer überdauernden Beziehung wird dabei vermieden.

43 Für eine ausführliche Erörterung weiterer Formen psychosozialer Versorgung, insbesondere der Unterscheidung von Hilfe und Fürsorge, vgl. Ludewig (1991b, 2002, 2013).

Anhand der Übersicht in Tabelle 2 und des Schemas in Abbildung 7 können Helfer und Supervisoren prüfen, ob sie im Interesse der Hilfesuchenden, also auftragsgerecht arbeiten oder eigene Ziele verfolgen. Das Schema ist typologisch aufgebaut und daher übermäßig trennscharf. Während eines Prozesses können verschiedene dieser Maßnahmen vorkommen. Dennoch kann es ein korrektes logisches Buchhalten bei der Durchführung der Hilfemaßnahme fördern. Dafür empfiehlt es sich, das Schema in der Praxis zu verwenden und die Beobachtungen zum Verlauf der Hilfemaßnahme als Punkte in das Koordinatensystem einzutragen. Die Prüfung, was für ein Prozess dort abläuft, lässt sich dann aus der Verteilung der Punkte ablesen.

ANLEITUNG
Typ: »Hilf uns, unsere Möglichkeiten zu erweitern!«
a. Fehlen oder Mangel an Wissen/Fertigkeiten
b. Zurverfügungstellung von Wissen
c. Offen
BERATUNG
Typ: »Hilf uns, unsere Möglichkeiten zu nutzen!«
a. Interne Blockierung, inaktive Ressourcen
b. Förderung vorhandener Strukturen
c. Begrenzt, je nach Umfang des Problems
BEGLEITUNG
Typ: »Hilf uns, unsere Lage zu ertragen!«
a. Unabänderliche Problemlage
b. Stabilisierung durch fremde Struktur
c. Offen
THERAPIE
Typ: »Hilf uns, unsere Lage rasch zu ändern!«
a. Veränderliche Problemlage
b. Beitrag zur (Auf-)Lösung des Problems
c. Als Vorgabe begrenzt

Tab. 2: Klinische Hilfsysteme (a. Grund des Leidens, b. Hilfestellung, c. Dauer)

5.4.2 Therapiesysteme

Therapie dient dem Ziel, Leiden möglichst rasch zu lindern oder zu beseitigen. Das Therapiesystem konstituiert sich um den zwischen Klienten und Therapeuten ausgehandelten Auftrag (s. Kap. 6.2.1). Die Straffung und enge thematische Beschränkung der Therapie auf möglichst rasche Linderung bzw. Beseitigung des Leidens hat folgende Vorteile:

- Konzentration auf die Aspekte, mit denen der Therapieauftrag möglichst direkt und rasch erfüllt werden kann[44]
- Logisch stringente Definition des Therapiesystems und der Therapeutenrolle
- Respekt vor der menschlichen Autonomie

5.4.2.1 Das Therapeutendilemma

Jeder Therapeut steht vor dem Dilemma, gezielt handeln zu sollen und zu wollen, ohne den anderen durchschauen zu können und daher ohne zu wissen, wie es gehen soll und was sein Handeln bewirken wird. Schon im Alltag erfahren wir Menschen (und uns selbst) als undurchschaubar und rätselhaft. Wer spürt, dass er strategisch behandelt wird, empfindet dies meist als Objektivierung und könnte versucht sein, die Erwartungen zu enttäuschen. Psychiater, Psychologen und andere Helfer wissen das zwar, streben aber in vielen Fällen durch mehr oder minder getarnte Handlungen gleichwohl eine Trivialisierung an. Dabei können sie sich auf zahlreiche Techniken stützen (zum Beispiel Tests, Fragetechniken und Beobachtungsstrategien), mit denen die bewusste Aufmerksamkeit umgangen und Menschen durchschaut werden sollen. Studien zeigen jedoch, dass die Betroffenen ihrerseits das Vorhaben der Forscher durchschauen und entsprechend handeln. Das gilt für projektive Techniken ebenso wie für sozialpsychologische Untersuchungen und Lügenskalen in Fragebögen. Psychiatrische Patienten berichten Ähnliches. Dennoch halten Psychologen und Psychiater beharrlich an ihrem Objektivitätsanspruch fest. Offenbar fällt es ihnen schwer anzuerkennen, dass ihr

44 Es wird das Ziel angestrebt, mit möglichst geringer Einmischung in das Leben der Klienten und mit möglichst kleinen Eingriffen bestmögliche Wirkung zu erreichen. Das meint jedoch weder Kurzzeit-Therapie noch fokale Therapie, zumal diese Konzepte auf der Setzung beruhen, dass eine eigentliche Therapie lang und umfassend sein müsste.

Gegenstand erst in der Kommunikation entsteht. Gleiches gilt für Therapeuten, die nach gültigen Regeln Lebensprobleme weiterhin objektiv erfassen und nach verallgemeinerten Regeln behandeln (vgl. z. B. Perrez 1982).

Die systemische Therapie erkennt das Dilemma des Therapeuten ausdrücklich an, baut es in das therapeutische Konzept ein und versucht daher, ohne es verleugnen zu wollen, trotz der Intransparenz und Nicht-Instruierbarkeit des Menschen zu helfen.

5.4.2.2 »Leidverwinden« im Dialog

Aus der Perspektive des Therapeuten gilt prinzipiell: Wird der Therapieauftrag erfüllt, ist eine Therapie gelungen. Für die Kunden hingegen ist das Ziel erreicht, wenn sie weniger, oder nicht mehr unter dem Problem der Therapie leiden. Therapie kann nicht kausal wirken. Sie betrifft autonome Menschen, die sich nicht verändern lassen. Der Therapeut muss also für günstige Rahmenbedingungen sorgen, in denen sich die Kunden ihren Wünschen gemäß verändern können. Dafür muss eine klinische Theorie geeignete Methoden formulieren, die als Orientierung dienen können.

Therapie als Dialog

Monologisch wäre eine Therapie, wenn sich der Therapeut auf standardisierte Strategien beschränkte, etwa ein Manual befolgte und seine Patienten dies duldeten. Als kommunikativer Prozess verstanden, in dem Kontinuität ebenso gewährleistet ist wie Sprünge, Zufall und Unerwartetes, kann Therapie als typischer Dialog angesehen werden. Ihr oberstes Ziel liegt nämlich darin, Beiträge zu leisten, die ein Auflösen des Therapiesystems mit erwünschten Ergebnissen begünstigen. Dazu muss dieses System im Rahmen des Vertretbaren optimal angeregt werden.

Der Part des Therapeuten im Dialog lässt sich zwei Hauptaspekten zuordnen: Würdigung und Öffnung. Er sollte bei der Entstehung der therapeutischen Beziehung seine Kunden in einem solchen Umfang würdigen, wie sie es benötigen, um vertrauensvoll mit ihm kooperieren zu können und die Therapie weder abzubrechen noch Widerstand zu entwickeln. Dabei muss er vor allem Respekt wahren, denn nur so entsteht ein Klima des Vertrauens, das die Kunden zu dem Wagnis ermutigt, das auf Gewissheit basierende Problemsystem aufzugeben. Gelingt es nämlich den Kunden, sich im Rahmen einer tragfähigen therapeutischen Beziehung so weit gesichert zu fühlen, können sie sich eher erlauben, die Wagnisse einzugehen, die notwendig sind, um sich dem Sog der Problemkommunikation zu widersetzen und Neues zu probieren. Daneben sollte der Therapeut aber nur so viel Neues, Unerwartetes, Öffnendes, Verstörendes einführen, wie unerlässlich erscheint, um das Problemsystem zu destabilisieren, also eine »heilsame Verstörung« auszulösen.

Der Therapeut ist insofern ein behutsamer, respektvoller »Anregender«, überschreitet aber nicht den gemeinsam definierten Auftrag. Seine therapeutischen Möglichkeiten der Intervention sind durch Respekt begrenzt. Was die Kunden als Verstörung empfinden, hängt aber stets von ihrer Struktur ab. Die Kunst der Therapie besteht darin, Interventionen empathisch einzusetzen: weder zu viel noch zu wenig, sondern angemessen (vgl. Andersen 1987). Im günstigsten Fall lässt die Therapie neue Präferenzen entstehen, die mit dem Problem unvereinbar sind; im ungünstigsten Fall verschärft sie das Problem.

Im therapeutischen Dialog verflüssigen sich die problemstiftenden Monologe, etwa durch unerwartete, aus dem Rahmen der ritualisierten Problemkommunikation fallende Fragen, durch Hinweise auf missachtete Alternativen und Verstöße gegen die Logik des Problemsystems. Solche Gespräche können dazu beitragen, dass die Beteiligten ihr Leiden »verwinden«.[45] Wie gezeigt, sind Lebensprobleme nicht lösbar und daher nicht endgültig überwindbar im Sinne von Heilung. Sie können jederzeit erneut auftreten, da alle Bedingungen – nämlich die Fähigkeit, zu kommunizieren und in emotionale Verstrickung zu geraten – erhalten bleiben. Lebensprobleme lassen sich allenfalls verwinden: Man kann sie also nur vergessen, ablegen, verdrängen oder übergehen. Verwunden werden sie, wenn ihre Grundlosigkeit erkannt, ihre monologische Struktur in einen konstruktiven Dialog verflüssigt und ein »Wechsel der Präferenzen« vollzogen ist. Dazu kann Therapie beitragen, indem sie Mut macht, Risiken einzugehen und wieder Vertrauen zu gewinnen. Therapie ist somit immer Hilfe zur Selbsthilfe, kein kausales Einwirken.

45 Der italienische Philosoph Gianni Vattimo (1990) verwendet den Begriff »Verwinden«, um Veränderung im Sinne der sogenannten Postmoderne von »Überwinden« zu unterscheiden, das auf Abwählen oder Ablösen des Althergebrachten angelegt ist. Das pluralistische Denken der sogenannten Postmoderne habe keine ontologische Grundlage mehr, um die Elemente früheren Denkens grundsätzlich ausschließen zu können (vgl. Welsch 1988).

5.4.2.3 Therapie, Therapeut, Therapiekunde

Therapie vollzieht sich in einem interaktionellen Sozialsystem, das aus einem oder mehr Therapeuten und einem oder mehr Therapiekunden besteht; sie lässt sich wie folgt von anderen sozialen Systemen abgrenzen:

- Ein Mitglied (oder mehrere Mitglieder) des therapeutischen Systems thematisiert Leiden infolge einer als veränderlich beurteilten Problemlage (eines individuell oder kommunikativ reproduzierten Lebensproblems).
- Ein anderes Mitglied definiert sich als Therapeut und orientiert sein Handeln daran, dass das Leiden rasch gelindert oder beseitigt wird.
- Die Dauer der Interaktion der Mitglieder ist bezogen auf den erarbeiteten Auftrag begrenzt.

Diese drei Aspekte betreffen die Operationen von Kunden und Therapeuten im Rahmen einer bestimmten Therapie. Sie lassen sich aber auch strukturell auffassen, wenn Therapie institutionell aufgefasst und anhand von Rollendefinitionen (und Erwartungsstrukturen) dargestellt wird. Schließlich kann man sie auch funktional verstehen, da der Prozess zielgerichtet ist. Jede Therapie muss also: 1. explizit auf Kommunikation beruhen, 2. eine spezifische Rollenstruktur aufweisen und 3. zielgerichtet und zeitlich begrenzt sein. Alles andere – die Art des Problems, die Techniken oder der Erfolg – sind keine konstituierenden Merkmale einer Therapie, sondern sind Kennzeichnungen, die von den Präferenzen des jeweiligen Beobachters abhängen.

5.5 Systemische Therapie: Definition

Systemische Therapie definiere ich zum Schluss dieses Kapitel wie folgt:

Systemische Therapie ist die pragmatische Umsetzung systemischen Denkens in die (psycho)therapeutische Praxis mit dem Ziel, menschliches Leiden nachzuvollziehen, zu lindern und ggf. zu beenden.

Diese sehr allgemeine Definition passt zu allen Formen der professionellen Hilfestellung. Sie unterscheidet sich aber von allen früheren Ansätzen, die im analytischen Denken verankert sind, durch den ausdrücklichen Bezug auf systemisches Denken, wie es im Teil II dieses Bands dargelegt wurde.

Resümee

Die hier entworfene klinische Theorie definiert ihren Gegenstand als einen Prozess mit vier einander ablösenden sozialen Systemen. Eine systemische Hilfestellung findet dann statt, wenn entweder ein einzeln geplagter Mensch oder Menschen eines Verbands (Ehe, Familie, Gruppe, Team, Schulklasse usw.) einen Professionellen aufsuchen und um Hilfe bitten. Wird die professionelle Maßnahme von Dritten eingeleitet, handelt es sich um einen Prozess der Fürsorge. Diejenigen, die das Anliegen der Hilfesuche entwickeln, bilden dann mit einem entsprechenden Helfer ein klinisches System, welches sich in Abhängigkeit vom Thema der Hilfesuche (Auftrag) zu einem spezifischen Hilfesystem der Anleitung, Begleitung, Beratung oder Therapie weiterentwickelt. Therapeutische Hilfesysteme lösen sich auf, wenn der Auftrag erfüllt ist oder sich als unerfüllbar erweist. Treten Rückkehrschleifen zum Problemsystem auf, haben sich die Beteiligten entweder mit dem Problem abgefunden oder zusammen mit den klinischen Helfern ein neues geschaffen. Das geschieht in Problemsystemen, die durch allzu problembezogene oder überlange Diagnostik erzeugt werden, und in »ewigen« Therapien. Die neuen Problemsysteme unterscheiden sich aber dadurch von den ursprünglichen, dass sie den Kliniker als Mitglied enthalten.

6 Klinische Praxis

In diesem Kapitel wende ich die bisher erörterten theoretischen Überlegungen auf die Konzeptualisierung der klinischen Praxis an. Dabei entwickele ich eine systemische Theorie der klinischen Praxis – klinische Theorie – und trage die Grundzüge einer therapeutischen Methodologie zusammen (vgl. auch von Schlippe u. Schweitzer 1996; Wirth u. Kleve 2012). Beide – Theorie und Praxis – sind bei aller Schwierigkeit ihrer Vereinbarung (vgl. Brock 1986) doch untrennbare Bestandteile klaren Denkens über jeden Gegenstand, zumal, wie Einstein treffend gesagt haben soll, gilt:

> »Erst die Theorie entscheidet darüber, was man beobachten kann« (Heisenberg 1981, S. 111).

Beide lassen sich auch auf andere Hilfesysteme übertragen, sofern man deren Eigenarten berücksichtigt.

6.1 Der methodologische Rahmen

Therapie ist durch den Therapeuten definiert: ohne Therapeut keine Therapie. Deshalb muss eine klinische Theorie die Rolle des Therapeuten klar bestimmen, um den Helfer bei der Verwirklichung seiner Mitgliedschaft in einem Therapiesystem zu orientieren. Die Komponenten sozialer Systeme – die Mitglieder – entstehen durch sinnhafte Kommunikation über ein Thema. Als Mitglied eines Therapiesystems konstituiert sich der Therapeut demnach erst in der therapeutischen Kommunikation, und er löst sich nach Beendigung des Prozesses auf (vgl. Loth u. Ludewig 1994). Das definiert ein soziales System, eigentlich ein Interaktionssystem (s. Kap. 4.1.1), als Therapie. Der Kunde ist in methodologischer Hinsicht eine notwendige, aber nicht hinreichende Bedingung: Es muss ihn geben, aber er erfüllt naturgemäß keine vorgeschriebenen Funktionen, kann also nicht herangezogen werden, um die Methoden zu bestimmen. In diesem Sinne sind differenzielle Zuschreibungen bei der Ablehnung eines Klienten als zu schwer gestört, untherapierbar oder ungeeignet moralisch verfehlt und aus erkenntnistheoretischen Gründen unhaltbar. Steve de Shazers Unterscheidung von Klienten nach dem Grad der Beteiligung an einem therapeutisch intendierten Gespräch als Besucher, Klagenden oder Kunden mag, sofern diese Charakterisierungen nicht objektiviert werden, pragmatisch nützlich sein (vgl. de Shazer 1988), sie entbehrt aber einer darüber hinausgehenden Begründung, denn eine solche würde eine eindeutige Diagnose über die Absichten der Klienten voraussetzen. Es handelt sich dabei um Beurteilungen des Therapeuten, die wie bei jeder anderen Aussage auf ihn selbst zurückfallen.

Um eine Kommunikation im Sinne von Therapie durchführen zu können, benötigt der Helfer einen Orientierungsrahmen. Methodologisch geht es darum, ein anwendbares, flexibles, allgemeines, aber auch spezifisches Verfahren zu erarbeiten, an dem sich der Therapeut orientieren kann. Aus systemischer Sicht ist Kommunikation Anlass, Mittel und Ziel der Therapie. Für die Bestimmung ihrer Methodik stehen definitionsgemäß nur die Elemente zur Verfügung, die das Therapiesystem konstituieren: die Mitglieder und ihre Interaktionen, ihr Thema und die Dauer der Maßnahme. Bis auf eines dieser Elemente erweisen sich jedoch alle anderen dafür als ungeeignet:

Die traditionelle Bestimmung nach Effizienz und Effektivität – was sich im Nachhinein als nützlich erweist, wird zur Methode erhoben – beruht auf Kausalitätsannahmen und ist daher aus systemischer Sicht nicht haltbar. Die methodische Bestimmung anhand standardisierter Interaktionsmodi (Techniken) engt den Handlungsspielraum des Therapeuten unnötig ein. Die Therapiedauer eignet sich ohnehin nicht, da sie im Voraus nicht bestimmbar ist. Von den Mitgliedern des Therapiesystems scheidet – wie bereits erwähnt – der Kunde ebenfalls aus.

Die Methodik der Therapie muss also von der Definition des Therapeuten ausgehen. Dazu eignet sich der Begriff »Rolle«. Die Bestimmung der »Therapeutenrolle« abstrahiert vom jeweiligen System und dient daher als generelles Programm für die Ausführung dieser Mitgliedschaft. Die Beschreibung dieser Rolle erlaubt zum einen die Orientierung der therapeutischen Tätigkeit vor Ort und zum anderen die Kontrolle darüber, ob die zugrunde gelegten Kriterien erfüllt werden, lässt also therapeutisches Handeln eingrenzen und beurteilen. Bei unserem Vorschlag hierzu beschreiben wir die Therapeutenrolle als einen Komplex von Einstellungen oder Haltungen.

6.1.1 Nutzen, Respekt, Schönheit

Psychotherapie darf nicht schädlich sein und sollte nützen. Seit Hans Jürgen Eysenck (1952, 1961) das Konzept der »spontanen Remission«

eingeführt hat, wonach die meisten psychischen Störungen auch ohne Behandlung nach einiger Zeit remittieren, müssen Psychotherapeuten zudem nachweisen, dass ihre Arbeit nicht überflüssig ist. Traditionell wird Psychotherapie primär nach dem Nutzen beurteilt. Dieses Kriterium ist jedoch trügerisch, da es Beobachtungen und hypothetische Wertungen vergleicht, wobei Emotionen und subjektive Wertmaßstäbe eine wichtige Rolle spielen. Eine Maßnahme wird bei einem Prä-post-Vergleich als nützlich beurteilt, wenn nach ihrer Durchführung ein negativ beurteilter Zustand verbessert erscheint, eine Verschlechterung vermieden oder eine günstige Konstellation bewahrt wurde. Diese Urteile lassen sich aber kaum konsensualisieren, da sie stark von subjektiven Gesichtspunkten geprägt sind.

Im objektivistischen Denken mag Nutzen als Kriterium ausreichen, da es unterstellt, man könne das Problem, den therapeutischen Prozess und dessen Erfolg intersubjektiv bestimmen oder gar messen. Therapien erweisen sich danach als nützlich, wenn sie eine objektive Besserung kausal herbeiführen. Dafür müssen die therapeutischen Variablen erfasst und von Nebeneffekten bereinigt werden – etwa spontane Besserung, Suggestion oder Placebo (vgl. hierzu Brody 1977). Mittlerweile haben sich diese Vorgaben, die vom medizinischen Modell übernommen wurden, als wenig geeignet erwiesen, um psychotherapeutische Verfahren zu beurteilen (vgl. Hubble, Duncan a. Miller 1999; Wampold 2001, 2010).

Auf dem Pfad der *(Objektivität) in Klammern* ist Nutzen dagegen kein objektiv auffindbarer Sachverhalt, sondern ein kommunikativ herzustellender Konsens. Damit unterliegt er den Problemen des Wertens, lässt sich also nicht verbindlich festschreiben. Um die prozessuale Offenheit des doch unverzichtbaren Kriteriums Nutzen zu betonen, verbinde ich es mit zwei weiteren Kriterien, die mir auch als Leitmotive für die Erarbeitung von Interventionen dienen: Respekt und Schönheit. Im Wechselspiel zwischen diesen Polen soll sich die systemische Therapie an drei Postulaten orientieren: Nutzen als Ziel der Therapie, Respekt als Grundhaltung des Therapeuten und Schönheit als Gestaltungsprinzip der Interventionen (vgl. Ludewig 1988b, 2002).

Während Nutzen in gewissem Umfang und je nach Bestimmung sogar messbar ist, sind Respekt und Schönheit Leitmotive, die sich als solche der Normierung entziehen. Gerade darin liegt ihre Relevanz für eine systemisch begründete klinische Theorie, denn sie sprechen den in der Therapie Handelnden an und weisen ihn auf seine alleinige Verantwortung für den Verlauf des Prozesses hin. Nutzen kann der Therapeut nur in Grenzen verantworten, denn da spielen viele andere Merkmale eine Rolle mit. Da Schönheit und Respekt nicht normierbar oder standardisierbar sind, bieten sie dem Therapeuten keine Möglichkeit, sich auf äußere Bedingungen auszureden. Zugleich verlangen diese Kriterien über die Einhaltung von technischen Vorgaben hinaus persönlichen Einsatz und Engagement, und diese stehen nicht jedem Therapeuten und in jeder Situation gleich intensiv zur Verfügung. Insofern sind diese Kriterien dezidiert subjektiv und auf die Person des Therapeuten gerichtet, der sie je nach Möglichkeit erfüllen oder vernachlässigen kann.[46] Im Wesentlichen haben diese Kriterien den Zweck, den alleinigen Gebrauch eines leicht zur Verdinglichung verleitenden Nutzens einzuschränken und die persönliche Autonomie und Verantwortung des Therapeuten und des Therapieforschers anzusprechen. Sie sind wie folgt aufzufassen:

- *Nutzen:* Eine Maßnahme ist nützlich, wenn es eine konsensfähige Beurteilung über die Erfüllung eines Auftrags gibt – z. B. eine Besserung, keine Verschlechterung, Bewahrung eines wünschenswerten Zustands. Dieses Kriterium lässt sich am ehesten intersubjektiv bestimmen.
- *Respekt:* Dieses Kriterium fordert den Helfer auf, in selbstverantworteter Haltung sich und den anderen als eigenständigen und prinzipiell berechtigten Verfasser der eigenen Lebensgeschichte zu betrachten und zu werten.
- *Schönheit:* Dieses Kriterium ist erfüllt, wenn der Helfer in selbstverantworteter Haltung bemüht ist, seine Interventionen nach ästhetischen Gesichtspunkten zu wählen und zu gestalten.

6.1.2 Leitsätze

Therapie ist als Kommunikation nur in Grenzen planbar. Ihre Methodologie muss also darauf fokussieren, die Rolle des Therapeuten klar

46 Ein Blick auf die Literatur zur Ästhetik half, das ursprüngliche Ansinnen aufzugeben, Ästhetisches konsensfähig zu bestimmen (vgl. z. B. Adorno 1967, Bense 1982, Brock 1986, Eco 1972). Ich verwende den Begriff Schönheit im Sinne Batesons (1982, S. 16) als Aufmerksamkeit für das Muster, das verbindet – *»the pattern that connects«*.

zu definieren. Traditionell sah man sie in der Spannung zwischen den folgenden Extrempositionen:

»Sei du selbst!« <————————> »Befolge Richtlinien!«

Daran orientierten sich zunächst auch die Vertreter der systemischen Therapie. In ihren Vorschlägen bewegten sie sich zwischen rein dialogisch und streng strategisch konzipierten Positionen und betrachteten dementsprechend den Therapeuten als einen begleitenden »Nicht-Wissenden« oder einen intervenierenden »Experten«. Diese Extreme belegten exemplarisch die Positionen Goolishians (vgl. Anderson a. Goolishian 1991), der vom Therapeuten Disziplin und Zurückhaltung bezüglich besseren Wissens erwartet, und de Shazers (1988), der dem Therapeuten einen Entscheidungsbaum zur klaren Orientierung seiner Handlungen anbietet. Zum dialogischen Pol neigten u. a. auch Tom Andersen (1987, 1990), Gianfranco Cecchin (1988; Cecchin, G., G. Lane u. W.-A. Ray 1993) und Lynn Hoffman (1987, 1990); zum eher strategischen Pol neigte Karl Tomm (1988a, 1988b, 1989, 1994). Eine mittlere Position belegten Michael White (1989a, 1989b) und Bradford Keeney (1987), die sowohl dialogische als auch strategische Gesichtspunkte in ihre Konzepte einbeziehen.

Aus meiner Perspektive gilt es jedoch, die Therapeutenrolle auf einem mittleren Weg zu bestimmen, der zwischen der Szylla einer paradox geforderten Spontaneität – man könnte auch sagen: antrainierten Humanität – und der Charybdis raffinierter Techniken verläuft. Dafür verbinde ich die allgemeinen Erwartungen an Therapie zu einer spezifischen Grundhaltung, die Nutzen, Respekt und Schönheit in Praxis umsetzt. Diese soll dem Therapeuten eine Orientierung liefern und ihm einen Ausweg aus dem Therapeutendilemma nahelegen. Unser Vorschlag leitet das therapeutische Handeln wie folgt:

- Vermittlung zwischen den allgemeinen Erwartungen an Therapie, den spezifischen Erwartungen der Klienten und den eigenen Erwartungen des jeweiligen Helfers
- Beachtung der Kriterien Nutzen, Schönheit, Respekt und deren Umsetzung in die Praxis
- Bezugnahme auf die Hauptaufgaben des Therapeuten, also dass ein Therapiesystem entsteht, das nur so lange wie nötig existiert, Veränderungen fördert und rechtzeitig aufgelöst wird

Aufgaben	Leitsätze	Leitfragen
Erzeugung	1 Definiere dich als Therapeuten! 2 Sieh dich!	Übernehme ich Verantwortung als Therapeut? Stehe ich zu meinen Möglichkeiten?
Erhaltung	3 Gehe von deinen Klienten aus! 4 Werte förderlich! 5 Beschränke dich! 6 Sei bescheiden!	Wessen Maßstäbe lege ich an? Suche ich nach Öffnendem? Fokussiere ich auf das Nötigste? Sehe ich mich als Ursache?
Verwirklichung	7 Bleibe beweglich! 8 Frage konstruktiv! 9 Interveniere sparsam!	Wechsele ich meine Perspektiven? Stelle ich Fragen, die weiterführen? Rege ich behutsam an?
Beendigung	10 Beende rechtzeitig!	Kann ich schon beenden?
... und	+1 Befolge nie blind Leitsätze!	Wende ich diese flexibel und kontextbezogen an?

Tab. 3: 10+1 Leitsätze/Leitfragen zur Orientierung systemischer Therapie

Unter diesen Aspekten formulierte ich 1984 praxisbezogene Leitsätze, die einen methodischen Rahmen für die therapeutische und beraterische Arbeit anbieten (s. Tabelle 3). Jedem Leitsatz entspricht eine Kontroll- bzw. Leitfrage. Die Leitsätze können – ganz im Sinne des systemischen Denkens – sehr unterschiedlich angewandt werden und bilden insofern nur einen Orientierungsrahmen für Therapeuten und eine Grundlage für die Metakommunikation über Therapie. Die empirische Überprüfung im Sinne der Ziele unserer Hamburger Arbeitsgruppe wies jedoch eine akzeptable Brauchbarkeit auf (vgl. Ludewig 1987b).

6.1.3 Irreführende Polarisierungen

Um sich von früheren Ansätzen abzugrenzen, neigte die systemische Therapie anfangs zu krassen Polarisierungen. Daraus ergaben sich interne Kontroversen, die zum Teil noch heute andauern, meist jedoch eher unproduktiv sind: Pragmatik wird gegen Ästhetik, Expertentum gegen Unvoreingenommenheit (Nicht-Wissen), Haltung gegen Technik und Intervention gegen Dialog ausgespielt. Sie gaben Anlass zur Gründung von Arbeitsgruppen, die sich durch ihre Präferenz für je eine Seite dieser Polarisierungen definierten. Eine wichtige Rolle bei der Entstehung neuer, dialogisch orientierter Arbeitsgruppen spielte das Aufkommen des sozial-konstruktionistischen Ansatzes nach Kenneth Gergen (s. Kap. 4.5.1); er inspirierte u. a. die Entstehung eines kollaborativen (vgl. Anderson 1999, 2007), eines narrativen (vgl. Combs a. Freedman 1996) und eines selbstreflexiven Ansatzes (Deissler 1997; Deissler u. McNamee 2000).

Die seit Anfang der Achtzigerjahre geführte Debatte über Pragmatik oder Ästhetik, Technik oder Kunst führte zu der vermittelnden Position, dass Therapie als eine »kunstfertige Technik« beide Aspekte in sich vereint. Bradford Keeney trug zur Entschärfung dieser Kontroverse bei: »*Alles in allem, benötigen wir unser ganzes Gehirn – nicht die rechte, nicht die linke Hälfte*«, also eine ganzheitliche Sichtweise, nicht ästhetisch, nicht pragmatisch (Keeney 1982b, S. 434; übers. aus dem Englischen vom Verfasser). Unsere mittlere Position fand in der Aufstellung der drei genannten Kriterien Niederschlag.

In der Debatte über Kompetenz oder Nicht-Wissen haben besonders Verfechter eines hermeneutisch-narrativen Ansatzes gefordert, der Therapeut solle auf alle normativen Vorgaben verzichten und sich gegenüber seinen Kunden offen präsentieren. Ansonsten bezöge er unbemerkt eine übergeordnete Position als Experte, der die Entfaltung eines wahren Dialogs verhindere. Die Kompetenz des Helfers liege darin, Architekt eines förderlichen Gesprächs zu sein (vgl. Goolishian u. Anderson 1988; Goolishian a. Anderson, 1990; Anderson a. Goolishian 1990a, 1991). Demgegenüber erwarten eher pragmatisch orientierte Autoren vom Therapeuten, dass er Techniken einsetzt, um das Problem direkt und gezielt zu lösen (vgl. de Shazer 1988; de Shazer et al. 1986).[47] Wie bei allen, im Endeffekt universalistischen Polarisierungen gilt auch hier: Systemisch gesehen, gibt es keine Notwendigkeit für eine Logik des Ausschlusses; es gilt auch hier: »*Not one, not two*« (Varela 1976), sondern one *and* two, sowohl als auch. Dem jahrelang in der dialogischen Auseinandersetzung mit Leidenden unvermeidlich spezialisierten Helfer sollte erlaubt sein, sich zu seiner Erfahrung und Intuition zu bekennen und beides mit Wissen und Technik sinnvoll zu ergänzen; dabei sollte er sein Expertentum transparent gestalten und

47 In späteren Schriften erweiterte de Shazer seine Konzepte um sprachphilosophische und dekonstruktivistische Aspekte (vgl. de Shazer 1991, 1994; Miller u. de Shazer 1991, 2000).

durch ständige Reflexion auf ein angemessenes Maß beschränken. Systemische Therapeuten sollten eine mittlere Position anstreben, also weder ihre Sachkompetenz verleugnen noch sich auf Techniken fixieren und im Sinne Wampolds (2001) eher *Allegianz* – Identifikation mit seinem Ansatz – als *Adhärenz* – Festhalten am Therapiemanual – verwirklichen.

Bei der Frage, ob Therapie auf Intervention oder Dialog basieren soll, muss zunächst geklärt werde, was diese Konzepte meinen. Definiert man Intervention im eigentlichen Sinne als »Dazwischentreten« und Konversation als sich fortwährend wandelnden Prozess des »Miteinander-Umgehens«, lässt sich die Polarisierung wie folgt auflösen: Therapie ist ein Dialog besonderer Art, in dem der Therapeut in seiner Rolle explizit gebeten wird zu intervenieren, also zu fragen, seine Eindrücke mitzuteilen oder anzuregen, zugleich aber auf die Beiträge seiner Klienten zu achten. Therapie ist insofern eine zielgerichtete Form des Dialogs, und die Rolle des Therapeuten macht diesen unausweichlich zum bewusst »intervenierenden Dialogpartner« (s. Kap. 6.2.2).

6.2 Die Praxis der Therapie

Therapie ist Kommunikation und – da diese Kontinuität durch Anschlussbildung erfordert – grundsätzlich auch Kooperation. Die Annahme, der Therapeut habe einseitig auf passive Dulder (= Patienten) einzuwirken, steht nicht nur im Widerspruch zum systemischen Konzept der Autonomie, sondern auch zum Erleben der Beteiligten. Therapeutisches Handeln folgt stets auf eine »Einladung zur Kooperation«.

6.2.1 Anliegen und Auftrag

Therapeutische Kommunikation bedeutet in jeder Phase Sinnstiftung oder Themenwahl und damit Reduktion von Komplexität. Traditionell obliegt es dem Experten, Thema und Verlauf der Kommunikation zu bestimmen. Er muss also a) erkennen, um welches Problem es sich handelt und welche Bedingungen das Problem erzeugen und aufrechterhalten (Diagnostik), b) handlungsleitende Zuordnungen vornehmen (differenzielle Indikation), c) Maßnahmen auswählen und verordnen (Therapieplanung), d) die Therapie leiten und c) deren Effizienz kontrollieren (Evaluation).

Im systemischen Verständnis der Therapie erweist es sich jedoch als sinnvoller, sich an der Differenz von Anliegen und Auftrag zu orientieren – statt sich auf das Problem zu konzentrieren und dabei die epistemologischen und gesellschaftlichen Schwierigkeiten in Kauf zu nehmen, die mit einer Diagnosenstellung einhergehen (vgl. z. B. Dörner 1975). Diese Differenz ersetzt aus systemischer Perspektive die sonst übliche Differenz von Diagnose und Indikation.[48] Der Therapeut konzentriert sich also nicht auf das Problem, sondern auf die Aktivierung der ungenutzten, am Problem nicht beteiligten Ressourcen seiner Kunden (etwa alternative Denkmuster und Handlungsweisen sowie Ausnahmen zur Problemkonstellation aus seiner Lebensgeschichte).[49] Da Lebensprobleme definitionsgemäß unlösbar sind, wird auch keine Problemlösung angestrebt, sondern die Nutzung von Alternativen. Metaphorisch gesprochen, wird hierbei nicht ein Sumpf ausgetrocknet, sondern das Umliegende befestigt oder eine Brücke darüber gebaut bzw. dafür geworben, dass ein Umweg bevorzugt wird; der Sumpf aber bleibt für immer erhalten, wennschon mit einer anderen, weniger belastenden Wirkung. In diesem Sinne lädt Therapie durch geeignete Anregung zu einem »Wechsel der Präferenzen« ein, das heißt, mehr von dem anzustreben, was bekömmlich ist.

Zu Beginn einer Therapie haben die Kunden ein zumeist diffuses Anliegen, das sich in ebenso diffusen Klagen äußert, etwa: »Wir halten es nicht mehr aus«, »Helfen Sie uns« oder »Verändern Sie mein Kind, meinen Mann, meine Frau ...« usw. Das Anliegen der Therapeuten ist nicht minder unspezifisch: professionell und effizient zu helfen. Der Sinn oder das Thema eines Therapiesystems ergibt sich intern durch kommunikative Selektion. Eine vorgreifende Thematisierung im Sinne von »differenziellen Indikationen«, Techniken und Zielen wäre nur um den Preis einer Objektivierung möglich, die den Prozess blockieren könnte.

Als *soziale Dienstleistung* setzt Therapie als Grundlage für den entsprechenden Leistungsvertrag einen entsprechenden Auftrag voraus. Eigentlich ein kaufmännischer Begriff, beinhaltet der Auftrag das Ergebnis einer Verhandlung zwischen Käufer und Verkäufer über einen Kauf, und er dient dann als Grundlage für die Formulierung

48 Sollte dennoch die diagnostische Frage aufkommen, sollte dann sinnvollerweise von einer »Überlebensdiagnostik« gesprochen werden (s. Kap. 5.4).

49 Darüber dürfte Einigkeit unter systemischen Therapeuten herrschen, obwohl sie mit Alternativen Verschiedenes meinen, so z. B. Goolishian das »bisher Ungesagte«, de Shazer die »Ausnahmen« und White die einzigartigen lebensgeschichtlichen Entwürfe oder »unique outcomes«.

eines Vertrags. Im Kontext systemischer Praxis und auf der Basis kommunikationstheoretischer Überlegungen bezeichnet der Auftrag einer Hilfemaßnahme das Thema, um das die zu führenden Kommunikationen im Verlauf dieser Maßnahme kreisen werden. Der Auftrag bestimmt den Sinn, die (thematische) Sinngrenze des Systems und steuert den kommunikativen Verlauf, also die vom Therapeuten zu erbringende Leistung und seine Interaktion mit den Kunden. Ziel des gemeinsam festgelegten Auftrages ist es, die Ressourcen der Kunden mit den Möglichkeiten des Therapeuten zu koordinieren, das heißt, aus den ursprünglich diffusen Anliegen beider Parteien ein handhabbares Arbeitskonzept zu erstellen. Im Unterschied zum Ziel, das einer quasi topologischen Größe entspricht, die einmal festgelegt fortan unverändert bleibt, beinhaltet der Auftrag als Thema eines kommunikativen Geschehens eine grundsätzlich veränderliche Sinngebung, die im Verlauf des Prozesses variiert werden kann.

Die klinische Erfahrung zeigt, dass es von zentraler Bedeutung ist, klar zwischen *Anliegen* und *Auftrag* zu unterscheiden. Viele Therapien misslingen oder fahren sich fest, weil kein eindeutiger Auftrag formuliert wurde. Die Therapeuten müssen in dem Fall entweder versuchen, dem diffusen Anliegen der Kunden zu folgen, oder im eigenen Auftrag arbeiten, also nach eigenen Hypothesen, Diagnosen und Theorien handeln. In der Literatur, aber auch in der Praxis trifft man häufig auf Formulierungen, die leicht irreführend sind. Man spricht davon, »einen Auftrag zu haben« oder »einen Auftrag zu bekommen« bzw. »zu vergeben«. Solche Formulierungen entsprechen einer linealen Denkstruktur, die Kommunikation entsprechend der Übertragung von dinghaft verstandenen Informationen auffasst. In systemisch korrekter Diktion sollte man lieber von »Auftrag vereinbaren« oder »Auftrag aushandeln« reden bzw. vom aktuellen Ergebnis einer kommunikativen Vereinbarung der beteiligten Parteien mit ihren jeweiligen Anliegen.

Gerade vor diesem Hintergrund erweist es sich als hilfreich, Anliegen und Auftrag deutlich voneinander zu unterscheiden (vgl. Ludewig 1992, 2005). Erst der ausgehandelte und eindeutig formulierte Auftrag definiert das Hilfesystem als Therapie, Beratung, Anleitung oder Begleitung. Er legt also fest:

- Ziel und Methoden der Hilfemaßnahme
- Kriterien für die Durchführung und die Verlaufsprüfung
- Entscheidungshilfen für die Beendigung
- Kriterien der Erfolgskontrolle

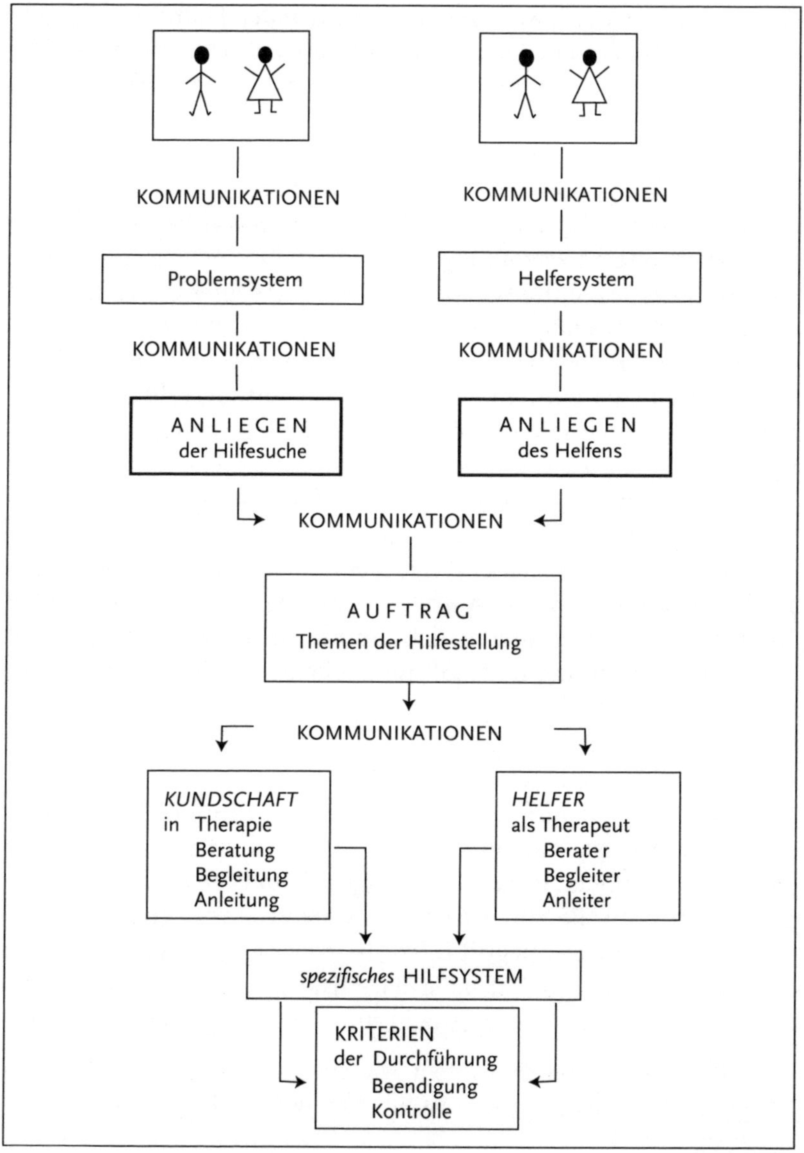

Abb. 8: Anliegen und Auftrag

Abbildung 8 illustriert schematisch den Verlauf, der zur Vereinbarung eines Auftrags einschließlich der Folgen führt: Zwei Parteien treffen mit eher diffusen Anliegen, aber mit durchaus bestimmten

Erwartungen an den jeweils anderen, aufeinander: Hoffnung auf Hilfe bzw. Bereitschaft zu helfen (= Beruf auszuüben). Die erste Phase der kommunikativen Interaktion dient auf beiden Seiten dem Ziel, die jeweiligen Möglichkeiten (Fähigkeiten, Ressourcen) therapiegerecht, also realisierbar abzustimmen und in einen für beide Seiten annehmbaren Auftrag zu fassen. Hat man die Vereinbarung darüber getroffen, hat man sich implizit darüber verständigt, um was es bei der Therapie (oder einer anderen Versorgungsleistung) auf welche Weise gehen soll. Die Erfüllung des Auftrags bzw. die Erkenntnis seiner Unerfüllbarkeit signalisiert die Beendigung der Maßnahme. Eine phänomengerechte Kontrolle des Ergebnisses (Outcome-Forschung) sollte sich jeweils im Einzelfall (idiografisch) an der Qualität der Auftragserfüllung orientieren und nicht, wie in der üblichen Therapieforschung, an noch so raffinierten Prä-post-Vergleichen bei Diagnosegruppen.

In der Therapie gestaltet also der Auftrag die vertragliche Beziehung zwischen Therapeut und Kunden, und seine implizite oder explizite Erarbeitung markiert den Beginn einer Therapie (vgl. Loth 1998). Allerdings kann der Auftrag von Zeit zu Zeit neu ausgehandelt werden. Daher ist es unerlässlich, immer wieder zu prüfen, ob der ursprüngliche Auftrag noch gilt und gelten soll oder ob eine Reformulierung angezeigt ist.

6.2.2 Der therapeutische Dialog

Therapie ist nicht nur Kommunikation, sondern eine spezifische Form des Dialogs. Kommunikation muss nicht dialogisch sein, da sie bereits geschieht, wenn etwas mitgeteilt und verstanden wird: Sie schließt auch triviale, ritualisierte und stereotype Formen sowie Missverständnisse ein. Der Begriff Dialog ist jedoch enger gefasst. In seiner stärksten Bedeutung stützt er die dialektische Methode der Wahrheitsfindung und weist auf eine gemeinsame Denkbewegung hin, in der

> »nicht von vornherein feststeht, was am Ende sich ergeben wird, was am Ende als das Richtige, als die Wahrheit erscheint« (Horkheimer 1985, S. 300).

So verstanden, schließt der Dialog Kommunikationsformen wie Überredung, Verkündigung, Diskussion oder Manipulation aus. In einem Dialog gibt es weder Sieger noch Besiegte, sondern nur offene, suchende Partner, die Wahrhaftigkeit, Neugierde und Akzeptanz verbindet und die sich in diesem Prozess verändern. Den Gegensatz zu einer dialogischen Haltung bildet Selbstgefälligkeit, die in den Auseinandersetzung scheuenden Monologen vorkommt. Im Dialog widmen sich die Partner einem gemeinsamen Thema und sind bemüht, ihre Sichtweisen zu vereinbaren. Alle Schritte, die zur Synthese führen, sowie die Beteiligten selbst bleiben darin aufgehoben und in ihrer Richtigkeit bewahrt. Das macht Dialoge kreativ und nicht destruktiv oder verschmelzend.

Dialoge sind offen für neue Sinnhorizonte, stiften und erschüttern Sinn, konstituieren die Realitäten, die Menschen als Richtschnur für ihre Lebenspraxis dienen, und stellen sie der Kritik. Dialoge folgen der Differenz Konsens/Dissens und liegen der kollektiven Realität zugrunde. Letzten Endes prägen Dialoge die Geschichte des Denkens. Dialog hat Sommer (1987) in Anlehnung an Habermas operational wie folgt gefasst:

- Ein Gespräch
- zwischen gleichberechtigten Partnern
- über ein gemeinsames, wichtiges Thema,
- in dem die Beteiligten sich Wahrhaftigkeit und Offenheit unterstellen und
- mit ihren Beiträgen aneinander anschließen.

Diese Bestimmungen gelten im Wesentlichen auch für Therapie. Fragwürdig ist nur, ob es sich um gleichberechtigte Partner handelt. Therapie ist kein spontanes, auf Wahrheitsfindung oder ein anderes, beliebiges Thema ausgerichtetes Gespräch. Therapie ist vielmehr ein funktionales Gespräch zwischen Menschen in unterschiedlicher Mitgliedschaft und mit unterschiedlichen Anliegen – Therapeut und Klient –, die in einem professionellen Kontext im Hinblick auf das eng umrissene Thema »Linderung oder Beseitigung von Leiden« miteinander kommunizieren, in dem der Therapeut – selbst nach Harry Goolishian, dem radikalsten Verfechter einer dialogischen Methode – den Verlauf lenken und am Thema halten soll. Wenn es die Beteiligten *vereinbaren* und sich daran halten, kann Therapie ein Dialog *sui generis* sein, auf den alle Merkmale der genannten Definition zutreffen. Die an der Therapie Beteiligten können als gleichberechtigte Partner mit unterschiedlichen Aufgaben engagiert werden. Allerdings hängt dies wegen der besonderen Thematik vom jeweiligen Auftrag ab. Wie sich ein Dialog nicht erzwingen lässt, so auch nicht »Therapie als Dialog«.

Im therapeutischen Dialog verflüssigt sich die monologisch ritualisierte Problemkommunikation durch Einbeziehung neuer, alternativer Aspekte und wird dialogisch. Therapie ist somit eine spezielle Form des Dialogisierens und insofern Ausübung der rhetorischen Kunst. Das demonstrierte der brasilianische Anthropologe Tullio Maranhão (1986) bei seiner Untersuchung des Psychotherapeutenstamms. Er zeigte, dass Therapeuten, in aller Regel unbemerkt, die Kunst der Rhetorik auf eine von zwei Weisen ausüben: entweder in sophistischer Tradition »strategisch« oder in sokratischer Tradition »mäeutisch«. Das heißt, sie streben entweder gezielt einen im Voraus einseitig bestimmten Ausgang an und berücksichtigen die Eigenheit der Kunden nur insoweit, als dies zum Erreichen des Ziels unumgänglich ist; oder sie verstehen sich als die Hebamme der sokratischen Metapher und sind bemüht, die im Hilfesuchenden vorhandenen Möglichkeiten ans Tageslicht zu befördern.

Unsere Auffassungen stimmen widerspruchslos mit denen des narrationstheoretischen Ansatzes der Therapie überein. Letztere beruhen auf Auffassungen moderner Anthropologie und wurden insbesondere von Michael White in Australien entwickelt (vgl. u. a. White 1989a, 1989b; White a. Epston 1989). Der Therapeut gewinnt im Verlauf des therapeutischen Dialogs Einblick in die »dominanten Geschichten« des Kunden, die als Deutungsschemata bei der Einordnung und dem Verständnis seiner Erlebnisse zu dem geführt haben, was nun als Problem erscheint. Durch geeignete Fragen weist der Therapeut den Kunden auf einzigartige Vorkommnisse (*»unique outcomes«*) seines Lebens hin, die dann als Ausgangspunkt für die Neuverfassung (*»re-authoring«*) des bisherigen und künftigen Lebensweges dienen. Am Ende liegt dann eine andersartige Narration vor. Gelingt es, diese neue Geschichte zum Zirkulieren zu bringen, das heißt, sie anderen mitzuteilen, und stößt sie dabei auf einen bedeutsamen Resonanzboden, also auf bestätigende Zuhörer, wird sie zu einer neuen dominanten Geschichte, welche die alte ersetzt. Therapie versteht sich auch aus dieser Perspektive als kokreativer Prozess der (Neu-)Konstruktion von Wirklichkeiten, das heißt, als Anregung zum Wechsel der Präferenzen.

Der Zeitpunkt für die Beendigung der Therapie ist unter Umständen dann gekommen, wenn die Besonderheit des therapeutischen Dialogs aufhört und dieser in einen üblichen Dialog übergeht. Die

Psychotherapieforschung weiß zu berichten, dass das größte Ausmaß an erkennbaren Veränderungen (bis zu 50 % der Gesamtveränderung) in den ersten acht bis zehn Sitzungen einer Therapie stattfinden; danach wächst der Zugewinn wesentlich langsamer (vgl. z. B. Howard et al. 1986; Asay a. Lambert 1999). Verwunderlich ist das nicht, bedenkt man, dass zu Anfang einer therapeutischen Beziehung die maximale Unklarheit herrscht, die dann nach und nach von entstehenden Erwartungsstrukturen abgelöst wird. Ab der 8. bis 10. Sitzung einer Therapie ist bereits so viel an Struktur entstanden, dass Neues nur langsam dazukommen kann.

6.2.3 Interventionen

Therapeutische Dialoge sind zielorientiert, und der Therapeut wird von seinen Kunden bevollmächtigt, auftragsgemäß zu intervenieren, das heißt, »dazwischenzutreten« bzw. sich einzumischen. Der Klient wird angeregt, »mehr vom anderen« zu probieren und so den ritualisierten Problemkreis zu verlassen. Seine Interventionen können sich direkt auf Alternativen zum Problem sowie auf Sichtweisen oder biografische Aspekte der Kunden beziehen oder aber auf die Besonderheiten der Kommunikationen, die das Problem reproduzieren. Diese Formen schließen einander nicht aus, sondern erweitern den Horizont des Therapeuten und erhöhen seine Flexibilität. Die Kunden gehen meist davon aus, dass ihre Probleme auf höhere Gewalt zurückgehen, dass sie zum Beispiel krankhafte, genetisch oder charakterlich bedingte Ursachen haben. Daher fühlen sie sich außerstande, die Situation aus eigener Kraft zu ändern. Therapie beginnt also grundsätzlich mit einer »Umdeutung«: Der Therapeut behandelt die vorgetragene Problemlage schon dadurch als veränderbar, indem er eine Therapie anbietet. Das trägt dazu bei, dass der Glaube an den Erfolg der Therapie zunimmt. Durch diesen ersten Schritt verändert sich bereits die innere Landkarte der Kunden, ihre Art zu unterscheiden und kognitive Bereiche zu erzeugen. Im Hinblick auf diese kognitive Neuordnung bemerken Simon und Stierlin (1984, S. 370):

> »Es stellt sich allerdings die Frage, ob nicht die Wirksamkeit aller psychotherapeutischen Verfahren, einschließlich derer, die Einsichtsgewinn und Durcharbeiten betonen, letztlich auf der Veränderung ›innerer Landkarten‹ beruht.«

Im therapeutischen Dialog werden wie in jeder Kommunikation Verstörungen ausgelöst; die Kunst besteht darin, zu »heilsamen Verstörungen« anzuregen. Der Unterschied zwischen Therapieschulen zeigt sich besonders darin, wie Interventionen konzipiert und dosiert werden. Ob Therapie als zielgerichtet pragmatisch oder hermeneutisch verstehend begriffen wird, hängt primär vom Maß direktiver oder begleitender Interventionen ab. Die beiden Extreme sind:

»begleitendes Verstehen« <—————> »direktives Intervenieren«

Ein Therapeut kann sich als aufmerksamer, allparteilicher Zuhörer begreifen, der seinen Deutungsfähigkeiten traut und verborgenen Sinn zu entschlüsseln sucht, um die unendlichen Ressourcen des »Ungesagten« zu nutzen (vgl. Anderson u. Goolishian 1990b, S. 226). Ein anderer verzichtet lieber darauf, den ohnehin nicht sicher entschlüsselbaren Text zu deuten, bemüht sich also

> »nicht herauszufinden, was ›richtig‹ oder ›wahr‹ ist, sondern was für die Klienten hilfreich ist, nämlich eine Lösung zu konstruieren, die es wert ist, beibehalten zu werden« (de Shazer 1990, S. 147).

Gleichwohl gibt es keinen zwingenden Grund, diese beiden Ansätze gegeneinander auszuspielen: Systemische Therapeuten können je nach Lage den Part eines verstehenden Dialogmeisters im Sinne Goolishians, eines Koautors neuer Geschichten im Sinne Michael Whites oder eines Erfinders von Lösungen im Sinne de Shazers übernehmen.

Die systemische Therapie hat außer der Öffnung des therapeutischen Prozesses und der Einbeziehung eines Teams im Zwei-Kammer-System mit Einwegscheibe (vgl. u. a. de Shazer a. Molnar 1984) nur wenige eigene Techniken hervorgebracht: zirkuläres und konstruktives Fragen, Teamreflexion, Aufstellungen und Schlussintervention. Im Übrigen bedient sich der Therapeut einer Vielfalt bestehender Techniken, die er seiner systemischen Perspektive anpasst. Zu seinem Instrumentarium können so unterschiedliche Verfahren gehören wie Deutung, Skulpturen, Traumarbeit, Rituale, hypnotherapeutische Tranceinduktion, »paradoxe« Verschreibungen[50], Körperarbeit und klientenzentrierter Dialog (s. Tabelle 4). Auf ihr Ziel bezogen, sind Interventionen konvergent oder divergent, sollen im Dialog übermäßige Diffusität eindämmen oder festgefahrene Strukturen verflüssigen.

50 Paul Dell (1981a) wies früh darauf hin, dass sogenannte »paradoxe« Interventionen eher als »unübliche« Interventionen zu verstehen sind und nicht im Sinne der logischen Paradoxien.

Fragen
- Zirkuläres Fragen: Erkundung kontextueller Zusammenhänge
- Konstruktives Fragen: hypothetisches Umdeuten, Testen von Alternativen
- Dekonstruktives Fragen: Hinterfragen von hinderlichen Setzungen
- Symbolisches Fragen: Genogramm, Metaphern

Reflektieren
- Reflektierendes Team: dialogisches Kommentieren im Team
- Abschlusskommentare: Ideenvermittlung am Ende der Sitzung

Empfehlen
- Hausaufgaben
- Symptomverschreibung und andere »paradoxe« Verschreibungen
- Lösungsbezogene Ratschläge
- Rituale (Neuerleben prägender Erfahrungen unter anderen Bedingungen)

Erzählen
- Metaphern, Geschichten, Neuordnen von »Fakten«

Dekonstruieren
- Dialektische Hinterfragung von Setzungen und Glaubenssystemen

Externalisieren
- Personalisieren des Problems als extern zum Betroffenen

Darstellen
- Skulpturen, Aufstellungen, Familienbrett usw.

Sonst
- Prinzipiell alle Techniken der bisherigen Psychotherapie

Tab. 4: Techniken systemischer Therapie (eine Auswahl)

6.2.3.1 Fragen

Fragen fördern den therapeutischen Prozess. Die systemische Therapie verdankt der Mailänder Schule der Familientherapie um Mara Selvini Palazzoli den Ausgangspunkt für die Entwicklung einer ihrer wichtigsten Techniken: das zirkuläre Fragen (Selvini Palazzoli et al. 1981; Tomm 1994; Simon u. Rech-Simon 1999). Es basiert auf der These Batesons, dass Information ein Unterschied ist, der einen Unterschied macht. Zirkuläres Fragen zielte ursprünglich darauf, die Funktion eines Symptoms im pathologischen Spiel einer Familie zu sondieren. Die Anwesenden äußern sich reihum über die Beziehungen zwischen den Übrigen und erzeugen damit Unterschiede. Zum Beispiel: Wer mischt sich am stärksten in das Leben deiner Eltern ein, der Großvater oder die Großmutter? Wen ärgert es am meisten, wenn Vater deine Schwester ausschimpft? Was macht dann deine Mutter? Am Anfang diagnostisch ausgerichtet, sollte diese Fragetechnik dem Therapeuten helfen, seine Hypothesen über die Familienorganisation zu prüfen. Später erkannte man jedoch, dass diese Form des Fragens und die entsprechenden Antworten auch therapeutisch nutzten, zumal sie die problemerhaltende Kommunikation verflüssigen. Um weitere Entwicklungen dieser Fragetechnik mit einzubeziehen, verwende ich hier die allgemeiner gefasste Bezeichnung *konstruktives Fragen*. Damit sind alle Fragen gemeint, auf die keine unmittelbar abrufbare Antwort vorliegt und die deshalb einen Reflexionsprozess auslösen, der zu weiteren Fragen führt. Der Begriff »konstruktives Fragen« umfasst ein Großteil der therapeutischen Fragen wie zum Beispiel die zirkulären à la Mailand, die reflexiven nach Tomm (1988b) die konstruktiven Fragen nach Lipchik und de Shazer (1986) sowie die Zukunftsfragen nach Penn (1986) und die Fragen nach *unique outcomes* von White (1989b). Tabelle 5 zeigt Beispiele für diese verschiedenen Frageformen.

Fragen ist jedoch keineswegs harmlos. Der Psychiater Bodenheimer wies darauf hin, dass das Fragen höchst entlarvend, ja sogar obszön sein kann, weil es unvermittelt dazu nötigt, Aspekte des eigenen Innenlebens preiszugeben oder offenzulegen:

> »Das Befragtwerden macht aus dem Anderen einen Knecht« (Bodenheimer 1984, S. 35).

Ob man antwortet oder nicht, man gibt sich zu erkennen. Dennoch kann die Therapie auf Fragen nicht verzichten. Sie eröffnen einen wichtigen Zugang zur Problemlage und zu den Ressourcen der Kunden. Insofern gilt auch hier die in den »Leitsätzen« formulierte Empfehlung, beim Fragen stets den Kontext der Therapie zu berücksichtigen und sie auf den Bereich zu beschränken, den die Kunden gemeinsam mit dem Therapeuten im Auftrag festgelegt haben.

6.2.3.2 Reflektieren

Kommentare während oder am Ende der Sitzung, welche die Reflexionen des Therapeuten oder des gesamtem Teams zum Ausdruck

1. ZUR ERÖFFNUNG

Angenommen, dieses Gespräch (diese Therapie) ist zu Ende und es war hilfreich, woran merken Sie das?
Sie sagen, Sie leiden unter …, woran merken Sie das?
Sie nennen verschiedene Probleme; könnte es sein, dass sie zusammenhängen? Wie?
Wer von Ihnen leidet am meisten unter dem Problem? Wer hat den Termin verabredet? Wer müsste sonst noch mitkommen?

2. ERKUNDENDE FRAGEN

Abgesehen von Ihrem Problem, was läuft bei Ihnen am besten?
Was hat Ihnen bisher geholfen?
Wann ist das Problem zum letzten Mal nicht aufgetreten?
Was ist ohne das Problem anders?
Wie haben Sie früher ähnliche oder andere Probleme gelöst?
Wer kann Ihnen am besten helfen?
Hätten Sie das Problem nicht, was wäre jetzt/sonst anders?
Viele Menschen, die unter Ihrem Problem leiden, haben noch folgende Schwierigkeiten … Welche kennen Sie nicht?
Auf einer Skala von 0 bis 10: Wie stark leiden Sie unter dem Problem? Wie stark ist Ihre Bereitschaft, an einer Lösung zu arbeiten?

3. »ZUKUNFTSFRAGEN«

Wenn über Nacht ein Wunder geschieht und das Problem im Schlaf verschwindet, woran merken Sie das am nächsten Tag? (»Wunderfrage«)
Woran werden Sie zuerst merken, dass das Problem weniger stört?
Was ist anders, wenn das Problem verschwunden ist? Wer merkt es zuerst? Wer freut sich am meisten darüber? Wer glaubt am meisten, dass es auch so bleibt?
Wie lange wird es dauern, bis das Problem verschwindet?
Wie lange wird es dauern, bis sich das Problem von selbst löst?
Wer wird Sie darin bestätigen, wenn Sie das Problem nicht mehr haben?
Was werden Sie tun, damit andere Ihre Veränderung bemerken und sie Ihnen bestätigen können?
Stellen Sie sich vor, Sie könnten in die Zukunft schauen, wie werden Sie dann das Problem gelöst haben?
Wie viel Prozent Besserung wird Ihnen genügen?
Was müssten Sie tun oder lassen, damit alles noch schlimmer wird?

Tab. 5: Fragetechniken

bringen, führen neue Gesichtspunkte ein und können dazu beitragen, verfestigte Strukturen aufzulösen. Als Technik fanden die paradoxen

Kommentare des Mailänder Teams großen Anklang: Das als Problem definierte Verhalten wird auf die zirkuläre Organisation der Familie bezogen und dabei positiv »konnotiert«, also funktional im Sinne der Familienorganisation umgedeutet. Den Anwesenden wird etwa suggeriert, das vermeintlich kranke Kind habe mit seinem feinen Sensorium gespürt, dass die Eltern unter Ehekonflikten leiden, und selbstlos Symptome entwickelt, um die Eltern in gemeinsamer Sorge zu versöhnen. Im systemischen Denken verlor die »positive Konnotation« in den Folgejahren ihren strategischen Charakter. Heute spreche ich lieber von »förderlichen Werten«, um zu verdeutlichen, dass jedes Verhalten sinnvoll und berechtigt ist. Es geht also nicht bloß darum, etwas an sich Negatives anders zu nennen.

Mitte der Achtzigerjahre stellte der norwegische Sozialpsychiater Tom Andersen (1987, 1990) das therapeutische Reflektieren in den passenderen Kontext des Reflektierenden Teams. Dadurch wollte er den Prozess, wie das Therapeutenteam über die Kunden nachdenkt, für diese transparent gestalten. Die Beobachter hinter der Einwegscheibe wechseln ihre Plätze mit den Kunden, etwa indem sie Licht und Tonübertragung umschalten oder tatsächlich in den jeweils anderen Raum gehen, um über ihre Eindrücke und Ideen zu sprechen. Kunden und Therapeut – hier als Gesprächsleiter – hören zu. Nach einer Weile werden die Plätze erneut getauscht, und der Therapeut befragt die Kunden nach ihren Eindrücken vom Teamgespräch. Das Verfahren kann während der Sitzung mehrfach wiederholt werden. Tabelle 6 gibt Hinweise zur Durchführung therapeutischer Reflexionen.

Team:	Mindestens 2, maximal 5, am besten 3 Mitglieder in offenem, persönlichem, respektvollem Dialog
Thema:	Der erarbeitete Auftrag
Ziele:	Angebot öffnender Ideen, Eindrücke, Fantasien; Hinterfragen lähmender Gewissheiten; Abwägen aktueller Alternativen; Ausmalen günstiger Entwicklungsmöglichkeiten
Stil:	Hypothetisch, offen, suchend (»wie wäre es, wenn …«), jedoch mit ausdrücklicher Begründung
Brüche:	Fest- und Vorschreiben, Diagnostizieren, Belehren; »akademische« Diskussionen und Rivalität um die »bessere« Idee
Dauer:	Ideal 3 bis 5, maximal 10 bis 12 Minuten

Tab. 6: Reflektierendes Team

6.2.3.3 Empfehlen

Schamanen, Ärzte und Psychotherapeuten verschreiben. Auch die Familientherapie benutzt dieses Mittel, etwa um moniertes Verhalten paradox zu verstärken oder Rituale zu erfinden, die den Erwartungen der Familie widersprechen. Mara Selvini Palazzoli führte zum Beispiel die »invariante Intervention« ein, eine Hausaufgabe, die alle Problemlagen heilsam verstören sollte. Zum Beispiel wurden die Eltern einer magersüchtigen Tochter aufgefordert, das Haus unabgemeldet für einige Tage zu verlassen, damit die Tochter sich auf sich selbst besinnen konnte (vgl. Selvini Palazzoli a. Prata 1983). In Anlehnung an die geistreichen Interventionen von Milton Erickson (vgl. z. B. Haley 1978) erfanden Steve de Shazer und seine Mitarbeiter nach ihrem Übergang vom Konzept einer kurzzeitigen zu einer lösungsorientierten Therapie verschiedene Standardfragen wie die *»First Session Formula Task«*, eine besonders wirksame Hausaufgabe, die die Aufmerksamkeit der Klienten vom Problem ablenken sollte. Die Klienten werden aufgefordert, bis zum nächsten Treffen genau zu beobachten und beim nächsten Mal zu berichten, was (in ihrem Leben, ihrer Ehe, ihrer Familie oder ihrer Beziehung) so bleiben soll, wie es jetzt ist (vgl. de Shazer u. Molnar 1983, S. 3; de Shazer 1985). Eine andere Standardfrage ist die sogenannte *»Wunderfrage«*. Der Klient hat sich vorzustellen, dass über Nacht ein Wunder passiert und das Problem verschwunden ist. Dann wird er gefragt, woran er jetzt – nach dem Aufwachen und dem Wunder – merkt, dass das Problem weg ist. Diese sehr mächtige Frage sollte nicht unachtsam verwendet werden, denn zum richtigen Zeitpunkt gestellt, kann sie viel Veränderung anregen (vgl. de Shazer 1988).

6.2.3.4 Externalisieren

Das Konzept »Externalisierung« geht auf den Australier Michael White zurück (1989a). Das Problem wird gewissermaßen personalisiert und zum unterdrückenden, störenden Subjekt gemacht. Einmal externalisiert, kann man lähmende internalisierte Be- und Zuschreibungen aus der Außenperspektive betrachten und so um andere erweitern oder sie durch passendere ersetzen. Die Person ist entlastet, denn nicht sie unterhält ein Problem, sondern das Problem greift störend in ihr Leben ein. Ein psychisches System wird also aufgefordert, einem anderen die Last des Problems aufzulegen. Das Problem-Ich kann somit von einem anderen Ich bekämpft oder zumindest in seiner Wirkung gedämpft werden. Dieses Konzept nutzt die sogenannte »Teilearbeit« (vgl. z. B. Hesse 2003). Die Externalisierung regt zudem in Anlehnung an die moderne Anthropologie an, das Problem, das in der eigenen Biografie als dominante Geschichte empfunden wird, neu zu verfassen *(re-authoring)* und im Anschluss zum Zirkulieren zu bringen, die Geschichte also bedeutsamen anderen mitzuteilen (vgl. White a. Epston 1989).

6.2.3.5 Schlussintervention

Viele systemische Therapeuten wandten sich ab 1985, als sie ihre neue Vorliebe für dialogische Praktiken entdeckten, gegen alle Maßnahmen, die »interventionistisch« erschienen. Die bis dahin sehr anerkannte »Abschlussintervention«, die das Ergebnis der Sitzung zusammenfasst und zu alternativem Denken und Handeln veranlassen sollte, geriet ins Zwielicht. Ich meine jedoch, dass man auf diese wohlerprobte Form des Empfehlens nicht verzichten und sie je nach Problemlage oder Eigenart der Kunden weiterhin neben dem Reflektierenden Team einsetzen sollte.

Es empfiehlt sich, die Abschlussintervention in folgender Schrittfolge zu erarbeiten:

1) Das beobachtende Team sammelt zunächst aus den Beobachtungsprotokollen Aussagen, die geeignet sind, den Kunden Anerkennung zu zeigen bzw. sie zu würdigen.[51] Dies als Erstes durchzuführen, hat viele Vorteile: Es verhilft zu einer günstigen Einstellung den Kunden gegenüber, und es erleichtert das Anschließen an das, was geht; zudem hilft es, jenes früher übliche Klagen über die »unmöglichen« Kunden zu vermeiden, welches es in der Folge erschwerte, aufrichtig »positiv« zu werten.
2) Ausdrückliche Reformulierung des Auftrags. Dabei kann man unter Umständen feststellen, dass der gesprächsführende Therapeut es versäumt hat, einen klaren Auftrag zu vereinbaren. Außerdem wird hierdurch ein eventuelles Am-Kunden-vorbei-Intervenieren vermieden.
3) Entscheidung über die Art der Intervention; dazu stehen vier Grundtypen von Reaktionen zur Verfügung (s. Tabelle 7).
4) Wahl der Art der Botschaft: Kommentar oder Empfehlung (z. B. Hausaufgabe). »Keine Botschaft« ist dann angebracht, wenn kein klar definierter Auftrag vorliegt. In dem Fall beschränken wir uns

---

51 Das Mailänder Team sprach von »positiver Konnotation«, de Shazer von »Komplimenten«. Ich verwendete früher »Anerkennung« (bzw. Bestätigung), ziehe es aber jetzt vor, von »Würdigung« zu sprechen. Bei Komplimenten weiß man nie genau, wie ernst sie gemeint sind, bei Konnotationen weiß man nicht, wie die Denotationen ausfallen würden, und Anerkennung (Bestätigung) ist allzu lehrerhaft.

auf die Mitteilung der würdigenden Botschaften. Gelegentlich kann man dennoch eine Botschaft erarbeiten, die entweder vorschlägt, als Hausaufgabe ein klares Anliegen zu formulieren, oder die eine regelrechte Empfehlung für eine nächste Sitzung in Aussicht stellt. Die Formulierung der Botschaft orientiert sich dann an den vier in der Tabelle angegebenen Kriterien.

5) Zum Schluss wird die Schlussintervention den Kunden vorgetragen (oder vorgelesen) bzw. unter Umständen szenisch dargestellt; gegebenenfalls wird eine Niederschrift postalisch zugesandt.

I. WÜRDIGUNG

Hervorheben konstruktiver Selbstbeschreibungen der Kunden, etwa:
- Ausnahmen von und Alternativen zum Problemverhalten
- Hinweise auf vorhandene Fähigkeiten.

Jedoch: Keine Vergabe »guter Noten«

Das Würdigen (bzw. Anerkennen) fördert:
- den Respekt vor den Kunden
- die Selbstachtung der Kunden
- ein Klima des Vertrauens
- die Suche nach ungenutzten Alternativen

II. AUFTRAG

Ausdrückliche Reformulierung des Auftrags

III. REAKTIONSWEISE

Entscheidung für eine der folgenden Maßnahmen:
- Mehr desselben versuchen (von dem, was bisher half)
- etwas anderes erproben (Neues, Zufälliges oder Ritual)
- alles lassen, wie es ist (weil auf dem Wege zur Lösung)
- Verzicht auf Empfehlung (weil kein Auftrag, weil unzuständig)

IV. BOTSCHAFT

1. Art der Botschaft (Auswahl):
   - Kommentar
   - Verschreibung (z. B. Hausaufgabe)
   - keine Botschaft
2. Form der Botschaft (Form):
   - auftragsbezogen
   - gesprächsbezogen
   - angemessen »anregend«
   - zukunftsorientiert

Tab. 7: Abschlussintervention

6.2.3.6 Aufstellung

Neben den bisher erwähnten, eher auf sprachliche Interaktionen ausgerichteten Techniken sind weitere entwickelt worden, die zu einer szenischen Positionierung im metaphorischen Lebens- bzw. Sozialraum anregen und so Beziehungen sowie Bewegungen darzustellen vermögen. Sie können teilweise ohne Verwendung von gesprochener Sprache, sozusagen als »Dialog ohne Worte«, verwendet werden und sind ebenfalls als genuin systemisch zu betrachten. Es handelt sich um die räumlichen Aufstellungen, die zuerst von Virginia Satir (1964, 1975) in Anlehnung an das Psychodrama (vgl. Moreno 1974) als Familienskulptur erarbeitet und dann zu Familienaufstellungen weiterentwickelt wurden. Durch die szenische Darstellung familialer oder anderer sozialer Situationen wurden sie zunächst im Rahmen von Familientherapie zu diagnostischen und therapeutischen Zwecken eingesetzt (vgl. Schweitzer u. Weber 1982; Bleckwedel 2011) und später auch auf andere Fragestellungen, wie zum Beispiel bei der Organisationsberatung (vgl. z. B. Faulstich 2007) und der sozialen Arbeit (vgl. z. B. Kleve 2011), erweitert. Zu den Aufstellungsverfahren gehören neben den Familienskulpturen hauptsächlich die Familienaufstellungen und die Figurskulpturverfahren.

Die Familienaufstellung als eine spezifische Weiterentwicklung der Familienskulptur wurde von dem ehemaligen katholischen Missionar Bert Hellinger erarbeitet und verbreitet (vgl. Weber 1993). Die an seinen Seminaren und späteren Großveranstaltungen Beteiligten inszenierten als Stellvertreter wichtige Situationen aus dem Familienleben des Aufstellenden auf einer Bühne. Diese wurden dann vom Seminarleiter gedeutet. Die dabei von Hellinger bediente Ideologie verklärt-katholischer Prägung führte im Feld zu einer unguten Polarisierung: Es entstanden quasi Adepten, die zu Hellingers Veranstaltungen geradezu pilgerten, und erbitterte Kritiker (vgl. Goldner 2003). In den letzten Jahren sind die Spitzen dieser Kontroverse weitgehend eingeebnet; die Aufstellung als eine systemische, von ideologisch gefärbten Deutungen befreite Methode hat mittlerweile einen legitimen Platz unter den systemischen Techniken erhalten, und sie erfreut sich unter den Praktikern großer Beliebtheit (vgl. Weber 2000; Weber, Schmidt u. Simon 2005; Sparrer 2006; Sparrer u. Varga von Kibéd 2000).

Bei den Figurenskulpturen werden die Mitglieder von Familien und anderen sozialen Systemen mittels symbolischer Figuren, wie zum Beispiel beim *Familienbrett* (vgl. Ludewig et al. 1983; van den Berg et al. 1989; Ludewig u. Wilken 2000), aufgestellt. Anders als »reale« Darstellungen gewähren die »spielerischen« Figurenskulpturen größere Möglichkeiten zur emotionalen Distanzierung und bewahren die Aufstellenden vor nicht abschätzbaren Folgen. Weitere Verfahren dieser Art sind u. a. die Zeichentests (»Familie-in-Tieren«, »Verzauberte Familie« usw.), der Scenotest (von Staabs 1964), die Kvebaek Family Sculpture Technique (vgl. Cromwell, Fournier a. Kvebaek 1981), der Familiensystem-Test FAST (Gehring 1990), der Familien-Skulptur-Test FST (vgl. Hehl u. Ponge 1997) und das Genogramm (vgl. McGoldrick u. Gerson 1990; Roedel 1994); sie setzen jeweils projektive, interaktionelle oder strukturelle Schwerpunkte ein.

6.3 Settings: Von Systemen und Personen

Die systemische Therapie schreibt kein Setting vor, sondern kann bei Familien, Paaren, Gruppen und einzelnen Hilfesuchenden ambulant oder stationär angewandt werden.

6.3.1 Familien

Die historische Bedeutung der Familientherapie liegt vor allem darin, dass sie den Fokus vom Individuum auf einen größeren sozialen Kontext erweiterte (vgl. z. B. Brunner 1986). Angesichts des Nebeneffekts, Familien zu pathologisieren, wandten sich einige namhafte systemische Therapeuten ganz von dieser Technik ab. Meiner Ansicht nach hat man damit sozusagen das »Kind mit dem Bade« ausgeschüttet. Denn Familien – einschließlich moderner Formen des Zusammenlebens (vgl. z. B. Schiepek 1993) – bilden für die meisten Menschen das soziale Milieu, in das sie emotional am stärksten eingebunden sind. Daher bilden sie aber auch am häufigsten Problemsysteme; sie haben aber gerade aufgrund ihrer emotionalen Nähe am ehesten Chancen, sie gemeinsam wieder aufzulösen. Die systemische Familientherapie nutzt neben den bereits im vielfältigen Zusammenleben erprobten Alternativen auch das existenzielle Interesse am Bestand der Familie und die wechselseitige Zuneigung. Dabei kommt es jedoch gelegentlich zu Missbräuchen: Der individualisierte Problemträger wird auf Kosten der anderen Familienmitglieder entlastet, denen man mangelnde Fürsorge oder die Ausbeutung des Problemträgers vorwarf. Dadurch wird zwar das Gewissen mobilisiert, was zur Veränderung beiträgt, allerdings zu einem hohen moralischen Preis.

Der Übergang von der Familientherapie zur systemischen Perspektive (vgl. Reiter, Brunner u. Reiter-Theil 1988) resultierte aus einer sich zu Anfang der Achtzigerjahre rasch verbreitenden Skepsis gegenüber wissenschaftstheoretischen, ethischen und methodischen Aspekten der Familientherapien. In wissenschaftstheoretischer Hinsicht betraf sie die mehr oder weniger ad hoc zusammengebastelten Konzepte, anhand derer die Pioniere der Familientherapie ihre Praxis im Nachhinein begründet hatten. Aus ethischer Sicht verbreitete sich Skepsis gegenüber dem auf pathologischer Dysfunktionalität gründenden Verständnis der Familientherapien, das zwar den einzelnen Menschen entlastete, dafür aber ganze Familien pathologisierte. In methodischer Hinsicht betraf die aufkommende Skepsis manches technische Vorgehen der Familientherapeuten wie normative Umstrukturierungen, paradoxe Interventionen und psychoedukative Belehrungen. Diese Skepsis führte im Feld zu einem sich langsam durchsetzenden, weitreichenden Umdenken sowohl hinsichtlich der Konzeptualisierung als auch der Praxis; die Familie wurde nicht weiter beschuldigt, psychische Beeinträchtigung zu erzeugen, sondern sie wurde als stützendes Netz intensiver existenzieller menschlicher Beziehungen verstanden (vgl. auch Hoffman 2000).

Systemische Therapie mit Familien – eigentlich systemische Familientherapie – benötigt keine spezifischen methodischen Instrumente. Alle methodischen Elemente, die hier Anwendung finden, gehören zum allgemeinen Repertoire der systemischen Therapie. Im Sinne der oben präzisierten Definition, dass man nicht mit sozialen Systemen, sondern mit deren Komponenten oder Mitgliedern interagiert (s. Kap. 4.1.4), sollte weder von kranken Familien (schizophrenogenen, pathogenen usw.) noch von den Zielen der Therapie als Umstrukturierung dieses Systems gesprochen werden. Der Therapeut interagiert vielmehr mit einzelnen Mitgliedern und unterstellt, dass die anderen kognitiv und emotional an diesem Gespräch beteiligt sind, also davon tangiert werden. Die Auffassung hingegen, dass man Familien »therapiere« ist ebenso unpassend wie die Behauptung, dass Problemsysteme therapiert werden.

Der Familientherapeut agiert in einem empfindlichen Milieu, darf also den internen Spannungsbogen nicht überdehnen. Der Auftrag muss sorgfältig formuliert, die Zusammensetzung der an der Therapie Beteiligten genau darauf abgestimmt werden. Vor allem ist abzuwägen, ob Kinder oder nicht primär am Problem beteiligte

Personen einbezogen werden. Zwar können jüngere Kinder sehr zur Lösung von Konflikten beitragen, da sie Dinge offen aussprechen, die Erwachsene lieber verschweigen; gerade dies kann sich aber für sie im Nachhinein nachteilig auswirken. Die Arbeit mit Familien erfolgt häufig in Form von Beratung (s. Kap. 5.4.1). Bei Erziehungsproblemen geht es zum Beispiel darum, die vorhandenen strukturellen Möglichkeiten optimal zu nutzen. Auch Begleitung ist oft erforderlich, etwa bei Behinderung, chronischer Krankheit oder Altersschwäche. Anleitung wird meist erbeten, wenn Eltern sich ihren Erziehungsaufgaben nicht gewachsen fühlen. Familientherapie im engeren Sinne, als möglichst rasche Lösung eines leidvollen Lebensproblems, bildet bei Familien unter vielen anderen eine eher seltene Maßnahme.

6.3.2 Paare

Die Themen der »Paartherapie« – meist Beratung – sind in der Regel Krisen des Zusammenlebens (vgl. z. B. Retzer 2004). Dabei steht das Leiden an der Beziehung (eines oder beider Partner) im Vordergrund. Der Helfer hat eine schwierige Aufgabe, im instabilen Gleichgewicht durch das Gespräch mit einem der Partner einzugreifen und dabei als das Zünglein an der Waage zu wirken: Er stärkt einen der beiden Partner, ohne es zu wollen, treibt die Trennung voran oder festigt die Beziehung, indem er Konflikte auf sich zieht und durch seine bloße Anwesenheit zur Solidarität beiträgt. Meist wird implizit (manchmal sogar explizit) erwartet, dass er als neutraler Richter Schuld zuweist.

Besonders schwierig ist hier die Wahrung der Neutralität: Der Therapeut kommt nur schwer umhin, sich übermäßig mit seinem Geschlecht zu identifizieren und dabei vereinnahmen zu lassen, oder dieser Neigung zu widerstehen, indem er sich dem gegengeschlechtlichen Part gezielt als Stütze anbietet. Gemischte Beraterteams dienen der Balance, sofern das Problem nicht auf sie übergreift. Dann muss der Supervisor eingreifen, der aber auch kein Neutrum ist. Um die logische Buchhaltung zu wahren, empfiehlt es sich daher, den Auftrag möglichst präzise zu formulieren.

Eine zentrale Unterscheidung in der Arbeit mit Paaren ist es, ob das Leiden der jeweils Beteiligten als autonome Personen oder ihre Bezogenheit zueinander – sprich: das System – fokussiert werden sollte, das heißt, ob individuelle Therapie/Beratung im Paarsetting oder Beziehungstherapie/-beratung angestrebt wird. Die versierten Paartherapeuten aus Wien, Joachim und Katharina Hinsch (2010), entschieden sich für das Erstere. Insofern gehen sie im therapeutischen Dialog jeweils auf den Einzelnen ein und versuchen dabei zu helfen, dass der Handlungsspielraum beider Partner individuell erweitert wird, gerade weil sie zuvor meistens auf das Handeln des anderen konzentriert waren. Während des Dialogs mit einem Partner kann der andere beobachten und nachdenken, ohne eingreifen oder sich verteidigen zu müssen. Das steht meines Erachtens ganz und gar im Einklang mit der oben erörterten systemischen Auffassung, dass Systeme nicht als Ganzes, sondern über ihre Komponenten miteinander interagieren: Man kann kein System küssen! Mit der von Hinsch und Steiner (1993) eingesetzten Maßnahme entgeht man dem Sog, der häufig von Paaren ausgeht und die Therapeuten dazu verführt, Schiedsrichter zu spielen und dabei wenig hilfreich zu sein.

Die üblichen Anlässe, die zum Beginn einer Paartherapie – eher »Arbeit mit Paaren« – führen können, kann man schematisch wie folgt zusammenfassen:

- Beide Partner wollen die Beziehung, aber es gelingt ihnen nicht, sie erfreulich zu gestalten, weil 1) ihnen Kenntnisse/Informationen fehlen, 2) sie ihre vorhandenen Ressourcen nicht nutzen oder 3) unabwendbare Verhältnisse, die das gemeinsame Leben belasten, nicht als solche anerkannt werden. In den Fällen 1) und 2) sind Anleitung bzw. Beratung gefragt, im Fall 3) geht es eher um Anleitung und Begleitung.
- Ein Partner möchte die Beziehung beenden, der andere nicht. Der Berater kann je nach erarbeitetem Anliegen aufgefordert sein, dem einen Partner Trennungshilfe zu leisten und/oder dem Verlassenen tröstende Begleitung zu geben. Dem Partner, der die Beziehung erhalten möchte, kann der Berater bei fortbestehender Zuneigung Beratung oder bei intensiver Kränkung Einzeltherapie anbieten.
- Beide Partner wollen die Trennung. Der Berater hilft, eine für beide erträgliche Trennung durchzuführen, und empfiehlt gegebenenfalls Mediation, insbesondere wenn durch die Trennung Kinder in Mitleidenschaft gezogen sind. Wenn hinter dem vorgetragenen Wunsch nach Trennung – ein durchaus stabilisierendes Thema – der heimliche Wunsch nach Besserung der Beziehung steht, könnte »Paartherapie« angebracht sein. Hier handelt es sich um ein Paar, das an den Folgen eines von den Partnern unterhaltenen Problemsystems leidet.

- Beide Partner wissen nicht genau, was sie wollen. Die Hilfe kann sich zunächst darin erschöpfen, bei der Formulierung klarer Anliegen bzw. bei der Vereinbarung eines für beide verbindlichen Auftrags zu helfen.
- Kein Fall von Paarberatung ist es hingegen, wenn ein Partner unter dem Leiden des anderen leidet. Hier bietet es sich an, Therapie mit dem eigentlich Leidenden mit oder ohne Einbeziehung des mitleidenden Partners durchzuführen, also Einzeltherapie unter Einbeziehung eines Angehörigen und keine eigentliche Paararbeit.
- Eine besondere Form der Paarberatung betrifft manche Alleinerziehende mit Einzelkind. Vater oder Mutter leben mit einem Kind partnerschaftlich zusammen und geraten in eine Form von Konflikt, die durchaus der einer Paarkrise entspricht. Hier gilt es, bei allem therapeutischen Eifer nicht aus den Augen zu verlieren, dass es sich um ein Paar von Ungleichen handelt.

6.3.3 Stationäre Behandlung

Jay Haley (1975) fragte einmal provokant, warum es in psychiatrischen Kliniken keine Familientherapie geben sollte. Dem kann entgegnet werden, dass, auch wenn stationäre Patienten oft wenig zugänglich für psychotherapeutische Maßnahmen sind, systemisches Arbeiten in der Klinik nicht nur möglich, sondern auch sinnvoll ist, sofern es an den jeweiligen Kontext angepasst wird (vgl. u. a. Lauterbach 1988; Rotthaus 1990; Keller u. Greve 1996; Ruf 2005). Im Rahmen von Institutionen wie der Psychiatrie oder der psychosomatischen Klinik ist die Komplexität naturgemäß größer als in der ambulanten Praxis. Hans Kowerk (1991) wies auf die unterschiedlichen, im stationären Kontext agierenden Gruppen hin, die zur Steigerung der Komplexität beitragen: der Patient, seine Angehörigen, die zuständigen Therapeuten, das Pflegepersonal, die Mitpatienten, andere Klinikinstanzen (Vorgesetzte, Kollegen, Verwaltung usw.) sowie außerklinische Instanzen (einweisende Behörden, Nachbarn, Freunde usw.). Angesichts dieser Vielfalt stellte Kowerk zu Recht fest, dass stationäre Therapie ein erweitertes Konzept voraussetzt.

Stationäre Therapie im Sinne der systemischen Therapie gibt es auch nicht; hier bietet sich an, eher von Behandlung zu sprechen: Die meisten Maßnahmen beruhen nicht auf einem frei vereinbarten Auftrag – vieles geschieht als Teil der Klinikroutine –, noch ist der zuständige Kliniker ein Therapeut im engeren Sinne, sondern eher ein Manager oder Koordinator.[52] Bei ihm laufen, ganz anders als im Therapiesystem, viele Informationen über den Patienten zusammen. Er muss: die Notwendigkeit des stationären Aufenthalts feststellen und nach außen hin rechtfertigen, über Beurlaubung und Entlassung befinden, parallel laufende Maßnahmen wie Gymnastik, Massagen usw. anordnen oder verweigern, die Stationsmitarbeiter trösten und motivieren, »störende« Patienten zu ertragen, die Angehörigen beraten, Kontakt mit den einweisenden Behörden pflegen, um die Behandlung mit ihnen abzustimmen, Diagnosen und Prognosen stellen, Abschlussberichte verfassen usw. All das lässt sich auf Therapie beim besten Willen nicht reduzieren. Dennoch kann es auch hier wie in anderen sogenannten Zwangskontexten Momente der Therapie geben (vgl. z. B. Conen 2002). Versucht der Kliniker doch Therapie im engeren Sinne durchzuführen, dann immer im Wissen darum, dass er aktiver Eingeweihter und nicht bloß Helfer ist.

Daraus folgt jedoch nicht, dass stationäre Behandlung systemisches Arbeiten ausschlösse. Dieses kann sogar erheblich dazu beitragen, die bestehenden Probleme zu überwinden und zu verhindern, dass sich in der Klinik neue Problemsysteme bilden. Systemisches Denken erinnert nämlich daran, dass Klinikstationen Institutionen sind, die verschiedene Subsysteme umfassen, und dass andauerndes Kommunizieren über ein gleiches Thema – hier: das Problem – dieses konsolidiert. Schon die Aufnahme in eine Klinik kann das ursprüngliche Problem nachhaltig beeinflussen. Auch bei Menschen, die sich in der sogenannten Drehtür-Psychiatrie, das heißt, in einem Prozess von wiederkehrenden Aufnahmen und Entlassungen, verfangen haben, unterbricht die Aufnahme ein vereinsamtes Leben oder ein kompliziertes Zusammenleben und entlastet alle Beteiligten. Die Dynamik, die das Problem erhält, wird vorläufig außer Kraft gesetzt. Die Protagonisten des Problemsystems können sich ausruhen und gar vergessen, also frei vom Leidensdruck nach Alternativen suchen.

Die Folgen der Unterbrechung einer problematischen Lebenslage durch Klinikeinweisung erlebt man in der Psychiatrie täglich. Trostlos überforderte, schlaflose, agitierte und randalierende Hilfesuchende beruhigen sich zusehends; diese Zustände treten häufig erst wieder auf,

52 Ähnliches gilt für die systemische Arbeit im Strafvollzug (vgl. Wischka u. Beckers 1990).

wenn bestimmte Personen zu Besuch kommen. Aber selbst das lässt mit der Zeit nach. Nehmen wir den Fall einer 14-jährigen Patientin, die sich in einen Reinlichkeitszwang verstrickt hatte: Gerade auf der Station angelangt, wurde ihr routinegemäß frische Bettwäsche ausgehändigt. Obwohl sie seit Wochen nichts mehr angefasst hatte, blieb ihr nichts anders übrig als anzunehmen. Später berichtete sie uns, sie habe auf der Stelle ihr Zwangssystem modifiziert und die Klinik aus dem Bereich des Unhygienischen ausgenommen. Ihre Angehörigen zu Hause durften wieder die Staub aufwirbelnde Treppe benutzen, statt über eine Außenleiter ins Schlafzimmer zu steigen. Für beide Parteien begann eine Zeit der Entspannung, in der sie freier und ohne Groll aufeinander zugehen konnten.

Die Entlastung durch die Aufnahme kann jedoch paradox wirken, und die Klinik ersetzt das Problem, sodass die Patienten auf Dauer bleiben möchten. Da Lebensprobleme oder Problemsysteme nur außerhalb der Klinik auflösbar sind, spielen Beurlaubungen und vor allem die Entlassung eine wichtige Rolle. Man muss also stets bedenken, dass der Aufenthalt kein Zweck an sich ist, sondern die Entlassung vorbereiten soll. In diesem Sinne hat Wilhelm Rotthaus (1990) betont, dass Kliniken, da sie stets mit verschiedenen, meistens fremden Aufträgen arbeiten, darunter die eigenen institutionellen, nur vorübergehend zuständig sind. Gerade in der stationären Arbeit mit Minderjährigen sei es angebracht, die Verantwortung bei den Eltern oder anderen Erziehungsberechtigten zu belassen.

6.3.4 Einzeltherapie

Die ambulante Einzeltherapie galt lange Zeit zu Unrecht als unvereinbar mit dem systemischen Ansatz. Dies ist weder rational noch empirisch begründet, da systemisches Arbeiten im Unterschied zu Individual- und Familientherapien kein spezifisches Setting vorschreibt. Zum einen suchen viele vereinsamte Menschen therapeutische Hilfe, zum anderen sind bei Weitem nicht alle Kunden bereit, ihre Familie oder Angehörige in die Therapie einzubeziehen.

Im Hinblick auf die systemische Einzeltherapie lassen sich zwei Typen von Settings unterscheiden: die systemische Therapie mit nur einem anwesenden Mitglied eines sozialen Systems und die eigentliche individuumszentrierte systemische Psychotherapie. Mit Blick auf den ersteren Typus dürfte es nicht notwendig sein, spezielle auf das Individuum hin gedachte Konzepte zu entwickeln. Die hierzu notwendigen Anpassungen können darauf beschränkt werden, den therapeutischen Dialog mit einem virtuellen, nur durch die Person des einzig anwesenden Mitglieds repräsentierten sozialen System zu führen. Der Therapeut adressiert mit seinen Fragen, Reflexionen und Empfehlungen abwechselnd die einzelnen Mitglieder oder – in Abwesenheit – das gesamte System. Er kann dem Kunden vorschlagen, auf Fragen so zu antworten, wie es ein abwesendes Mitglied machen würde, oder dies zum Beispiel auf dem Familienbrett darstellen lassen, er kann Hausaufgaben vergeben, welche die Abwesenden einbeziehen usw. (vgl. z. B. Weber u. Simon 1987; de Shazer u. Berg 1984; Weiss 1988).

Anders ist es beim zweiten Typus einer regelrechten individuellen systemischen Psychotherapie. Hier geht es darum, jenes rekurrent auftretende psychische System – das *Problem-Ich* –, dessen Operieren die wiederholte Reproduktion eines Lebensproblems produziert und reproduziert, zur Auflösung zu bewegen. Hier gerade erweist sich die Nützlichkeit des oben erörterten Konzepts des psychischen Systems (s. Kap. 4.5). Es ermöglicht, die systemische Einzeltherapie neu zu konzeptualisieren und so mit einzelnen Klienten theoriekonform zu arbeiten. Das Konzept der psychischen Systeme und des polyphrenen Potenzials entspricht den Prämissen systemischen Denkens und dürfte daher als Rahmen für die weiterführende Erarbeitung der klinischen Theorie dienen.

Im Unterschied zum tradierten Anliegen, die Person des Klienten im Ganzen oder in Teilen zu verändern, ginge es in einer Einzeltherapie darum beizutragen, dass ein Problem-Ich sich auflöst. Problem-Ichs kommen in Form von festgefahrenen leidvollen Selbstvorstellungen und/oder Vorstellungen einer bedrohlichen Umwelt vor. Sie begründen darauf bezogene Handlungsweisen, die meistens den betreffenden Menschen vereinsamen lassen. Ohne über das störende Problem-Ich in Kommunikation zu treten, bleibt der Betreffende in seinen inneren Ritualen verhaftet; Dritte sind ausgeschlossen, Neues und Unerwartetes kann kaum vorkommen. Die Interaktion mit einem Therapeuten erweitert den Spielraum, die notwendigen alternativen bzw. korrektiven Handlungen und Erfahrungen, die zum Auflösen des individuellen Lebensproblems führen können, können im therapeutischen System stattfinden.

Die Arbeit des Therapeuten richtet sich demgemäß darauf, ein günstiges Klima zu fördern, in dem die Problemdynamik aktualisiert und destabilisiert werden kann. Der Therapeut bietet sich als provisorischen Partner an, der die Emotionen und Erwartungen des

Kunden auf sich bündelt und dies zum Thema der Therapie macht. Die Interventionen beziehen sich also auf die einzig verfügbare Kommunikation, nämlich auf jene zwischen Therapeut und Kunde im gemeinsamen Therapiesystem.[53] Sie zielen darauf, den Problemmonolog mithilfe geeigneter Dialoge zu verflüssigen. Alle Wagnisse, die für die Verflüssigung des Problemmonologs notwendig sind, werden im Rahmen der Beziehung zwischen Kunde und Therapeut erprobt und durchlebt. Der Therapeut ist ein Beteiligter, der zugleich mitmacht und auf Alternativen hinweist. Dafür benötigt er jedoch außer einer ausgeprägten Flexibilität keine weiteren Techniken als die, die er in der Therapie mit sozialen Systemen anwendet. Es genügt, wenn es ihm gelingt, eine korrekte logische Buchführung einzuhalten. Systemische Einzeltherapie hat also zum Ziel, eine Kommunikation in Gang zu setzen, die alternative Ichs aktualisiert und so ermöglicht, die negativen Vorstellungen und die daraus resultierenden Handlungen durch erfreulichere zu ersetzen.

In die Therapie gehen ein Problem-Ich und ein »virtuelles Problemsystem«, das aus Klienten und Therapeuten besteht, ein. Durch seine doppelte Mitgliedschaft als am Problemsystem Beteiligter und als Therapeut trägt dieser dazu bei, das spezifische Spannungsfeld der Einzeltherapie zu entfalten, in dem sich die besonderen Schwierigkeiten, aber auch die Möglichkeiten dieses Verfahrens abspielen. Der Kunde kann in den Zeiten zwischen den Sitzungen das entfaltete Potenzial außerhalb der Therapie erproben und bestätigen lassen. In meiner klinischen Erfahrung hat es sich als sinnvoll gezeigt, im Vorhinein Sequenzen von etwa zehn Sitzungen zu vereinbaren, die bei Bedarf um eine weitere Abfolge ergänzt werden können. Dies beugt der naturgemäßen Neigung einer Zweierbeziehung vor, sich unbegrenzt auszudehnen. Damit kann die Therapiedauer auf zehn bis zwanzig Sitzungen in einem Zeitraum von einem bis zwei Jahren beschränkt werden.

6.3.5 Spezielle Therapien

Neben den bisher erörterten unspezifischen, settingbezogenen Ansätzen, ist in den letzten Jahrzehnten eine Vielzahl spezifischer Anwendungsformen systemischer Therapie entstanden, die sich auf

53 Hier nähert sich das Verständnis systemischer Einzeltherapie dem moderner tiefenpsychologisch orientierter Psychotherapie an (vgl. Thomä u. Kächele 1985).

spezielle klinische Konstellationen beziehen. Mit diesem Begriff hat Ludwig Reiter (1990a, 1991) darauf hingewiesen, dass klinische Kategorien umfassende Konzepte sind, die nicht nur klientenbezogene Aspekte wie biologische, psychische und soziale enthalten, sondern als soziale Prozesse auch den Kliniker, seine Denkstrukturen und seinen Erfahrungshintergrund sowie seine Eingliederung in größere Systeme wie Kliniken, Beratungsstellen usw. einbeziehen. Ohne hier auf Details einzugehen oder einem störungsspezifischen Ansatz das Wort zu reden (vgl. Schweitzer u. von Schlippe 2006), möchte ich einige davon nennen, um die Vielfalt, die systemische Therapie mittlerweile entfaltet hat, beispielhaft zu illustrieren: Traumatherapie (vgl. Hanswille u. Kissenbeck 2008), Suchttherapie (vgl. Klein 2002), stationäre Magersuchttherapie (vgl. Ludewig 2004), Sexualtherapie (vgl. Clement 2004) sowie verschiedene therapeutische Ansätze in der Therapie mit Kindern und Jugendlichen (vgl. Rotthaus 2001; Omer u. von Schlippe 2004; Retzlaff 2008; Asen u. Scholz 2009; Spohr et al. 2011). Für eine ausführlichere Darstellung dieser und weiterer Ansätze vgl. z. B. Schweitzer u. von Schlippe (2006).

6.4 Praxisanleitende Kontexte: Ausbildung, Selbstreflexion, Supervision

Abschließend möchte ich jene Maßnahmen skizzieren, die Therapeuten zu ihrer Arbeit befähigen und in der Praxis begleiten: Ausbildung, Selbsterfahrung bzw. Selbstreflexion und Supervision.

6.4.1 Ausbildung

Eine sinnvolle Ausbildung in systemischer Therapie sollte Folgendes verbinden:

- Auseinandersetzung mit dem zugrunde liegenden systemischen Denken und Erweiterung des Reflexionshorizonts
- Einüben von Techniken und Ausbau des Handlungsrepertoires
- Erproben der erworbenen Fertigkeiten unter Supervision und Validierung des Gelernten

Zu Beginn ihrer Therapieausbildung, wie wir sie in unserem Institut für systemische Studien in Hamburg anbieten, sind die Teilnehmer häufig verstört, weil sie mit zwei scheinbar unverbundenen Aspekten konfrontiert werden: erkenntnis- und sozialtheoretischen Grundlagen einerseits sowie praktischen Übungen in Rollenspielen und Livesituationen andererseits. Diese Synthese entspricht jedoch der systemischen Einsicht, dass Erkennen und Handeln eins sind. Die Schulung in systemischer Therapie sollte sich nicht darauf beschränken, fertige Muster technisch versiert anzuwenden, sondern befähigen, mit Blick auf die Besonderheiten der jeweiligen Praxis selbstständig zu denken. Therapeuten müssen der Vielfalt unterschiedlicher Therapiesysteme mit eigener Flexibilität begegnen und viele unterschiedliche Therapeuten verkörpern können. Sie haben also mehr – nämlich Vorurteile und starre Haltungen – zu verlernen als Vorgegebenes zu erlernen. Was sie in der täglichen Praxis *tun* sollten, lernen sie ohnehin von selbst – an der Reaktion ihrer Kunden. Günter Schiepek hat hierzu das Konzept der Systemkompetenz als Ausbildungsziel für werdende systemische Therapeuten eingeführt (vgl. Manteufel u. Schiepek 1998). Im Hinblick auf den Bedarf von Ausbildungskandidaten verweise ich auf mittlerweile erschienene allgemeine Lehrbücher und Lexika zur Theorie und Praxis der systemischen Therapie und Beratung: von Schlippe und Schweitzer (1996), Wirth und Kleve (2012) sowie Levold und Wirsching (2014).

6.4.2 Selbstreflexion

Die Selbsterfahrung wurde vielerorts in der systemischen Ausbildung lange vernachlässigt, war teilweise sogar verpönt. Ihr stand die Überbetonung der tiefschürfenden emotionalen Selbsterkenntnis der Siebzigerjahre im Wege, die unter Ausschluss der damals misstrauten Rationalität vielfach vorgeschrieben wurde. Jene Schulen, die angesichts der lähmenden Alternative *»Sei du selbst!« vs. »Befolge Richtlinien!«* davon ausgehen, dass die persönlichen Merkmale von Therapeuten das wichtigste Element einer Psychotherapie sind und sich heilsam oder hemmend auswirken können, legen besonderen Wert auf Selbsterfahrung. Die rituelle Auseinandersetzung des Helfers mit sich, seiner Biografie und seinem Familienhintergrund gilt dort als zentraler Bestandteil der Ausbildung zum Therapeuten, gewissermaßen als Initiationsritus. Die eher technisch orientierten Schulen betrachteten Selbsterfahrung dagegen meist als überflüssig. Das hat sich in den letzten Jahrzehnten weitgehend verändert. Selbst die renitentesten Schulen bieten neuerdings Selbsterfahrung als integralen Bestandteil ihrer Ausbildungsgänge (vgl. z. B. Laireiter 2000; Laireiter

u. Willutzki 2005). Im systemischen Bereich schlug Günter Schiepek (1999) vor, den diffusen Begriff »Selbsterfahrung« definitorisch auf eine spezielle Form der Selbstthematisierung psychischer Prozesse in sozialen Kontexten einzuschränken.

Die systemische Schule leistete sich ein ambivalentes Verhältnis zur Selbsterfahrung: Einerseits war sie über lange Zeit diskussionswürdig, andererseits ist sie integraler Bestandteil der Praxis und Ausbildung. Durch ständige, direkte Supervision im Umkreis einer Ausbildungsgruppe sind systemische Therapeuten regelmäßig mit sich selbst – als Therapeuten – konfrontiert. Das gilt sowohl für Unterbrechungen der Sitzung, etwa durch Eingriffe von außen und kurze Beratungen, als auch für die Vor- und Nachbesprechung. Stets fließen in die Reflexionen der Beobachter Kommentare zum Handeln des Therapeuten ein, die eine Selbsterfahrung mit sich bringen, ob als solche deklariert oder nicht.

Was bedeutet aber Selbsterfahrung? Alles Erfahren ist psychischer Nachvollzug organischer Vorgänge, also nicht frei verfügbar: Es geschieht, wenn es geschieht. Erfahren kann man weder lernen noch gezielt üben, nicht einmal mitteilen, denn als mitgeteilte wird die Erfahrung zu einer Beschreibung oder Erklärung. Wie kann unter diesen Umständen eine sinnvolle Übung im Selbsterfahren aussehen? Sicher nicht, wie vielerorts in entsprechenden Gruppen, auf der Basis künstlicher Bedingungen hoher emotionaler und sozialer Spannung. Dabei neigen Menschen – allein schon wegen der Logik des Leidens – zu Widerstand oder Anpassung, und was resultiert, ist nicht unbedingt Lernen oder Erweiterung des menschlichen Potenzials, sondern Flucht (also Kapitulation) oder Anpassung an die Vorgaben des Veranstalters.

Das Ziel einer systemischen Selbsterfahrung, besser: einer systemischen Selbstreflexion, sollte darauf gerichtet sein, die Denk- und Handlungsmöglichkeiten des Therapeuten zu erweitern und gleichzeitig jene Blockaden abzubauen, die seine Flexibilität beeinträchtigen. »Systemische Selbstreflexion« sollte also von den persönlichen Möglichkeiten ausgehen und auf die Erfordernisse der Therapeutenrolle ausgerichtet sein. Das ist am besten vor Ort, in der direkten Supervision erreichbar. Sie kann aber auch in einem Gespräch mit einem Supervisor, etwa im Umkreis eines reflektierenden Teams, stattfinden: Der werdende Helfer erlebt sich in der Position des Kunden und lernt einzuschätzen, wie systemische Interventionen wirken.

Das dürfte zu einer größeren Flexibilität und Empathie in der Arbeit mit Klienten beitragen (vgl. Ludewig 1999b). Ob allerdings eine Eigentherapie eine notwendige Eingangsbedingung für den therapeutischen Beruf ist, bleibt diskussionswürdig. Über den Stand der Diskussion im angelsächsischen Raum hatte der Ausbildungsforscher Howard Liddle (1991) zu Beginn der 90er-Jahre geschlossen, dass die früheren Maßgaben – Eigentherapie als Voraussetzung und Arbeit mit der Herkunftsfamilie als Pflicht – im aktuellen Verständnis von Training für Familientherapeuten weder als notwendig noch als weise oder realistisch angesehen werden. Mittlerweile gäbe es vielfältigere Wege, um der berechtigten Forderung, die Person des Therapeuten zu berücksichtigen, nachzukommen.

6.4.3 Supervision

Supervision hat in der systemischen Therapie einen hohen Stellenwert (vgl. Brandau 1991). Sie findet statt, wenn

- ein Helfer fachliche Probleme thematisiert und
- ein anderer sich als Supervisor definiert und seine Intervention je nach Auftrag als Anleitung, Begleitung, Beratung oder Therapie versteht (vgl. Ludewig 1991b).

Supervision kann in folgender Form stattfinden:

- Anleitung (etwa im Rahmen der Aus- und Fortbildung) – sie entspricht der Bitte: Hilf mir, meine beruflichen Möglichkeiten zu erweitern!
- Begleitung folgt dem Wunsch: Hilf mir, mein berufliches Schicksal zu ertragen!
- Beratung reagiert auf den Appell: Hilf mir, meine Möglichkeiten zu nutzen!
- Therapie bzw. therapeutische Supervision: Sie dient als Anstoß oder Hilfe, um Problemsysteme aufzulösen, die in einem Team oder mit Kunden entstanden sind und die gemeinsame Arbeit oder die Therapie blockieren.

Klinische Supervision kann in drei Phasen der Therapie eingesetzt werden: bei der Vorbereitung, dem therapeutischen Prozess und der Nachbesprechung (zum Beispiel mit Video- oder Tonbandaufzeichnungen). Am wirksamsten ist die direkte Livesupervision; sie wurde durch Einführung des Zwei-Kammer-Systems ermöglicht: Therapie und Supervision geschehen in zwei durch eine Einwegscheibe verbundenen Räumen. Wie bei allen sozialen Systemen werden die Themen auch bei Supervision mit der Zeit immer komplexer. Der Auftrag kann sich im Verlauf verändern, der Supervisor muss daher darauf achten, dass er auf den gerade aktuellen Auftrag hinarbeitet. Sonst kann es ihm passieren, dass er den vereinbarten Auftrag von sich aus überschreitet und ganz im eigenen Auftrag arbeitet.

Resümee

Eine systemische Therapie durchläuft folgende Phasen:

- Definition der Mitgliedschaften
- Bestimmung des Themas (Auftrags)
- Einladung des Therapeuten zu Kooperation und Dialog
- Wahl des Mediums (Sprache, Spiele, Familienbrett usw.)
- Dialogisches Driften im Einklang mit den Kunden
- Herausarbeitung angemessener Unterschiede
- Rekapitulation der neuen Aspekte
- Ausklang und Beendigung

Musikalisch gewendet, ließe sich der therapeutische Prozess als gemeinsames Improvisieren von Solisten ohne Partitur darstellen (vgl. Färber 1989). Einer davon – der Profi – wird gebeten, den ordnenden Part zu übernehmen und mit seinem ersten Einsatz einzuladen, ein erstes Thema zu entwickeln. Die übrigen Solisten spielen zuerst ihre gewohnten Rhythmen auf ihren gewohnten Instrumenten. Sie koppeln sich allmählich nach Möglichkeit an. So entstehen immer neue Variationen und Modulationen in weit entfernte Tonarten, und wenn alles gut geht, finden die Musiker gemeinsam zu einer verbindlichen Melodie. Dann tritt der Profi je nach Lage behutsam oder abrupt zurück, und er überlässt den anderen ihre Melodie. Schließlich sorgt er dafür, dass das gemeinsame Musizieren ein Ende findet.

7 Klinische Konstellationen

Im Folgenden beschreibe ich exemplarisch den systemisch-therapeutischen Umgang mit drei klinischen Konstellationen (s. Kap. 6.3.5): kindliche Unruhe, jugendliche Magersucht und psychotische Krise. Sie wurden hier deshalb als praktische Beispiele gewählt, weil ihre Therapie einerseits als besonders schwierig gilt, sie aber andererseits mit dazu veranlassten, das systemische Denken in der Psychotherapie zu erproben. Nach kurzer Beschreibung dieser Konstellationen gehe ich kurz auf die Behandlungsansätze ein, die wir zu diesen Themen an den Universitätskliniken für Kinder- und Jugendpsychiatrie in Hamburg und Münster angewandt haben. Mit den skizzierten Modellen strebe ich nicht an, eine neuartige Psychopathologie – etwa »der« Magersucht als Syndrom, als Typus familialer Transaktion – oder eine »störungsspezifische« Behandlungsweise systemisch zu begründen. Sie richten sich vielmehr an den jeweiligen Therapeuten und sollen ihm Hinweise für die Praxis liefern, die ihn vom objektivistischen Ballast befreien und ihm pragmatisch die Arbeit erleichtern.

Kindliche Unruhe, jugendliche Magersucht und psychotische Krise werden nicht als »Probleme an sich« gefasst, sondern – abgesehen von ätiologisch sicher relevanten neurophysiologischen und genetischen Aspekten – als Themen der Kommunikation im Lebenskontext der Betroffenen. Bei den im Folgenden beschriebenen klinischen Konstellationen abstrahiere ich von den Besonderheiten der jeweiligen Interaktionssysteme, die diese Problematiken aufrechterhalten, und suche nach den gemeinsamen Merkmalen, die für die Therapie anleitend sein können. Wenn hier etwa von »der magersüchtigen Jugendlichen« die Rede ist, meine ich also keine nosologische Einheit, sondern eine »Rolle« (s. Kap. 5.2.1.3). Die klinischen Konstellationen beschreiben demnach verallgemeinerte »Programme« für die Aufführung der Mitgliedschaft in den jeweils besonderen Systemen.

7.1 Kindliche Unruhe

Mit der industriellen Revolution unterlagen viele Kinder den neuen Zwängen der gesellschaftlichen Lern- und Arbeitssituation. Es erschien notwendig, ihre Impulsivität zu kontrollieren und primär Disziplin zu fordern. Scherten sie aus, galten sie als unruhig oder unartig, genügten also nicht den Erfordernissen der modernen Organisation. Das Phänomen »kindliche Unruhe« entstand als soziales Problem und nährte eine schwarze Pädagogik, die sich im 19. Jahrhundert mit figurativen Etiketten wie Zappelphilipp, Kasperle oder auch Störenfried hervortat.

Seit rund fünfzig Jahren stehen unruhige Kinder zunehmend mehr im Zentrum des klinischen Interesses und der Sonderpädagogik. In den USA, wo das »Hyperaktivitätssyndrom« erfunden wurde, nahm man zunächst an, ein landesspezifisches Phänomen erfasst zu haben. Inzwischen hat sich der Begriff aber auch in Europa, Afrika und Asien durchgesetzt. So schloss Minde (1985), dass kindliche Hyperaktivität keine kulturell bedingte Fehlanpassung, sondern eine allgemeine Abnormität ist. Zu den Kernsymptomen werden gezählt: Störung der Aufmerksamkeit und Ausdauer, erhöhte motorische Unruhe und Impulsivität.

7.1.1 Das Syndrom Hyperaktivität

Als die diagnostische Kategorie »Hyperkinetisches Syndrom« zuerst in den USA beschrieben wurde, ging es weitgehend darum, das störende Sozialverhalten mancher Kinder diagnostisch zu fassen, um entsprechende Therapien zu erarbeiten. Es ging zunächst um nur wenige, sehr auffällige Kinder. Wie aber in der Psychiatrie üblich, umfasste diese Diagnose bald viele Störungen im Kindesalter und schien kaum noch von anderen sozial unerwünschten Verhaltensweisen unterscheidbar (vgl. Rutter, Chadwick a. Schachar 1983). Die Anzahl der betroffenen Kinder wuchs rapide. Doch inspiriert durch antipsychiatrische Kritiker und Vertreter einer modernen Pädagogik entstand eine Gegenbewegung, die das Phänomen kindlicher Unruhe zu einem Mythos deklarierte, zumal:

- es nicht gelang, dieses Verhaltensphänomen wissenschaftlich adäquat zu fassen oder objektiv und zuverlässig zu erfassen; die Validität der Diagnose musste bezweifelt werden (vgl. z. B. Bonney 2008).
- Die Diagnose Hyperaktivität bezog, ähnlich wie Schizophrenie, nicht nur klinische, sondern viele sozial-normative Aspekte ein: Hyperaktivität erwies sich als schichtbezogen – trat bei Kindern der unteren Schichten häufiger auf – und als kulturabhängig

(vgl. Prendergast et al. 1988). Außerdem tritt sie bei Jungen neunmal so häufig wie bei Mädchen auf.

- Nosologie und Ätiopathologie der kindlichen Unruhe sind bislang noch nicht endgültig geklärt. In der Praxis geht man daher pragmatisch vor, und das Phänomen wird medizinisiert – so die Gegner dieser Ausrichtung (Voß 1983, 1987; Voß u. Wirtz 1999). Ein eindruckvolles Beispiel für diese Medizinisierung ist die Stellungnahme der deutschen Ärztekammer im Jahr 2005 zu diesem klinischen Phänomen (vgl. Bundesärztekammer 2005).
- Nach groben Schätzungen soll der Anteil der Kinder im Schulalter, die durch ihr Sozialverhalten unangenehm auffallen, bis zu 15 Prozent betragen. Methodologisch strenge Studien ordnen jedoch nur ein bis höchstens fünf Prozent dieser Kinder der Gruppe der Hyperkinetischen zu (vgl. Minde 1985). Spätere Studien zeigten eine Prävalenz in der Altersgruppe von 4 bis 17 Jahren von 2 bis 7 %, bei Anwendung der strenger gefassten Kriterien nach ICD-10 eine solche von 1 bis 2 % (vgl. Bundesärztekammer 2005).
- Diagnostisch ist es schwierig, zwischen rein hyperaktiven und unkonzentrierten sowie frühkindlich hirngeschädigten und bloß aggressiven Kindern zu unterscheiden (vgl. Rutter et al. 1983).
- Das endogene Hyperaktivitätssyndrom ist kaum von exogenen Verhaltensstörungen abzugrenzen; die Überlappungsrate liegt bei mindestens fünfzig Prozent. Unruhige Kinder bilden also eine äußerst heterogene Gruppe (vgl. Henker a. Whalen 1989).

Die Diagnose Hyperkinetisches Syndrom (HKS) wurde im Nachhinein zur Aufmerksamkeitsdefizit-/Hyperaktivitätsstörung (ADHS) erweitert. Man hatte erkannt, dass hyperaktive Kinder Probleme im Aufmerksamkeitsbereich haben, die vermutlich ihrem ungesteuerten und impulsiven Verhalten zugrunde liegen. Während Kinder, die nur Aufmerksamkeitsdefizite haben, eher ein Problem für ihre Eltern sind, da sie häufig den schulischen Anforderungen nicht gewachsen sind, stellen hyperaktive Kinder vor allem in auf Disziplin angewiesenen Gruppensituationen, also in Schulen, Kindergärten und im Mannschaftssport, eine enorme Belastung für die zuständigen Erwachsenen, aber meistens auch für die anderen Kinder dar. Aus ihrer Arbeit mit unruhigen Kindern schlossen die auf diese Thematik spezialisierten Forscherinnen Henker und Whalen im Jahr 1989, dass Hyperaktivität – im Sinne des Hyperkinetischen Syndroms HKS – ein interaktionelles Phänomen ist. Ihre Argumente waren:

- Hyperaktivität äußert sich immer im sozialen Bereich (Familie, Schule, Gleichaltrige), sei es im Sozialverhalten selbst oder in Sachbezügen (Aufgaben).
- Hyperaktivität prägt unübersehbar den Kontakt zwischen dem Kind und seinen sozialen Welten. Unruhige Kinder senden unverkennbare Zeichen aus. Auch ungeübte Beobachter können etwa unter spielenden Kindern rasch die hyperaktiven ausmachen. Minde (1985) schränkt jedoch ein, dass dies nur für strukturierte Spielsituationen gelte, die ruhiges, angepasstes Verhalten erfordern, nicht dagegen für freies Spielen.
- Die kindliche Unruhe lässt nicht in der Adoleszenz nach, sondern bleibt in irgendeinem Umfang lebenslang als soziale Kontakt- und Anpassungsschwierigkeit (»Anecken«) bestehen. Bei jugendlichen und älteren Delinquenten kann häufig eine Hyperaktivität im Kindesalter rekonstruiert werden. Meist wurden sie weder in der Kindheit noch später von bedeutsamen Bezugspersonen (Eltern, Verwandten, Erziehern, Gleichaltrigen, Lebenspartnern) angenommen oder unterstützt. In letzter Zeit vermehrt sich das Interesse am Vorhandensein dieses Syndroms bei Erwachsenen (vgl. z. B. Banaschewski, Retz u. Rösler 2013).

Mittlerweile ist die Forschung um einiges weiter, und man hat aus ätiologischer und pathogenetischer Sicht feststellen können, dass es sich bei dieser Störung um ein multifaktorielles Geschehen handelt, an dem offenbar neurophysiologische und genetische Faktoren maßgeblich beteiligt sind. Zentraler als die Hyperaktivität wird aus dieser Sicht eine hirnorganisch begründete Behinderung der Aufmerksamkeit und der Konzentration gesehen. Der Wahrnehmungsprozess scheint schneller und weniger fokussiert abzulaufen, die Kinder sind störenden Nebenerscheinungen wie Geräuschen und Gesprächen im Raum weitgehend ausgeliefert, zumal sie diese kaum ausfiltern können, und sie sind im besonderen Maße ablenkbar. Gerade diese psychischen Mängel, die der inneren Organisation des Erlebten und des darauf bezogenen Handelns entgegenstehen, dürften an der Basis des ungesteuert und unpassend wirkenden Verhaltens liegen. Aus sozialer Perspektive, die für eine Psychotherapie relevant ist, fällt nicht primär der Mangel an Konzentration auf, sondern das ungesteuert erscheinende, unpassende Verhalten.

7.1.2 Behandlungsansätze

Alle Schulen der Psychiatrie, Psychotherapie und Pädagogik haben Ansätze für den Umgang mit unruhigen Kindern und ihren Bezugspersonen entwickelt. Sie reichen von diätetischen und pharmakologischen Verordnungen bis zu psychotherapeutischen und sonderpädagogischen Maßnahmen. Viele dieser Maßnahmen, wie z. B. diätetische Einschränkungen und Bachblüten-Therapie, haben sich bei kontrollierten Studien als uneindeutig bis unwirksam erwiesen (vgl. Minde 1985; Döpfner, Frölich u Lehmkuhl 2013), sie werden aber von überforderten Eltern und Betreuern nach wie vor angewandt. In der psychotherapeutischen Praxis haben sich nach Einschätzung der verhaltenstherapeutisch orientierten Autoren Döpfner, Frölich und Lehmkuhl (2013) am ehesten psychoedukative und verhaltenstherapeutische Maßnahmen durchgesetzt. Sonder- und heilpädagogische, ergotherapeutische und ähnliche Maßnahmen stärken – meist in der Schule eingesetzt – sozialverträgliche Verhaltensweisen und bauen das negative Selbstbild unruhiger Kinder ab, die oft unter Feindseligkeit zu leiden haben. Die Effizienz psychotherapeutischer Maßnahmen ist nach wie vor ebenso wenig erwiesen wie der Wert von Milieutherapien, die alle ursächlichen Faktoren in der Psyche oder der sozialen Umwelt ansiedeln (vgl. Henker a. Whalen 1989).

Psychopharmaka

Am weitaus häufigsten werden unruhige Kinder mit Psychopharmaka behandelt. Viele Ärzte bevorzugen aus pragmatischen Gründen die medikamentöse Einstellung mit paradox wirkenden Psychostimulantia wie Methylphenidat (Ritalin®) – ein Dopamin-Wiederaufnahmehemmer – oder mit einem Noradrenalinaufnahmehemmer wie Atomoxetin (Strattera®) (vgl. Döpfner, Frölich u. Lehmkuhl 2013). Diese Behandlung verzeichnet zwar Erfolge bei »Respondern« – Beruhigung – und trägt zu einer Veränderung der Bedeutung bei, die Erwachsene der Unruhe zumessen. Ihr Nachteil liegt darin, dass sie von sich aus nicht zum Aufbau alternativer Verhaltensweisen führen kann; das notwendige Erlernen von Selbstbeherrschung findet nicht oder nur nebenrangig statt. Daher sollte sie immer nur im Rahmen einer mehrdimensional angelegten Behandlung angewandt werden (vgl. u. a. Henker a. Whalen 1989; Hüther u. Bonney 2013; Döpfner, Frölich und Lehmkuhl 2013). Eindeutige Effizienzstudien für die familientherapeutische Behandlung von kindlicher Unruhe liegen noch nicht vor, obwohl dieser Ansatz in Kinderpsychiatrien, Erziehungsberatungsstellen und schulpsychologischen Diensten häufig angewandt wird. Die systemische Therapie hat bisher wenige wissenschaftlich kontrollierte Studien hierzu durchgeführt; sie geben aber Anlass zum Optimismus (vgl. u. a. Kilian 1989; Saile 1997; Saile u. Trosbach 2001; Saile u. Forse 2002; Schmela 2004; Bonney 2003, 2008; von Sydow et al. 2007; Schweitzer u. von Schlippe 2006).

7.1.3 Zwei zum Nachdenken anregende Fallbeispiele

Diese Beispiele sollen den Unterschied illustrieren, wie sehr eine wissende und emotional annehmende Haltung der Eltern dazu beitragen kann, dass dieses Symptom nicht zum Hauptthema der Kommunikation in der Familie zu werden braucht. Im ersten Fall beschreibt sich die Mutter als überlastet und emotional erschöpft: Ihr Mann zeige keine partnerschaftliche Solidarität und mache ihr auch noch Vorwürfe, statt sie zu unterstützen; das Kind schließt gewissermaßen die Lücke zwischen den Eltern und wird so pathologisiert. Im zweiten Fall sind beide Eltern kooperativ. Das Kind wird angenommen und unterstützt, nicht pathologisiert. Die Hyperaktivität der Kinder scheint zwar in beiden Fällen fest zum familialen Selbstverständnis zu gehören und entspricht genau den jeweiligen Besonderheiten, hat aber sehr unterschiedliche Folgen. Diese Fallbeispiele sollen als Grundlage für den im Anschluss dargestellten Vorschlag für einen hilfreichen Umgang mit unruhigen Kindern und ihrem sozialen Kontext dienen.

Beispiel A

Beim Aufnahmegespräch zur stationären Behandlung berichtet die Mutter Folgendes: Ihr 10-jähriger Junge terrorisiere sie regelrecht; er greife sie bis zu zweimal am Tage tätlich an. Er verweigere z. B. das Mittagessen, um dann, wenn alle schon gegessen hätten, besonderes Essen zu verlangen. Wenn die Mutter dann nicht gehorche, trete er ihr in die Beine, beiße sie usw. Nach Abklingen seines »Blackouts« wisse der Junge nichts mehr davon; er wirke verzweifelt und sei wieder lieb.

Nach Ansicht der Mutter handele es sich um »Anfälle«, die auf eine vom Kinderarzt diagnostizierte »Phosphatallergie« zurückgehen. Der Vater, der beruflich oft mehrtätig unterwegs ist, gibt sich gelassen und selbstsicher: Wenn er zu Hause sei, passiere das alles nicht. Er ergänzt, die Schwierigkeiten hätten vor drei Jahren nach Eintritt in die Schule begonnen. Davor habe es nur normale Erziehungsprobleme gegeben. Ein damals aufgesuchter Kinderarzt habe das auffällige Verhalten als Verhaltensstörung bagatellisiert; eine später aufgesuchte Neuropädiaterin habe eine Wahrnehmungsstörung festgestellt. Ein medikamentöser Versuch mit Ritalin sei ungut verlaufen. Nach Feststellung einer Unregelmäßigkeit im Phosphatstoffwechsel habe eine phosphatarme Diät vorerst eine kurze Beruhigung erbracht. Die Anfälle seien aber nach wenigen Tagen erneut aufgetreten.

Der Junge sagt, er wolle »kein Theater mehr machen«. Er verspricht, sich auf der Station zu bessern. Er merke schon, dass er, wenn er Phosphate gegessen habe, wütend werde; er schränkt aber zugleich ein, dass dies nur zu Hause passiere, wenn der Vater nicht da sei. Ansonsten erfahren wir, dass weder aus dem Kindergarten noch aus der Vorschule Klagen gekommen seien. In der Schule gelte er als intelligenter Schüler, der jedoch durch seine Zappeligkeit den Unterricht störe.

Im Verlauf der stationären Behandlung über einen Zeitraum von acht Wochen lernten wir eine gänzlich resignierte Mutter kennen. Sie beschrieb sich als eine auf Anerkennung angewiesene Frau, die immer bemüht sei, eine gute Mutter zu sein. Mit ihren drei sehr lebendigen Söhnen, die sie praktisch allein erziehen müsse, gelinge ihr das nicht. Darunter leide sie. Sie sei erpressbar und kaum fähig, konsequent zu handeln. Zudem werde sie oft von ihrem Mann in Gegenwart der Kinder durch Anschreien, Auslachen usw. entwertet.

Die Maßnahmen auf der Station beschränkten wir darauf, die phosphatarme Diät nach und nach abzusetzen, um eine diagnostisch notwendige Beobachtung zu gewährleisten. Der Junge verhielt sich zumeist freundlich und kooperativ; er war bei aufkommender Unruhe zu jeder Zeit ohne Nachdruck verbal zu beruhigen. Die wesentlichen Veränderungen zeigten sich im Verlauf von Beurlaubungen über das Wochenende nach Hause. Die Mutter probierte, konsequent und klar zu handeln; der Vater hielt sich weitgehend heraus; das störende Verhalten des Jungen verminderte sich auf ein erträgliches Maß.

Nachträglich hörten wir vom Vater, dass die alten Probleme gänzlich aufgehört hätten; seine berufliche Situation habe sich verändert und er sei jetzt zu Hause. Ein Schulwechsel habe sich zudem beim Jungen günstig ausgewirkt.

Einige Monate später rief aber die Mutter alarmiert an: Der Junge verhalte sich fast wieder wie damals; der Vater sitze seit einigen Wochen im Gefängnis.

Beispiel B

Beide Eltern begleiten den 14-Jährigen zu einem ambulanten Vorstellungstermin. Sie kommen auf Anraten eines Psychologen, der den Jungen bei einem Kuraufenthalt betreute, dort ein Hyperaktivitätssyndrom und daraufhin die Notwendigkeit einer Familientherapie festgestellt habe. Die freundliche Mutter fällt durch stockendes, hastiges Reden und motorische Unruhe auf. Der Vater sitzt als Ruhepol zwischen Mutter und Sohn. Sie berichten, dass der Junge von jeher ungeschickt und leicht ablenkbar gewesen sei, jedoch zugleich freundlich und hilfsbereit. Er habe auch eine Legasthenie. In seiner Schule sei er zwar durch Unruhe aufgefallen, die Lehrer hätten ihn aber gut mittragen können. Die vom Psychologen alarmierten Eltern berichten ferner, sie seien zu uns gekommen, weil sie nichts unversucht lassen wollten. Im Gespräch erfahren wir, dass die Mutter während ihrer ganzen Kindheit unter ihrer übermäßigen Unruhe gelitten habe. Der Vater sei andererseits immer besonders ruhig gewesen, er habe jedoch unter einer nicht anerkannten Legasthenie leiden müssen.

Kind und Eltern machen den Eindruck einer harmonischen, jedoch nicht harmonisierenden Einheit. Eigentlich sehen sie keinen Grund für eine Behandlung. Die Eltern fühlen sich durchaus imstande, ihrem Sohn bei der Bewältigung seines Lebens Schutz, Unterstützung und gefühlsmäßige Geborgenheit zu geben, bei Gelegenheit ihn auch zu bremsen und zu fordern. Im Verlauf dieser einzigen Sitzung kommen wir gemeinsam zu dem Schluss, dass jede weitere Diagnostik und/oder Behandlung nicht nur zu keiner Besserung des ohnehin nicht problematisierten Verhaltens des Jungen führen würde, sondern darüber hinaus die Gefahr in sich bergen würde, einer Pathologisierung Vorschub zu leisten. Schließlich habe der Junge in seinen Eltern die besten, aus eigener Erfahrung gewachsenen Experten zur Hand. Sie können ihm die Wege zeigen, um sowohl seine Unruhe als auch seine Legasthenie erfolgreich zu kompensieren. Die Beratung wird damit beendet.

7.1.4 Ein systemisches Konzept

Rein hypothetisch könnte gelten: Alle Kinder kämen mit der gleichen biologischen Ausstattung (Anatomie, Morphologie, Physiologie, besonders des Zentralnervensystems) zur Welt; alle bestünden die heiklen Phasen der Kindheit gleich erfolgreich; alle wären gleichermaßen fähig, der gesellschaftlichen Forderung nach Wohlverhalten zu genügen. Akzeptierte man jedoch, dass es unter Kindern Unterschiede gibt und dass aus welchen Gründen auch immer einige unruhiger als andere sind, könnte darüber hinaus gelten: Alle Eltern sind gleichermaßen willens und fähig, ihre unruhigen Kinder günstig zu beeinflussen und einander in der Erziehung zu unterstützen; alle außerfamilialen Bezugspersonen (etwa Lehrer) unruhiger Kinder können psychisch oder situativ gleich liebevoll und geduldig mit diesen umgehen; alle Ärzte, Therapeuten, Berater usw. verfügen über geeignete Methoden, unruhigen Kindern zu helfen (vgl. Ludewig 1991a).

Ebenfalls rein hypothetisch könnten folgende Gegenaussagen gelten, die davon ausgehen, dass es Kinder gibt, die konstitutionell unruhiger als andere sind: Alle als unruhig geltenden Kinder haben biologische Mängel, oder sie sind milieugeschädigt. Die Eltern unruhiger Kinder verursachen deren Unruhe, da sie unfähig, nicht gewillt oder nicht in der Lage sind, einander in der Erziehung zu unterstützen; die außerfamilialen Bezugspersonen der unruhigen Kinder gehen nicht förderlich mit diesen um; Ärzte oder Therapeuten müssen bei der Behandlung unruhiger Kinder scheitern, weil sie keine geeigneten Methoden haben. Darauf bezogen wäre also der entsprechende Lösungsvorschlag: Kinder, die normative Erwartungen der Erwachsenenwelt nicht erfüllen, sind auszusondern oder zu medizinisieren.

Folgerungen: Aus diesen widersprüchlichen Hypothesen möchte ich zunächst jener zustimmen, dass es unruhige Kinder gibt. Diese Sicht akzeptiert zunächst die Not dieser Kinder und ihrer Eltern als berechtigt und lässt Folgendes formulieren:

- Unabhängig von den ätiologischen und pathogenetischen Bedingungen erweist sich die kindliche Unruhe als ein Phänomen sozialer Interaktion, das sich nicht monokausal erklären lässt.
- Unruhige Kinder koppeln sich strukturell an die Möglichkeiten ihrer Umwelt an und gestalten dabei ihre Unruhe spezifisch aus.
- Eine differenzielle Diagnostik, die kindliche Unruhe auf wenige Variablen beschränkt und eine kausal orientierte Therapie vorschreibt, ist praktisch irrelevant und wird scheitern.
- Einseitige Schuldzuweisungen an das Kind, die Eltern oder die Lehrer sind nicht nur verfehlt, sondern mindern auch die Chancen, angemessen mit dem Phänomen umzugehen.

- Kindliche Unruhe kann kein reines Familienproblem sein, da sie meist nicht in der Familie auffällt. Entdeckt wird die Unruhe häufig erst, wenn das Kind in die außerfamiliale Erwachsenenwelt eintritt. Hier begegnen die Menschen dem Kind nicht mit primärer Liebe, sodass sie sich eher gestört fühlen. Die Eltern hingegen lieben ihr Kind – oder haben sich zumindest an dessen Verhalten gewöhnt.

Ein Teufelskreis

Die Erwachsenenwelt (Hort, Schule, Vereine usw.) stellt Erwartungen, denen unruhige Kinder oft nicht gewachsen sind – das erzeugt, wie Henker und Whalen (1989) knapp formulieren: »*trouble*«. Ein Teufelskreis droht. Die meist hilf- und fassungslosen Eltern suchen nach Erklärungen; sie deuten oft das störende Verhalten als unerzogen, boshaft, widerspenstig oder krankhaft und reagieren entsprechend. Die Kinder reagieren irritiert, denn sie erleben sich als normal, fühlen sich also angegriffen und steigern ihr auffälliges Verhalten. Der Kreis schließt sich, wenn das hyperaktive Verhalten auch noch institutionell passt. Dann füllt das Verhalten des unruhigen Kindes sozusagen die Lücken der betreffenden Systeme und wird zur Pauschalerklärung für alle geläufigen Interaktionsprobleme.

Die archetypische Rolle des Sündenbocks findet ihren – allzu passenden – Träger, und die betreffenden Kinder werden pathologisiert, gehänselt, gemieden oder gar offen ausgegrenzt. Meist reagieren sie ebenso hilf- und fassungslos wie ihre Umwelt: Sie haben sich selbst ja nie anders erlebt und daher kein Störungsbewusstsein entwickelt. So fühlen sie sich grundlos isoliert und schuldig, werden immer unruhiger, zügelloser und verwirrter und geraten schließlich auf den Weg zum aggressiven, ja destruktiven Verhalten.

Wird der Teufelskreis von Unruhe und Ablehnung nicht durchbrochen, bleiben diese Kinder in ihrer Entwicklung gehemmt und geraten in die Position sozialer Außenseiter. Minde (1985) berichtet, dass der beim Schuleintritt gemessene Intelligenzquotient unruhiger Kinder schon bis zur 6. Klasse erheblich sinkt. Ihr Selbstbild wird zunehmend negativer, und sie leben stets in dem Gefühl, es niemandem recht machen zu können. Daraus resultieren Lernschwierigkeiten, soziale Isolation und Trotz. Das Kind und seine Umwelt erklären sich den Konflikt meist durch Schuldzuweisungen. Dem ständigen Vorwurf: »Du bist böse!« steht die resignative Reaktion: »Ihr liebt mich nicht!«

gegenüber. Unruhige Kinder können aber sehr freundlich, zugewandt und liebevoll sein – wenn man sie lässt. Analog zu Paul Dells (1981b) These zur Schizophrenie könnte man auch bei der Hyperaktivität von einer »epistemischen Konfusion« sprechen. Henker und Whalen (1989) haben jedoch gezeigt, dass unruhige Kinder mit zuverlässigen, selbstbewussten Eltern, die sie angemessen fördern und vor der Außenwelt beschützen, die negativen Konsequenzen ihrer Unruhe teilweise kompensieren können. Übernehmen die Eltern jedoch aus Unsicherheit die negativen Urteile Dritter, tragen sie mit zur Pathologisierung ihrer Kinder bei.

7.1.5 Hilfestellung

Manche Kinder sind lebhafter als andere, manche sogar im erheblichen Maße. Aber nicht die Unruhe selbst ist das Problem, sondern der kommunikative Umgang damit, der sie zum Dauerthema eines Problemsystems macht. Angemessene Hilfe muss daher von den Bedingungen dieser Kommunikation ausgehen und folgende Aspekte berücksichtigen:

- Eltern, die ihr Kind als unruhig beschreiben und etwas dagegen unternehmen möchten, haben immer recht, ebenso Lehrer, Erzieher und andere Bezugspersonen. Wer ihre Einschätzung infrage stellt und die Hyperaktivität als Mythos entlarvt oder erklärt, sie sei ein bloßes Interaktionsproblem, verbleibt damit im Teufelskreis der epistemischen Konfusion. Am Beginn der Behandlung sollten also beruhigende Maßnahmen stehen, zum Beispiel eine ausführliche Anamnese und neuropädiatrische Diagnostik. Das wird von den Familien oft als Zeichen von Wissen, Erfahrung und Kompetenz des Helfers bewertet und sorgt daher für Vertrauensbildung. Dieser selbst verschafft sich dadurch ein klares Bild und kann, befreit von eigenen Zweifeln, seine Therapie beginnen. Eine medikamentöse Unterstützung kann hilfreich sein.
- Die feindiagnostische Unterscheidung, ob das Kind tatsächlich hyperkinetisch, gar hirngeschädigt oder bloß böse und aggressiv ist, tauscht eine zweifelhafte Gewissheit gegen Strapazen und die Gefahr ein, den Teufelskreis endgültig zu schließen. Weitaus relevanter ist eine Förderdiagnostik, die Ressourcen und Möglichkeiten für einen verwindenden oder zumindest

erleichterten Umgang mit dem Problem sucht. Meist setzt die klinische Hilfe an der Nahtstelle mehrerer sozialer Systeme an und sollte daher die Beteiligten zur Kooperation bewegen. Wenn die Klagen aus Kindergarten, Schule oder Nachbarschaft kommen, empfiehlt es sich oft, diese außerfamilialen Instanzen einzubeziehen. Bei der Beratung der Familie mit Blick auf den Umgang mit der Außenwelt empfiehlt es sich, die Erwachsenen zu motivieren, als »Botschafter« des Kindes für Wohlwollen und Verständnis zu sorgen.[54] Daraus resultieren meist kleine Veränderungen, die große Wirkung zeigen können. Nach unseren klinischen Erfahrungen wächst die Zufriedenheit der Erwachsenen mit dem unruhigen Kind meistens nicht, weil die Unruhe aufhört, sondern weil sich ihr Umgang damit verändert hat (vgl. Ludewig 1993).
- Der Verzicht auf medizinische Pathologisierung, die das Kind zum einsamen Helden seines Dramas macht, kann sich günstig auf parallele Fördermaßnahmen wie motorische und Aufmerksamkeitstraining auswirken. Kein theoretischer Ansatz kann mehr als eine der vielen Facetten kindlicher Unruhe erklären. Sie ist ein komplexes, heterogenes Phänomen der Interaktion, das sich nicht durch kausale Eingriffe in psychische, somatische, familiale, schulische oder diätetische Faktoren beseitigen lässt. Bekanntlich kann die Maximierung der einen Variable die empfindliche Selbstregulierung eines komplexen Systems folgenreich irritieren (vgl. z. B. Bateson 1980; Dörner et al. 1983).
- Helfer, die ihre Ziele im Alleingang festlegen und sozusagen im eigenen Auftrag arbeiten, fallen oft ihren guten Absichten zum Opfer. Sie missachten nicht nur die Autonomie ihrer Kunden, sondern provozieren auch Widerstand. Niemand kann voraussagen, zu welchen Veränderungen unruhige Kinder, ihre Eltern oder Lehrer bereit und fähig sind, sodass man mit Prognosen, Zielen und Potenzialen sehr offen umgehen sollte.

7.2 Jugendliche Magersucht

Die Nahrungsverweigerung in der Adoleszenz wird aus psychotherapeutischer Sicht sowohl bezüglich ihrer Entstehung als auch ihrer

54 Einige Eltern, die mitunter Probleme mit der Schule aus der eigenen Kindheit fortgetragen haben, können mit diesem Vorschlag überfordert werden. Das Geschick des Beraters oder Therapeuten ist also gefragt, diese nachvollziehbare Abneigung zu mildern.

Therapie in der Hauptsache an der Differenz Bindung/Ablösung thematisiert. Dieses durchaus nachvollziehbare Verständnis hat jedoch in der Praxis zu Komplikationen geführt, die einer rasch wirkenden Therapie hinderlich sind und sogar mancher Chronifizierung unwillkürlich Vorschub leisten. Bei meinem Verständnis der Magersucht nehme ich daher eine »Umdeutung« vor und lasse dieses Phänomen als »Liebesproblem« erscheinen; das hilft, den praktischen Komplikationen vorzubeugen. Dabei gehe ich – getreu der Programmatik dieses Buches – von Konzepten aus, die in den Kapiteln 3 und 4 erörtert wurden, und verbinde sie zu einem praktikablen Ansatz. Es handelt sich um Maturanas Konzept der Emotion als biologischer Handlungsbereitschaft, dabei vor allem um die Liebe, sowie um Luhmanns Konzepte von Kommunikation und Sozialisation. Sie dienen mir bei der Formulierung der Differenz Lieben/Liebe, die ich für die Erklärung zentral erachteter entwicklungs- und sozialpsychologischer Aspekte der Magersucht heranziehe und zur Grundlage meines pragmatischen Verständnisses dieses Lebensproblems mache. Ob dieses Verständnis überhaupt und in allen Fällen zutrifft, erweist sich als irrelevante Frage, solange es die Praxis anleitet und zu akzeptablen Ergebnissen führt.

Einen ähnlichen Weg gingen Weber und Stierlin (1989) in Anlehnung an Stierlins (1978) Konzept der »bezogenen Individuation«. Anders aber als in meinem Konzept, in dem es um das aktive, ungebremste Lieben geht, steht bei ihnen das eher passive Bedürfnis nach Geliebtwerden und dessen Nicht-Befriedigung im Mittelpunkt. Das wird an anderer Stelle expliziter, wenn Helm Stierlin die Grundannahmen von Mitgliedern sogenannter psychosomatischer Familien beschreibt:

> »1) Ich bin alleine nicht überlebensfähig; 2) Mir geht es nur gut, wenn es dem/den anderen auch gut geht … Mit diesen Grundannahmen verbindet sich dann 3) … typischerweise die Neigung, wichtige Beziehungssituationen und/oder Lebensziele im Sinne eines strikten Entweder-oder … zu betrachten und zu bewerten« (Stierlin 1988, S. 289–290).

Ich ziehe es vor, Satz 1 und 3 dieser Kurzformel dem Satz 2 nachzuordnen: Erst wenn es dem/den anderen gut geht, bin ich frei, kann allein überleben und auf die Entweder-oder-Logik verzichten.

Mein Verständnis beruht auf den Erkenntnissen so vieler Disziplinen (u. a. Philosophie, Anthropologie, Soziologie und Psychologie) und bezieht so verschiedene Aspekte (u. a. Emotion, Sozialisation, Individuation, Anorexie) ein, dass deren ausdrückliche Diskussion den

Umfang eines ganzen Buches beanspruchen würde. Deshalb verzichte ich hier auf theoretische Ableitungen, detaillierte Beschreibungen und die Nennung der einzelnen Quellen und beschränke mich darauf, die Grundzüge eines Ansatzes zu skizzieren, der den therapeutischen Umgang mit jugendlichen Magersüchtigen erleichtern soll. Dieser methodische Ansatz ist zwar seinem theoretischen Anspruch nach in sich und mit den Erkenntnissen der Forschung kohärent, er ist aber nicht als neues theoretisches Modell der Magersucht angelegt. Durch die Wahl eines alternativen Blickwinkels soll vielmehr dem Therapeuten geholfen werden, eine Haltung zu den Magersüchtigen und ihren Familienangehörigen einzunehmen, die in der Praxis die üblichen Hindernisse dieser Therapie vermeidet. Im Folgenden beschränke ich mich bewusst auf die Magersucht in der Adoleszenz; andere klinische Zustände, die Nahrungsverweigerung als Begleitphänomen zeigen, etwa Depressionen, werden hier nicht einbezogen (vgl. Krüger et al. 2010).

7.2.1 Lieben und Liebe – eine anleitende Unterscheidung

Ganz in Einklang mit Maturana (1985b) betrachte ich hier Liebe als Grundstein jeder Sozialisation; in Abweichung aber von seiner Auffassung, die Liebe als undifferenzierte biologische Disposition betrachtet, unterscheide ich im Folgenden zwei Aspekte der Liebe: Liebe als individuelle Emotion und als interaktioneller Prozess (vgl. Ludewig 2002, S. 156 f.). Das Erstere nenne ich *Lieben;* in verbaler Form schließt es alle Formen emotionaler Zuwendung ein, ganz gleich, ob es sich um wohlwollendes Interesse oder Verliebtsein, um milde oder leidenschaftliche Zuneigung handelt. Lieben bezeichnet somit ein vom Individuum ausgehendes, primär biologisch begründetes Bezogensein auf andere, also eine Emotion, die zu Handlungen im Bereich sozialer Interaktionen disponiert. Den Begriff *Liebe* reserviere ich hingegen substantivisch für das eigentliche Phänomen einer Liebesbeziehung, die Interaktion und Gegenseitigkeit voraussetzt. Liebe bezeichnet mithin ein soziales Phänomen, das die Koordinierung des Liebens zwischen Individuen voraussetzt.

Als ein spontanes, unverzichtbares, nicht erlernbares, unstrategisches Bezogensein auf andere, prägt *Lieben* das soziale Handeln und damit alle menschlichen Bindungen und Lebensweisen; es steht somit an der Basis von Sozialisation. Für den einzelnen Menschen stellt sich Lieben als ein primäres Grundgefühl dar, welches wir, ohne direkten

Zugang zum individuellen Erfahrungsbereich des Liebens zu haben, aus dem eigenen Erleben kennen und daher als Konzept verwenden, um das Zustandekommen menschlicher Bindung zu erklären. Dabei handelt es sich nicht um ein bloßes psychisches Bedürfnis, sondern um ein unverzichtbares biologisches Motiv, das gelebt werden muss: Geschähe es nicht, gäbe es keine Sozialisation, also keine Menschwerdung. Würde der Neugeborene nicht in absehbarer Zeit beginnen, seine Eltern anzulächeln, würden sich seine Überlebenschancen stark verringern. Dazu ist aber das Vorhandensein, die Anwesenheit oder mindestens die Erreichbarkeit eines anderen erforderlich; erst dann bekommt das Liebespotenzial das Ziel, auf das es sich richten kann, um sich realisieren zu können. Dabei ist die Eigenart des anderen zunächst gleichgültig; der andere ist bloß notwendiges Medium, damit Lieben stattfinden kann. Beim Säugling zum Beispiel reicht eine geringfügig mit menschlichen Zügen ausgestattete Attrappe, um ein Verhalten auszulösen – Lächeln –, das als emotionale Zuwendung imponiert. Als primäres, diffuses Bezogensein auf andere tritt Lieben stets in gleicher Modalität auf, ob bei Säuglingen, Kindern oder Erwachsenen.

Liebe als sozialisiertes Lieben beruht auf der Koordinierung des liebenden Potenzials zwischen Menschen. Sie erfordert, dass bereits das kleine Kind lernt, die Besonderheiten des anderen zu beachten. Erst dadurch, dass die eigene Individualität und die des anderen erkannt und beachtet wird, können Beziehungen und Gemeinschaften entstehen (vgl. Fromm 1980). Die Eigenheit des jeweils anderen kann sehr unterschiedlich erfahren werden; das prägt die entstehenden Bindungen vielfältig. Wie die Bindungsforschung zeigt, prägen die Erfahrungen, die ein Kind mit seinen Bezugspersonen in diesem Spannungsfeld macht, ob sie frustrierend bis befriedigend sind, seine ersten Bindungsmuster (vgl. z. B. Stern 1992; Brisch et al. 2002; Grossmann u. Grossmann 2003). In diesem Lernprozess können alle Grenzen, Launen, anderweitigen Beschäftigungen und Eigenheiten des anderen als Verhinderung des Liebens erlebt werden und dazu führen, dass das Kind darauf mit hilflosem Protest reagiert. Die Formen dieses Protestes können sich vom Beharren auf der Verfügbarkeit des anderen über das Zurückhalten des Liebens bis hin zur apathischen Resignation erstrecken. Im Verlauf seiner Auseinandersetzung mit den Hindernissen, die für das Kind aus der Autonomie, also der Undurchschaubarkeit und Unberechenbarkeit der anderen erwachsen, bildet es allmählich seine individuelle Art, diese Hindernisse zu bewältigen, damit effektiv umzugehen und stabile Bindungen aufzubauen. Das Kind lernt, sein Lieben mit den Möglichkeiten seiner sozialen Umgebung zu koordinieren. Im Sinne der luhmannschen Sinndimensionen lernt es, in der Sachdimension passende Themen zu wählen, in der Zeitdimension eine passende Zeitperspektive anzulegen – etwa beim Warten – und in der Sozialdimension den anderen als Alter Ego zu konstituieren.

Damit aus dem primären Lieben, das nach der Anwesenheit des anderen verlangt, Liebe erwachsen kann, müssen Formen des Miteinanders gefunden werden, die Distanzierung und vorübergehende Trennung ohne unerträgliche Verlustgefühle gestatten, also die Bildung von *Vertrauen* fördern. Erst dann eröffnet sich die Möglichkeit *gegenseitigen Liebens* auf der Basis von Akzeptanz und Respekt und somit der bezogenen Individuation (vgl. Stierlin 1978). Der andere wird im eigenen Erfahrungsbereich als autonom und doch verlässlich hervorgebracht, die Beziehung kann jene Flexibilität und Offenheit entfalten, die ein befriedigendes Miteinander ermöglicht. Erst jetzt kann von Liebe die Rede sein, jenem sozialen Phänomen, das aus gegenseitiger Akzeptanz und dem koordinierten Lieben autonomer Menschen entspringt. Da sich aber Liebe im Spannungsfeld zwischen füreinander undurchsichtigen und unberechenbaren Individuen abspielt, birgt sie prinzipiell alle Ungewissheiten, die dem Miteinander autonomer Wesen eigen und unvermeidbar sind: Liebe ist und bleibt ein offenes und daher leicht verstörbares Geschehen. Könnte dies grundsätzlich ausgeschlossen werden, müsste die Liebe erstarren und das Lieben liefe Gefahr, in Kontrolltendenzen oder in eine »Sucht nach dem anderen« auszuarten. Daraus könnten vielfältige Probleme erwachsen, unter anderem die Magersucht.

Die menschliche Entwicklung hängt davon ab, wie die verschiedenen psychischen Systeme aufgebaut und wie vielfältig die Modalitäten des Miteinanders erfahren werden. Eingeschränkte Ichs und krass einseitige Beziehungen über eine längere Zeit hinweg können die Entfaltung eines lebens- und anpassungsfähigen Menschen verhindern. Selbst wenn der familiale Kontext nicht dazu imstande ist, ein günstiges Milieu für die kindliche Entwicklung bereitzustellen, kann aber die erweiterte soziale Umgebung für Zwischentöne sorgen: Verwandte, Nachbarn, Betreuer, Lehrer und Freunde bieten Alternativen und erweitern die Möglichkeiten und das Verhaltensrepertoire der

Betroffenen. Insofern erfährt sich wohl jeder Mensch irgendwann als Liebender im Kontext einer Liebesbeziehung. Daran kann eine Therapie anknüpfen, die alternative Ressourcen, Erfahrungen und Interaktionspotenziale der Kunden nutzt.

7.2.2 Die Familien

Beobachtungen

- Mädchen, die magersüchtig werden, entwickeln dieses Verhalten meist im Zusammenhang mit einer fantasierten, erwarteten, geforderten, drohenden oder vollzogenen Trennung im familialen oder sonstigen Lebensmilieu (Auszug von Geschwistern, Tod eines nahen Verwandten, Ehekrise der Eltern mit drohendem Auszug eines Elternteils, ein Krankenhausaufenthalt, eine längere Reise usw.).
- Die betreffenden Familien beschreiben ihren Zusammenhalt in der Regel als besonders stark, harmonisch und liebevoll, was auch von Außenstehenden bestätigt wird.
- Schon vor Beginn der Magersucht leben diese Familien häufig sehr zurückgezogen und sozial isoliert; durch die Magersucht verstärkt sich ihr innerer Zusammenhalt noch.
- Zumindest einige Mitglieder dieser Familien sind unüblich stark aneinander gebunden; sie fühlen gleich, denken gleich, haben die gleichen Bedürfnisse usw.
- Die Differenz von Ich und Du ist wenig ausgeprägt, das Wir-Gefühl dementsprechend diffus. Abgrenzungen werden gemieden. Vor allem soll der andere vor Leiden bewahrt bleiben. Streit und anschließende Versöhnung sind selten; es dominieren Harmonie und Eintracht.
- Bei einer bevorstehenden oder vollzogenen Trennung kommt es zur Krise, weil niemand weiß, welche Folgen die Trennung haben wird. Das magersüchtige Mädchen fürchtet um das Leben des geliebten anderen. Alle Beteiligten leiden unter lähmenden Schuldgefühlen.
- Mit dem Ausbruch der Magersucht kreisen alle Gedanken der Familie nur noch um das Thema »Essen oder Nicht-Essen«. Alles andere tritt in den Hintergrund. Das Familienleben stabilisiert sich neu um dieses Problem, das aber noch bedrohlicher ist als das alte. Die Magersucht wird zum Zentrum eines

Problemsystems und damit eines rituellen Polymonologs. Intern erleben sich die Familienmitglieder ganz als Opfer einer unbegreiflichen Krankheit, eines Schicksalsschlags, der sie überrascht und verwirrt.

- Fremde Hilfe, die den Kontext der eindimensionalen Kommunikation erweitern könnte, wird nicht immer aufgesucht. Erst wenn Dritte sozialen Druck ausüben, weil ein lebensbedrohliches Gewicht fast schon unterschritten ist, schaltet man Helfer ein. Dabei sind familientherapeutische Maßnahmen meist willkommen.
- Maßnahmen wie drastische Eingriffe in den Lebensablauf des Mädchens beziehungsweise in die Familienstruktur oder Zwangsernährung bringen oft Besserung, können aber auch bulimische Verläufe herbeiführen; weitere therapeutische Bemühungen werden danach meist abgelehnt.

Auf dem Weg zur Magersucht

- Die oft beiläufig (zum Beispiel durch eine Magen-Darm-Erkrankung) entstandene Unlust zu essen bekommt in besorgten Familien einen hohen Stellenwert und wird in der Folge unwillkürlich zu einer Strategie, die Gefahren der Trennung zu bannen: Eltern und Kind stellen ihre undifferenzierte, enge Bindung wieder her.
- Beim Kind mildert die Rückkehr zur primären Bindung starke Schuldgefühle. Die liebenden Eltern wollen dagegen alles tun, um das Kind zu beschützen und zu trösten. Sie stellen ihre sonstigen Interessen zurück und fördern ungewollt die Magersucht, indem sie sich ganz darauf konzentrieren.
- In späteren Phasen der Magersucht treten häufig Aggressionen auf: gegenseitige Anklagen, Wutausbrüche, Abwertung, Streitigkeiten bis zur versuchten Ablösung (etwa durch Auszug). Sie sind das Korrelat einer starken Bindung und daher nicht auf Familien mit Magersucht beschränkt. Typisch für diese Familien ist vielmehr ihre Neigung, danach rasch wieder in eine unvermindert enge Bindung zurückzukehren.
- In einigen dieser Familien wird die Magersucht durch Muster der elterlichen Beziehung gefördert. Der Vater kann nicht helfen, weil er am Rande steht und aus der Mutter-Kind-Matrix ausgeschlossen bleibt, oder er ist seiner Frau so ergeben, dass

er weder dem Kind beistehen noch die Mutter entlasten kann; Mutter und Kind bleiben ineinander verschränkt.

Stabilisierung

Biologisch: Folgeerscheinungen von Unterernährung sind vielfältige funktionale bis irreversible Veränderungen des Organismus. Im Extremfall können sie die Nahrungsverwertung und Gewichtszunahme verhindern und bis zum Hungertod führen (vgl. Kaye 1999; Krüger et al. 2010) – viele der im Jahr 1945 befreiten KZ-Insassen waren so abgemagert und geschwächt, dass sie trotz aller Bemühung nicht überleben konnten. Ab dem Unterschreiten bestimmter körperlicher Parameter scheint sich ein sich selbst erhaltender Kreislaufprozess zu etablieren, der die Nahrungsaufnahme erschwert und die Fortführung der Mangelernährung begünstigt. Dieser biologische Aspekt dürfte an der Entstehung von Merkmalen einer regelrechten Sucht maßgeblich beteiligt sein.

Psychisch/interaktionell: Neben der Vermeidung der mit der adoleszenten Ablösung verbundenen Trennungsschmerzen wirkt sich der psychische Gewinn stabilisierend aus, der nicht zuletzt von der großartigen Leistung, den Hunger bezwungen zu haben, herrührt. Beide Teile, das Kind und die Eltern, befinden sich in demselben sich selbst erhaltenden Kreislauf und werden bei aller Anstrengung nicht müde, immer neue Versuche zu machen, die aber meistens ein Mehrdesselben bedeuten und daher wirkungslos bleiben. Da verschiedene Aspekte – biologische, psychische und soziale Systeme – an der Entstehung, Stabilisierung und Aufrechterhaltung der Magersucht beteiligt sind, kann hier berechtigterweise von einem multifaktoriellen Phänomen gesprochen werden, welches eine multifokale Therapie nahelegt.

Irrwege der Therapie

Die Erfahrung zeigt, dass viele Therapien an folgenden Vorurteilen des Therapeuten scheitern:

- Magersüchtige wollen Macht über ihre Eltern ausüben, oder diese unterdrücken das Kind und hemmen sein Wachstum. Hier wird die Sorge um den geliebten Menschen mit Machtstreben verwechselt. Wer als Therapeut von dieser Prämisse ausgeht, muss gegen die Familie ankämpfen, sie erniedrigen und hintergehen. Das mag förderliche Frustrationen auslösen, die für

Abgrenzung und Stärkung der persönlichen Identität sorgen; gewiss ist es aber nicht das respektvollste Verfahren.

- Die elterliche Ehe liegt im Argen; Magersüchtige können sich nur deshalb so intensiv auf einen Elternteil fixieren, weil dieser in der Ehe keinen Halt und keine Liebe findet, sodass alle Gefühle auf das Kind bezogen werden. Diese Vorannahmen verführen den Therapeuten leicht dazu, das Kind gegen die Eltern einzunehmen oder die Ehe der Eltern reparieren zu wollen. Daran scheitern viele Therapien, weil sich Kind und Eltern missverstanden fühlen.
- Die Familie ist in sich »verstrickt«, überfürsorglich, starr und konfliktscheu (vgl. Minuchin, Rosman u. Baker 1983); die Mädchen sitzen in einem »goldenen Käfig« gefangen (vgl. Bruch 1980). Diese Beschreibungen stammen von einem außenstehenden Beobachter, der die engen Bindungen in der Familie nach gesellschaftlichen Normen deutet und bewertet. Es muss also kein Anlass bestehen, diese Bindungen in der Therapie zu durchbrechen.
- Magersüchtige sind regrediert, narzisstisch oder frühkindlich gestört. Danach wären alle Liebenden narzisstisch gestört oder regrediert; man hätte übersehen, dass Lieben immer in gleicher Modalität und nie vernunftgeleitet vorkommt. Demgegenüber ist festzustellen, dass die Mitglieder von Familien mit Magersucht außerhalb der Eltern-Kind-Beziehung durchaus reife, gesellschaftlich erfolgreiche Menschen sein können. Ihnen Defekte zu unterstellen, ist weder gerechtfertigt noch für die Therapie sinnvoll.
- Die Liebe in Familien mit Magersucht ist unecht, basiert auf der Abwehr aggressiver Impulse. Gegenüber dieser Annahme empfiehlt es sich zu überdenken: Welches Lieben ist echter als jenes, welches den Verzicht auf Lebenserfüllung in Kauf nimmt und gar zuweilen zum Tod führt?

Folgen der Vorurteile

- Therapeuten, die differenziell Schuld zuschreiben und einer Seite beitreten, verkennen die Liebe in der Familie und nähren ungewollt die Angst der Beteiligten vor Trennung und Schuldgefühlen. Daher verstricken sie sich oft selbst mit diesen Familien.

- Wer Begleitumstände der Magersucht – Abwehr der weiblichen Rolle, Essphobie, Geschwisterrivalität, Koalitionen oder Verführungen seitens des Vaters – ins Zentrum der Therapie stellt, verkennt den Gesamtzusammenhang der durch Liebe und Fürsorge geprägten Familien und verfehlt daher oft das Hauptproblem.
- Werden Eltern und Kind aufgrund normativer Grundannahmen über die Struktur gesunder Familien getrennt oder deutet man Sucht als hilflose Abhängigkeit und ergreift Maßnahmen wie Isolation oder Zwangsernährung, kann dies – pragmatisch gesehen – erfolgreich sein. Der praktische Erfolg beweist aber nur, dass die Angst vor der Trennung durch die erzwungene Trennung selbst zunächst ihre Basis verliert. Außerdem vermitteln solche krassen Maßnahmen – neben der körperlichen Wirkung – die neue Erfahrung, Verrat, Distanz und Trennung irgendwie auszuhalten. Es fragt sich aber, ob der dabei zu zahlende menschliche Preis gerechtfertigt ist.
- Sofern sich Therapeuten primär an Konzepten wie narzisstische oder frühkindliche Störung, »goldener Käfig« usw. orientieren, bieten sie sich den Mädchen implizit als befreiende Alternative an. Das Problem dieser Lösung tritt meist erst zutage, wenn die Therapie beendet werden soll.
- In der Kinder- und Jugendpsychiatrie wird Magersucht bevorzugt stationär behandelt, was oft lange Klinikaufenthalte zur Folge hat. Die erzwungene Trennung dient auch hier der Einsicht, dass Distanz nicht zerstören muss. Oft binden sich die Magersüchtigen aber sehr intensiv an das Pflegepersonal und wechseln also nur das Szenario; dabei sind Konfrontationen zwischen Klinik und Familie kaum zu vermeiden. Kommen noch Besuchsverbote hinzu, intensivieren viele Familien ihre Bindung, nun allerdings in verstecktem oder gar doppeltem »Spiel«. Eine vielversprechende Maßnahme, um die gegenseitigen Behinderungen zwischen der Familie und dem Therapeutenteam zu vermeiden, stellt die in letzter Zeit in London und Dresden erarbeitete und erprobte Multifamilientherapie dar (vgl. Asen u. Scholz 2009). Der Umgang mit dem Essen und anderen erziehungswirksamen Situationen wird größtenteils den Familien überlassen, die als solche gemeinsam stationär oder teilstationär aufgenommen werden und den Tagesablauf gemeinsam bestreiten.

7.2.3 Ein alternativer systemischer Ansatz

Unsere klinische Erfahrung hat uns gezeigt, dass die Therapie mit magersüchtigen Jugendlichen kein spezielles Vorgehen voraussetzt, um schnell und effektiv zu sein; das übliche Instrumentarium der systemischen Therapie reicht hierzu aus. Daher erscheint es mir wichtiger, statt eine gezielte und detaillierte Handlungsstrategie zu beschreiben, einen Vorschlag für den ambulant arbeitenden Therapeuten bzw. für das Therapeutenteam im stationären Fall zu erarbeiten, der ihre Arbeit erleichtert, indem Hindernisse umgangen werden können.[55] Durch eine konsequent eingenommene und durchgehaltene Haltung gegenüber Magersüchtigen und ihren Familienangehörigen soll ein Klima des gegenseitigen Vertrauens entstehen, das geeignet ist, die in diesen Therapien leicht auftretenden Komplikationen zu vermeiden. Das therapeutische Konzept soll die Magersüchtige, ihre Familienangehörigen und das therapeutische Personal im Kampf gegen die Magersucht einigen und dabei jegliche Form des sonst üblichen Machtkampfs um Essen/Nicht-Essen vermeiden. Mit dem übergeordneten Ziel vor Augen, der Magersüchtigen und ihren Angehörigen zu helfen, aus ihrem verzweifelten Lieben wieder befriedigende Liebe erwachsen zu lassen, beschränke ich mich im Folgenden darauf, die drei Phasen des therapeutischen Prozesses zu beschreiben:

1) *Auftragserarbeitung:* Zu Beginn beschreiben die Magersüchtigen und ihre Angehörigen das Problem glaubhaft als für sie unverständlich und grundlos. Sie vermitteln den Eindruck, in Liebe und Harmonie zusammengelebt zu haben. Da sie ihr Problem aus eigener Kraft nicht lösen konnten, fühlen sie sich ohnmächtig und würden resignieren, wäre der Zustand des Kindes nicht bedrohlich. Schuldgefühle machen sich breit. Die Eltern erwarten vom Therapeuten, dass er ihr Kind wieder zum Essen bewegt, und bieten ihre Mitarbeit an. Das Mädchen äußert in der Regel widersprüchliche Ziele: Es möchte sein Gewicht wieder kontrollieren können – ohne jedoch zuzunehmen. Dieses paradoxe Verlangen: »Hilf mir, gesund zu werden, ohne mich zu verändern!« ist auf den ersten Blick mit der elterlichen Forderung »Verändere mein Kind!« zu keinem erfüllbaren Auftrag zu vereinbaren. Da aber keine Therapie ohne Auftrag stattfinden

55 Für eine ausführlichere Darstellung vgl. Reich u. Cierpka (2010).

kann, liegt es am Therapeuten, mit der nötigen Umsicht einen ersten Vorschlag zu machen. Im ambulanten Bereich kann dies zum Beispiel die Festsetzung eines Mindestgewichts sein, welches bei Unterschreitung ambulante Gespräche ausschließt, da sie nicht mehr zu verantworten sind. Im stationären Bereich hat sich als hilfreich erwiesen, mit allen Beteiligten einen unterschriebenen Vertrag abzuschließen, der alle verpflichtet, am Programm mitzuarbeiten. Damit steckt der Therapeut den Rahmen der Therapie unmissverständlich ab; die Eltern werden aufgefordert, die Verantwortung für den körperlichen Zustand des Kindes der Klinik vorübergehend zu übertragen. Diese Setzung stellt einen ersten minimalen Konsens aller Beteiligten her und wird vermutlich deshalb selten missachtet. In den Händen der Kliniker belassen, rückt die Beschäftigung mit dem Essen meist aus dem Zentrum der familialen Aktivitäten; man öffnet sich für Neues.

2) *Vertrauensbildung:* In der zweiten Phase unseres trifokalen Behandlungsansatzes (vgl. Ludewig 2004) werden drei Aspekte parallel beachtet: der körperliche Zustand, vor allem die Gewichtszunahme – somatischer Fokus –, die psychische Entlastung aller Beteiligten durch Externalisierungen (vgl. White 1989a) – psychischer Fokus – und die Erweiterung der bisher auf Essen/Nicht-Essen eingeschränkten Kommunikation der Familie durch Familiengespräche – interaktioneller Fokus. Das Problem Magersucht wird zu einem Geist wie aus Aladins Wunderlampe externalisiert, den jede Frau durch Geburt für den Ernstfall erworben hat. Das Mädchen hat den Geist aus der Lampe herausgeholt, um ein Problem zu lösen, hat ihn aber nicht wieder loswerden können, zumal er nicht willens ist, sich in die kalte, kleine Lampe zurückzuziehen. Der Geist »Magersucht« übernimmt die Macht über das Mädchen und nach und nach auch über ihre Familienangehörigen und andere Beteiligten, nicht selten sogar über den Hausarzt. Gegen die Übermacht dieses Geistes kann sich nur noch ein kaltschnäuziges Wesen durchsetzen: der »Plan« (ein Programm, das diätetische und sonstige Maßnahmen in Abhängigkeit von der Gewichtszunahme regelt). Dieser »Kampf der Giganten« (Plan vs. Magersucht) spielt sich unabhängig von den Interaktionen der Beteiligten ab; das ermöglicht den Eltern und anderen Betreuenden ei-

nen weitgehend konfliktfreien und anerkennenden Umgang mit der betroffenen Jugendlichen. Der Eindruck, die Therapie solle »gegen« die Familie oder zulasten einzelner Mitglieder durchgeführt werden, entsteht nicht. Die Beteiligten müssen ihre Bindungen und Konflikte weder verschweigen noch rechtfertigen und können ihre Situation aus allen Perspektiven beleuchten. Neben der Gewichtsregulierung geht es vor allem darum, zu ermöglichen, dass die Jugendliche und ihre Eltern mit Grenzen und Distanzierung im Rahmen einer tragenden therapeutischen Beziehung angstfrei experimentieren können. Die starr gewordenen Grenzen des Problemsystems können aufweichen; die Familienmitglieder können allmählich erfahren, dass Lieben und Abgrenzung vereinbar sind, und so den Horizont ihrer Liebesbeziehung erweitern.

3) *Individuierung:* Im ambulanten Setting kann nun die dritte Phase beginnen: Einzelgespräche mit dem magersüchtigen Mädchen. Denn das Mädchen ist nun frei, eine außerfamiliale Beziehung zum Therapeuten mit Billigung ihrer Eltern einzugehen. Oft ist diese Öffnung schon nach der zweiten Phase vollzogen. Dann dient die dritte nur noch als ein Angebot, das dem Mädchen und seiner Familie Sicherheit vermittelt. Im stationären Bereich muss dagegen die Therapie aus Gründen des Behandlungsvertrags stringenter durchgeführt werden. Während alle Beteiligten – die Jugendliche, die Eltern, die Therapeuten, das Stationspersonal – den Kampf gegen die »externalisierte Magersucht« dem »Plan« überlassen, können sie miteinander einen Umgang pflegen, der, vom Zwang befreit, das Mädchen ernähren zu müssen, unvoreingenommen und würdigend stattfinden kann. Dadurch kann das Mädchen wieder zunehmen, ohne sich schuldig zu fühlen oder sein Gesicht zu verlieren.

7.2.4 Ein Fallbeispiel aus stationärer Behandlung

Die 17-jährige Jugendliche – hier Anna (A) genannt – ist die jüngste von zwei Kindern. Ihr 27-jähriger Bruder ist bereits aus dem Hause ausgezogen. Der 58-jährige Vater ist ein angestellter Architekt und viel beschäftigter Lokalpolitiker, die 55-jährige Mutter habe Floristin gelernt, sie übe aber seit der Geburt der Kinder die Tätigkeit der Hausfrau aus. Die Familie bewohnt ein Eigenheim in einer abgelegenen

Kleinstadt. Die Probleme mit dem Essen haben vor einigen Monaten während der Sommerferien plötzlich angefangen. Das Mädchen nahm in der Folge bei einer Körpergröße von 157 cm von 46 kg auf 35 kg ab. Anna berichtet, dass sie im Vorfeld der Anorexie eine zweijährige Phase des Unglücklichseins durchlebt habe. Diese habe begonnen, als sie sich zum ersten Mal verliebt habe. Sie habe von da an zunehmend mehr unter Selbstzweifeln gelitten. Bei der stationären Aufnahme wog sie 34,5 kg (Body-Mass-Index BMI= 13,9 kg/m^2 bei 33 % Mindergewicht). Mit der Familie wird der übliche Behandlungsvertrag der Station abgeschlossen. Alle Beteiligten – Familie und Klinikmitarbeiter – verpflichten sich, den »Behandlungsplan bei behandlungsbedürftigem Mindergewicht« einzuhalten. Das Zielgewicht wird auf 46 kg (90 % des Normalgewichts = 51,5 kg) gesetzt.

Das erste von insgesamt vier Familiengesprächen fand im Einklang mit dem Plan 35 Tage nach der stationären Aufnahme statt. Anna hatte bereits 5,5 kg zugenommen und die Behandlungsstufe erreicht, in der psycho- und familientherapeutische Maßnahmen einsetzen. Bis zu diesem Zeitpunkt hatten im Wesentlichen »nur« stützende Einzelgespräche mit ihren Stationstherapeuten stattgefunden.

Es folgt eine wortwörtliche Aufzeichnung einiger relevanter Sequenzen des ersten Familiengesprächs:

[FAMILIEN]-THERAPEUT ... du zweifelst, dass das, was du tust, das Eigene ist? Als wenn du dich von draußen beobachtest?

ANNA (nickt zustimmend)

THERAPEUT Seit der Magersucht?

ANNA Nee, schon davor.

THERAPEUT Ist vielleicht die Magersucht ein Versuch gewesen, damit umzugehen? Hast du die Magersucht zugelassen, damit sie dich von deinen Zweifeln an dir selbst ablenkt?

ANNA Ja, ich denke ... einfach die Kontrolle darüber zu bekommen.

THERAPEUT Und das kennst du schon ziemlich lang.

ANNA Eineinhalb Jahre, so herum.

THERAPEUT Das war im Sommer 1999. Gab's da was Besonderes?

ANNA Ach ja ... ich war mit meinem Freund zusammen.

THERAPEUT Deine erste richtige Freundschaft, nicht wahr? ... und wer hat sie beendet?

ANNA Ich.

THERAPEUT Warum?

ANNA Weil ich alles infrage gestellt hab ... war nicht sicher, ob ich eine Beziehung führen könnte.

Nächste Sequenz

THERAPEUT ... Wenn du es ganz frei entscheiden könntest, wie alt wärst du am liebsten?

ANNA Ganz klein.

THERAPEUT Wie klein?

ANNA Zehn. (lächelt verschämt kindlich)
(Pause)

THERAPEUT (zur Mutter) Wie verstehen Sie das?

MUTTER Ich kann es nicht verstehen, ich hab sie immer als ganz selbstständig eingeschätzt.

THERAPEUT Dann sind Sie aus allen Wolken gefallen?

MUTTER Ja, ich hab sie im Grunde immer bewundert, wie selbstständig sie war und alles geschafft hat.

THERAPEUT (zum Vater) Und Sie, verstehen Sie das?

VATER Ich bin auch ein bisschen erstaunt.

Nächste Sequenz

THERAPEUT (zur Mutter) Was für eine Mutter sind Sie?

MUTTER Och ... ich weiß es nicht ... vielleicht ein bisschen zu behütend.

Nächste Sequenz

THERAPEUT (zum Vater) Wie würden Sie Ihre Frau als Mutter charakterisieren?

VATER Würde wohl sagen, perfekte Mutter, fast gleich überperfekt ... zu fürsorglich, ängstlich manchmal auch.

MUTTER Das ist bei Anna so. Bei ihr gab es Probleme, als sie geboren wurde, es stellte sich nach vier Wochen ein, dass sie Atemnot hatte ... war in der Klinik, da konnte man nichts feststellen, man hat uns aber gesagt, dass man nicht genau sagen kann, was das ist, man müsste deshalb immer aufpassen ... da schnürte sich bei mir alles zu.

THERAPEUT Und da waren Sie ganz auf die Tochter fokussiert ... und wenn man einmal damit begonnen hat, kann man es kaum sein lassen?

MUTTER Ja, genau so.

THERAPEUT (zum Vater) Wenn Ihre Frau so überfürsorglich ist, wie Sie sagen, was ist Ihr Part? Auszugleichen, oder?

VATER Schwierig, nee! Um den Hausfrieden zu wahren, habe ich ja, sagen wir mal, weniger eingegriffen ... man muss aber auch die Umstände damals berücksichtigen, da war der Hausbau ... ich musste mich auch beruflich verändern ...

THERAPEUT Ja, manchmal ist es schwer für eine Mutter loszulassen, wenn man mit dem Kind allein ist, vor allem wenn man aus Angst und Sorge in eine enge Beziehung geraten ist. Da braucht man einen, der einen aus der Enge herauszieht.

VATER Ich hab das nicht so erkannt, dass es solche Auswirkungen haben könnte.

Nächste Sequenz

THERAPEUT (zum Vater) Würden Sie auch sagen, dass Mutter und Tochter eng miteinander verbunden sind?

VATER Ja, eindeutig.

MUTTER Aber in letzter Zeit weniger, da schimpft sie nur mit mir.

THERAPEUT (zu Anna) Aha! So hat die Magersucht mehrere Aufgaben zu erfüllen, zum einen dir zu ermöglichen, dich ein bisschen von der Mutter abzulösen, zum anderen deine Liebesprobleme zu klären und dir auch noch zu helfen, dich selber zu spüren, das Gefühl zu haben, dass du du bist. Die ist ganz wichtig, deine Magersucht, nicht? Der müsste man danken.

ANNA (lächelt amüsiert)

THERAPEUT Du kennst ja diese Geschichte mit dem Geist aus der Lampe, (zu den Eltern) Sie auch, nicht? Sehen Sie, ich gehe davon aus, dass jede Frau mit einer kleinen Aladin-Lampe auf die Welt kommt, für den Notfall, wenn die Dinge hart werden. Aber manche dieser mächtigen Geister sind ziemlich störrisch, und wenn man sie gerufen hat, dann wollen sie nicht mehr zurück in die kleine, kalte Lampe. Die fangen dann an, die Macht zu übernehmen. Erst über das Mädchen, dann über die Eltern, die Verwandten und Freunde, schließlich auch noch über die Ärzte und Therapeuten. So stellen wir uns das hier vor. Der Geist kann zuweilen arg nützlich sein, er kann aber ziemlich schwierig werden, wenn er nicht zurücktreten will. Da kann man nur mit vereinten Kräften an einem Strang ziehen und gemeinsam den Geist in die Lampe zurückbefördern.

Nächste Sequenz

THERAPEUT (zu Anna) Du magst dich nicht gern entscheiden, nicht?

ANNA (nickt zustimmend)

THERAPEUT Wenn du aber gewinnen willst, musst du Entscheidungen treffen, welche auch immer. Das ist nämlich eine andere Wirkung der Magersucht. Immer dann, wenn du entscheiden willst, sagt sie, eh, eh (= nein). Sehen Sie, dafür haben wir hier einen Plan. Der Plan trifft Entscheidungen stur nach Programm und guckt weder links noch rechts, lässt sich durch nichts irritieren oder manipulieren. Und das ist die einzige Chance, die der Plan gegen die Magersucht hat. Denn gegen eine so mächtige Magersucht kommt nur einer an, der noch kaltschnäuziger ist ... Der Plan beinhaltet nämlich Entscheidungen, und Entscheidungen beinhalten Verantwortung ... Und das musst du auch, selbst dann wenn du dich irrst. Wenn du das Risiko vermeiden willst, eine falsche Entscheidung zu treffen, bleibt alles wie gehabt, es gibt keine Entwicklung mehr.

Nächste Sequenz

THERAPEUT (zu Anna) Die Magersucht kann gar nicht zulassen, dass du erwachsen wirst, was würde die dann hier noch wollen? Die Absicht der

Magersucht kann ja nur sein, dich klein zu halten. Damit du für alle Zeiten ein kleines Kind bleibst und für alle Zeiten deiner Mutter sagen kannst, dass sie sich um dich kümmern muss, damit sie nicht allein ist und sich selbst überlassen bleibt. Denn die Sorge kennst du ja auch, was macht deine Mutter ohne dich? Oder?

ANNA (nickt zustimmend und bekommt Tränen in die Augen)

THERAPEUT Wer kann da helfen?

ANNA Niemand.

THERAPEUT Und was ist mit Papa?

ANNA Eher weniger, glaube ich.

THERAPEUT Traust ihm nicht zu, dass er dir gegen die Magersucht helfen kann?

ANNA (verneint mit dem Kopf)

THERAPEUT Was müsste er tun, um dir zu helfen?

ANNA Müsste mich besser kennenlernen.

THERAPEUT Dann wärest du dazu auch noch mit Papa eng verkoppelt?

ANNA Das wäre aber anders.

THERAPEUT ... und wenn dein Vater einen Keil zwischen euch treiben würde? ... Könntest du es dir vorstellen?

ANNA Nein.

THERAPEUT Und wenn es so wäre, wäre das gut?

ANNA Nein!

THERAPEUT Nun, auf der einen Seite willst du dich von deiner Mutter ablösen, auf der anderen soll man sie dir nicht wegnehmen, wie ist das zu verstehen?

ANNA (weint heftig)
(Pause)

THERAPEUT Weinst du vielleicht, weil du diese zwei Seiten deines Lebens nicht richtig vereinbaren kannst, auf der einen Seite, dass du selbstständig werden willst, auf der anderen, dass du dich sehr verbunden fühlst, und beides scheint nicht zusammenzugehen. Du bist wohl in einem Zwiespalt, der dich ziemlich zerreißt, oder?

ANNA (nickt mehrmals traurig)

THERAPEUT Die Frage ist also, wie schaffe ich es, mit meinen Augen auf meine Mutter gerichtet zu bleiben, damit ihr nichts Böses passiert, wenn ich weiter wachse, und gleichzeitig in die Welt zu gucken, um mir mein eigenes Leben aufzubauen.

ANNA (nickt weiter zustimmend)

THERAPEUT So gesehen, hat die Magersucht doch was Gutes. Sie bringt dich ins Krankenhaus, wo du weit von den Eltern weg bist und erfahren kannst, dass sie auch ohne dich überleben können, und das alles unter dem Mantel einer Krankheit, für die keiner Verantwortung zu übernehmen braucht.

Gegen Ende der Sitzung

THERAPEUT (zu Anna) Wie glücklich ist deine Mutter mit ihrem Leben, was glaubst du? Von 0 bis 10?

ANNA 5.

THERAPEUT Was fehlt ihr?

ANNA Dass ihre Tochter wieder in Ordnung ist.

THERAPEUT Ach so, das Wesentliche für deine Mutter ist die Tochter?

ANNA Ja, sie ist so fixiert auf mich, wenn das wegfallen würde, weiß ich nicht …

THERAPEUT Deiner Mutter wäre der Lebenssinn verloren gegangen?

ANNA Nein, nicht ganz.

THERAPEUT Aber sie würde höchstens bis 5 kommen, nicht mehr? … Also, wenn es so ist, musst du für alle Zeiten bei deiner Mutter bleiben, und dann musst du zusehen, dass du nie mehr als 13 oder 14 wirst. Dafür wäre dann die Magersucht besonders hilfreich.

Aber hast du in deinem Kopf den Gedanken bewegt, dass du dich geirrt haben könntest und dass deine Mutter ausgesprochen lebensfähig wäre, ohne dich? Aber dass sie gar nicht dazu kommt, das selber festzustellen, weil sie so besorgt um dich sein muss? … Würde es sich lohnen, deine Mutter loszulassen, um zu sehen, ob sie ohne dich überlebt?

Am Wochenende nach dieser Sitzung erscheint der Vater allein auf der Station, um Anna zu besuchen. Sie verbringen einen ganzen Nachmittag miteinander, und wie wir später von Anna hören, war es das erste Mal, dass sie sich mit ihrem Vater über wichtige Dinge unterhalten hat; sie sei sehr zufrieden. Im Verlauf der 21-wöchigen stationären Behandlung fanden drei weitere Familiengespräche im Abstand von ca. drei Wochen statt. In den folgenden Sitzungen ging es hauptsächlich um die Konsolidierung des bereits in der 1. Sitzung Erarbeiteten. Die Mutter hielt sich im Rahmen ihrer Möglichkeiten zurück, der Vater traute sich mehr in den Vordergrund. Anna arbeitete in der Einzeltherapie und in der Kunsttherapie zunehmend freier und motivierter an ihrer eigenen Situation. Zum Zeitpunkt der Entlassung hatte sie das nach dem Plan festgelegte Entlassungsgewicht von 46 kg erreicht. Im Anschluss daran blieb sie über einen längeren Zeitraum in ambulanter psychotherapeutischer Nachsorge bei ihrem Therapeuten in der Klinik. Sie überstand einen bedrohlichen Zustand ohne Rückfall; die Mutter schien sich auf eigene Dinge zu konzentrieren, dennoch blieb die Mutter-Tochter-Beziehung im Grunde unauflöslich. Drei Jahre nach der stationären Behandlung hat Anna das Abitur mit guten Noten bestanden, und sie studiert an der Universität. Essprobleme habe sie gelegentlich, allerdings immer seltener. Es sei ihr auch gelungen, großzügiger mit sich umzugehen und wieder Anschluss an ihren alten Freundeskreis zu finden. Zurzeit hat sie einen festen Freund.

7.2.5 Katamnesestudie

Bei einer ersten katamnestischen Studie über die Therapie von 17 Patientinnen aus den Jahren 1995–99 zeichnete sich ab, dass die Besserung im Anschluss an die Therapie umso gesicherter war, je länger der zeitliche Abstand bis zur Nachuntersuchung war (vgl. Hagenhoff 2003). Die zu Anfang im Mittel 15 Jahre und 7 Monate alten Patientinnen zeigten einen durchschnittlichen BMI = 14,35 kg/m^2, also ein durchschnittliches Mindergewicht von 27,7 %. Die Studie basierte auf der Erhebung des Gewichts und subjektiver Verlaufsskalen zu folgenden Zeitpunkten: stationäre Aufnahme, einmal monatlich während des stationären Aufenthalts, Entlassung und Nachuntersuchung. Letztere fand im Durchschnitt 32 Monate (Standardabweichung = 15,6 Monate) nach der Entlassung statt.

Ergebnisse (Auswahl)

Zu den wesentlichen Ergebnissen gehört in somatischer Hinsicht, dass diese Patientinnengruppe (Diagnose ICD-10 F 50.0) nach einer durchschnittlichen stationären Behandlungsdauer von 4,7 Monaten (SD = 2,1 Monate) zur Entlassung im Durchschnitt 7,26 kg (BMI = 2,67 kg/m^2) zugenommen hatte, somit eine Besserung von einem Untergewicht von durchschnittlich 27,74 % auf eines von 14,36 % erreicht hatte. Bis zum Zeitpunkt der Nachuntersuchung stieg der durchschnittliche BMI von 17,0 auf 18,1 an. Allerdings betrug das Untergewicht nach wie vor im Durchschnitt 14,39 %, wobei sich die Streuung erweitert hatte. In psychischer und familiärer Hinsicht wurden bei allen an der Therapie Beteiligten (Patienten, Eltern, Therapeuten, Bezugsbetreuern) über den gesamten Behandlungsprozess subjektive Beurteilungen auf einer klinikinternen 1–10-Skala (»Therapieverlaufsbogen« mit drei Items nach dem Schema: *das Problem ist 1 … 10 wäre die Lösung*) erhoben. Die Analyse dieser Werte ergab, dass die Beurteilungen von den Patientinnen, Angehörigen und Klinikmitarbeitern sich von der Aufnahme bis zur Nachuntersuchung im Mittel signifikant in Richtung auf Problembewältigung verändert hatten. Die angegebenen Probleme ließen sich inhaltsanalytisch zuordnen zu: Ernährung, Familie, Selbstwert, psychischer Verfassung und Sozialverhalten. Bei der Nachuntersuchung gaben die Patientinnen an, insgesamt besser mit ihren Problemen umzugehen, am wenigsten gut jedoch mit dem Problem Ernährung.

Zum Zeitpunkt der Nachuntersuchung wurden 8 Jugendliche mithilfe eines strengen Kriterienkatalogs als symptomfrei bzw. stabil, 4 als instabil und 4 als noch krank eingestuft. Im Vergleich mit den üblichen Katamnesestudien zur Magersucht, die noch düstere Ergebnisse zeigen, waren unsere annehmbar. Interessanterweise gab es zwischen diesen beiden Untergruppen weder bei der Aufnahme noch bei der Entlassung Unterschiede im Aufnahmegewicht oder in der Selbstbeurteilung der Patientinnen noch in der Einschätzung durch die Eltern. Allein bei der Nachuntersuchung unterschied sich die Selbstbeurteilung der gesünderen Jugendlichen von den instabileren und kranken signifikant. Bei den Jugendlichen, die bei der Nachuntersuchung noch instabil bis krank waren, fand sich statistisch nur ein signifikanter Unterschied: Sie waren im Durchschnitt länger krank gewesen, bevor sie in Therapie kamen. Betrachtet man die Einzelfälle, fällt wiederum auf, dass diese Jugendlichen sich während der Therapie im Allgemeinen offener aggressiv und rigider als die Gesünderen gezeigt hatten; sie waren auch erklärtermaßen nicht bereit, die angebotenen Hilfen anzunehmen. Unter Einbeziehung aller 34 Mädchen, die in den Jahren 1995 bis 2002 unter Anwendung des Konzepts behandelt wurden, erkennt man hypothetisch drei Typen: 1) diejenigen, die sich bereits als süchtig empfanden und verzweifelt auf der Suche nach Hilfe waren, 2) diejenigen, die eine aggressiv anmutende, meistens gegen die Eltern gerichtete akute Nahrungsverweigerung zeigten (Hungerstreik) und Hilfe schon deshalb ablehnen mussten, weil sie sonst ihr Druckmittel aus der Hand gegeben hätten, und 3) diejenigen, die bereits sehr lang im anorektischen Verhalten verharrt, dies offensichtlich zu ihrem Lebensstil gemacht hatten und darüber hinaus häufig einen beträchtlichen Sekundärgewinn, meistens in der Familie, daraus bezogen. Es braucht kaum betont zu werden, dass die Magersüchtigen vom Typ 1) am ehesten vom Behandlungsangebot profitiert haben. Bei den Jugendlichen der Gruppe 2) gelang die Therapie dann, wenn das Anliegen, wozu sie die Nahrung verweigerten, erkannt und zum Beispiel in die Therapie einbezogen werden konnte. Bei den Magersüchtigen vom Typ 3) blieb die Behandlung meistens wirkungslos; sie haben sich entweder aus der Klinik herausgefressen, um nach der Entlassung wieder abzunehmen, oder sie widerstanden erfolgreich den Behandlungsmaßnahmen und mussten unverrichteter Dinge entlassen oder verlegt werden.

Das anorektische Phänomen zeigt bei allen Betroffenen hinsichtlich des körperlichen Zustandes und des Suchtverhaltens fast deckungsgleiche Merkmale. Das veranlasst aber nicht dazu, alle Magersüchtigen in einen Topf zu werfen. Denn die prämorbiden Bedingungen sowie die Ressourcenvielfalt der magersüchtigen Jugendlichen können sehr verschieden sein. Unter Nutzung der psychischen und interaktionellen Aspekte, die bei vielen adoleszenten Magersüchtigen auftreten, setzt unser Konzept an der zentralen Thematik der Adoleszenz, der Ablösung, an und versucht, die komplexe und zuweilen schmerzliche Ablösungskrise zwischen eng gebundenen Kindern und Eltern in einen Kontext zu setzen, der, von hinderlichen Unterstellungen befreit, die Weiterentwicklung in der Familie fördert. Das Behandlungskonzept knüpft an übliche Erfahrungen aus Jugendpsychiatrie und Psychotherapie an und kommt nicht nur der Familie, sondern ganz besonders den Klinikmitarbeitern und so auch den therapeutischen Beziehungen zugute. Es bewahrt zum einen die Therapeuten vor übereilten und ungünstigen Vorannahmen und lenkt die Aufmerksamkeit auf anerkennungswürdige Aspekte der Familie, zum anderen bietet es den Familien einen Verständnisrahmen an, im dem sie von blockierenden Schuldgefühlen befreit ihre Kräfte und Ressourcen einsetzen können, um der Tochter zu helfen, sich fortzuentwickeln. Insofern handelt es sich um ein genuin systemisches Konzept.

7.3 Psychotische Krise

»Psychotisch« enge ich hier auf die Formen schizophrenen Verhaltens ein, die nicht exogen oder organisch (durch Vergiftung, Drogenkonsum, Nervenkrankheiten usw.) bedingt sind. Andere Formen – etwa affektive Psychosen – bedürfen vermutlich eines anderen Erklärungs- und Handlungskonzepts (aus systemischer Perspektive vgl. z. B. Weber et al. 1987; Simon et al. 1989).

Der Begriff Schizophrenie ist eng mit der Psychiatrie verbunden; daher skizziere ich zunächst seine Entwicklung. Im selben Jahr, als der deutsche Arzt Snell 1865 die Monomanie – eine Vorform der Schizophrenie – von anderen psychischen Störungen als eigenständiges Syndrom unterschied, wurde die »Vereinigung der Deutschen Irrenärzte« gegründet; ein bemerkenswerter systemischer Umstand:

Als die Vereinigung der Irrenärzte gegründet wurde, kristallisierte sich auch schon ihr Hauptthema heraus, die Schizophrenie; das soziale System und sein Thema konstituieren einander (vgl. Dörner 1969). Seitdem gilt dieses Syndrom zugleich als Symbol und Hauptthema der Psychiatrie, es dient ihr heute nach wie vor als Garant für ihre existenzielle Berechtigung (vgl. Szasz 1960, 1972, 1979). Wilhelm Griesinger, ein wichtiger Gründer der modernen Psychiatrie in Deutschland, erweiterte 1867 dieses Konzept zur »primären Verrücktheit«, Emil Kraepelin dann 1883 zur »Dementia praecox«, und schließlich konsolidierte es Eugen Bleuler 1908 zum Sammelbegriff »Schizophrenie«. Es dauerte also gut vier Jahrzehnte, bis »die Schizophrenie« den Charakter eines normal-wissenschaftlichen Konzepts im Sinne Kuhns (1967) angenommen hatte. Dieses erwies sich fortan als sehr widerstandsfähig, es überstand seitdem Differenzierungen, Erweiterungen, Eingrenzungen bis zu Abschaffungstendenzen und setzte sich sogar in der Alltagssprache durch. Doch 1972 stellte Manfred Bleuler fest, die Schizophrenie seines Vaters Eugen sei

> »... schon so gründlich, so vielseitig und so oft untersucht worden, dass in nächster Zukunft ohne grundlegend neue Techniken oder neue Arbeitshypothesen kaum wichtige Erkenntnisse zu erwarten sind« (Bleuler 1972, S. 5).

Im Jahr 1987 fügte der Psychiater Janzarik hinzu, die Schizophrenie sei

> »noch keine schlüssig definierte Krankheit. Ihre Geschichte beruht nicht auf medizinischen Entdeckungen, sondern auf geistigen Modellen, an denen sich die Psychiatrie orientiert« (Janzarik 1987, S. 17; übers. aus dem Englischen vom Verfasser).

7.3.1 Überblick

Bereits gegen Ende der 1980er-Jahre hatte man erkannt, dass die bis dahin vorhandenen Erklärungsansätze – ob biologisch, kognitiv, biografisch, kontextuell oder familial orientiert – allenfalls Teilaspekte des Phänomens erfassten und nicht unbedingt als kausal zu deuten waren (vgl. Häfner, Gattaz a. Janzarik 1987). Mittlerweile gibt es unter den Forschern weitgehende Einigkeit darüber, dass die Schizophrenie als diagnostische Mischkategorie (Syndrom) zu betrachten ist, an der verschiedene Faktoren beteiligt sind, dass sie also multifaktoriell verursacht ist (vgl. u. a. Häfner, Gattaz a. Janzarik 1987; Kisker et al.

1987; Häfner 2000; Huppert u. Kienzle 2010). Einige biologische Befunde (der Pathophysiologie, Hirnanatomie, Virologie oder Biochemie) enthüllen in der Hauptsache nur Teil- oder Begleitphänomene und werden nicht selten in späteren Untersuchungen als solche entlarvt – das gilt auch für die einfachen Versionen der sogenannten Dopamin-Hypothese (vgl. Hirsch 1987).

Im Hinblick auf den Verlauf dieser Störung, von der früher angenommen wurde, dass sie zum Abbau und als Endstation in die Demenz führt, belegen Langzeit-Untersuchungen der Siebzigerjahre von M. Bleuler (1972), Ciompi und Müller (1976) und Huber, Gross und Schüttler (1979), dass dieser alles andere als einheitlich ist. Der britische Epidemiologe Wing (1987) resümierte: Etwa ein Viertel der Patienten erholten sich nach einer psychotischen Episode vollständig, rund die Hälfte von ihnen zeigten jahrzehntelang immer wieder schwache bis stärkere Symptome, ungefähr 15 Prozent behielten Dauersymptome, und nur etwa ein Zehntel erlitten einen konstanten psychosozialen Verfall. Obwohl die Einführung der Neuroleptika den Verlauf merklich verändert hat, geht man bei späteren Revisionen dieser Verlaufsprognose davon aus, dass 80 % der Erkrankten lebenslang in irgendeiner Form symptomatisch, sozial, beruflich und/oder auf der Persönlichkeitsebene an der Erkrankung und ihren Folgen leiden (vgl. Huppert u. Kienzle 2010, S. 32).

Die jährliche Rate der neu auftretenden Fälle (Inzidenzrate) liegt in modernen Industriegesellschaften je nach Erhebungsmethode zwischen 0,08 und 0,7 pro Tausend der Bevölkerung. Die Prävalenzrate (Anzahl der Erkrankten zu einem gegebenen Zeitpunkt) schwankt zwischen 0,6 und 8,3 pro Tausend. Nach Ansicht des Epidemiologen Zubin (1987) spiegelt sich in diesen Werten eher die kulturbedingte gesellschaftliche Toleranz gegenüber Randgruppen als eine biologisch bedingte Ätiologie. Hollingshead und Redlich (1958) hatten bereits früh einen Zusammenhang zwischen sozialem Status und Schizophrenie festgestellt, wonach Minderprivilegierte eher erkranken oder als Erkrankte auffallen. Interessanterweise hatte Thomas Bock (1997) bei seiner Untersuchung schizophren dekompensierter Menschen, die aber keinen Kontakt mit der Psychiatrie aufgenommen hatten, festgestellt, dass diese häufig aus den besser gebildeten Kreisen stammten.

Eine kausal-genetische Erklärung der Schizophrenie kann nach allem Bekannten ausgeschlossen werden; eine genetische Disposition ist hingegen sehr wahrscheinlich (vgl. Kringlen 1987; Häfner 2000).

Bei eineiigen Zwillingen beträgt die Konkordanzrate zwischen 30 und 50 %, bei zweieiigen zwischen 10 bis 18 % (vgl. Kringlen 1987; Huppert u. Kienzle 2010). Aufgrund familiärer Bedingungen sind hochgefährdete Kinder zwar allgemein labil und haben Anpassungsschwierigkeiten, neigen aber nicht spezifisch zur Schizophrenie (vgl. Schulsinger a. Mednick 1981). Während die psychologischen Befunde insgesamt widersprüchlich wirken, scheint die sozialpsychologische Unterscheidung zwischen guter und schlechter prämorbider Anpassung als Indikator für den Krankheitsverlauf zu dienen (vgl. Cohen u. Borst 1987).

Im Allgemeinen hat sich mittlerweile das Vulnerabilitäts-Stress-Bewältigungs-Modell nach Zubin und Spring (vgl. Zubin 1987) zunehmend als Erklärung durchgesetzt. Danach entsteht Schizophrenie, wenn eine reduzierte kognitiv-emotionale und autonome biologisch-psychische Verarbeitungskapazität – Vulnerabilität, Verletzlichkeit, Anfälligkeit – auf überfordernde biologische oder psychologische Belastungen (kritische Life-Events) trifft und zum Zusammenbruch mentaler Funktionen führt (vgl. Häfner 2000, S. 236). Die starke Belastung der psychischen und organischen Funktionen durch äußere Bedingungen hat als starker Stress gewirkt und den vulnerablen Menschen überfordert; er ist dekompensiert. Auf diesem Verständnis, das für die Behandlung eine Reduzierung der stressenden Bedingungen nahelegt, beruhen die meisten aktuellen Behandlungsansätze der Psychiatrie. Im Hinblick auf die Beratung der Angehörigen von dekompensierten Menschen wird häufig der psychoedukative Behandlungsansatz nach Leff und Vaughn (1986) angewandt. Die Angehörigen werden dahin gehend beraten, eine emotionale Überforderung der Kranken zu vermeiden.

Bei Kindern treten psychotische Krisen seltener auf als bei Erwachsenen, wobei die diagnostischen Kriterien direkt aus der Erwachsenenpsychiatrie übernommen wurden. Manche Autoren bezweifeln daher, ob Schizophrenie in der Kindheit überhaupt vorkommt. Die psychotische Symptomatik bei Jugendlichen sollte als ein spezifisches Syndrom betrachtet werden, das nach Überwindung der pubertätsbedingten Vulnerabilität nicht selten von selbst remittiert. Daher sollte diese Diagnose erst im Erwachsenenalter rückwirkend als genuine Schizophrenie bestätigt werden (vgl. Eggers 1973). Die von Reinhard Lempp (1973) ausgearbeitete Realitätsbeziehungsstörung erweist sich bei Kindern, aber auch bei jungen Jugendlichen als kaum unterscheidbar von den Fantasien, Tagträumereien, Illusionen und anderen Besonderheiten dieser Alters- und Entwicklungsstufen.

Das Syndrom Schizophrenie gehört nach wie vor zu den rätselhaften menschlichen Entwicklungen. Offenbar ist nicht jeder Mensch den ansteigenden Anforderungen der Gesellschaft gewachsen; die Wahrscheinlichkeit, überfordernden Stressoren ausgesetzt zu sein, ist nicht gering. Andererseits ist es den meisten dekompensierten Menschen nicht möglich, dauerhafte schizophrene Symptome zu erzeugen; dazu gehört eine spezielle, vermutlich angeborene Vulnerabilität oder »Begabung«, wie Fritz B. Simon es einmal ausdrückte.[56] Diese Disposition ist aber keine alleinige Erklärung für den Ausbruch einer schizophrenen Störung, dazu bedarf es geeigneter äußerer Auslösebedingungen. Auch hier offenbart sich die intensive und unausweichliche Vernetzung zwischen den einzelnen Menschen und ihren Umwelten. Allerdings kann im Allgemeinen festgestellt werden, dass Menschen während einer schizophrenen Episode ein reduziertes Bild ihrer psychischen und sozialen Fähigkeiten zeigen.

7.3.2 Auf dem Weg zur Schizophrenie

Schizophrenie ist primär eine Bezeichnung klinischer Helfer: ohne Diagnose und Diagnostiker kein psychotischer Zustand. Psychotische Zustände bilden also das Thema spezifischer klinischer Systeme. Zwar können sich um Lustlosigkeit, Bizarrerien, Verwirrtheit, Destruktivität, seltsames Reden usw. jederzeit Problemsysteme herauskristallisieren – ihre Bezeichnung als psychotisch stammt aber immer von einem dazu befugten klinischen Beobachter. Ihre Einordnung als Psychose vereinheitlicht darüber hinaus die Vielfalt dieser unüblichen Verhaltensweisen ungebührend im Sinne einer symbolischen Generalisierung (s. Kap. 4.2.2.4) und gibt sie der Verdinglichung preis. Dagegen verwehren sich aus unterschiedlichen Gründen einige Schizophrenieforscher wie Thomas Szasz (1979) und Fritz B. Simon (1990): »Man habe eine Schizophrenie« ist eine Aussage von der gleichen Qualität wie »man habe ein Fahrrad« (Simon 1990).

Zur Diagnose kommt es gewöhnlich wie folgt: Jemand entfaltet ein ungewöhnliches Handlungsrepertoire; ein anderer, meist ein naher Verwandter oder Mitbewohner, fühlt sich gestört oder beunruhigt

56 In einem unveröffentlichten Vortrag aus dem Jahr 1990 schlug Fritz B. Simon vor, das in der Psychiatrie etablierte Konzept der Vulnerabilität durch das der weniger entwertenden »Begabung« zu ersetzen (vgl. auch Simon 1995).

und eröffnet darüber eine Problemkommunikation. Das unübliche Verhalten nimmt überhand; der Betreffende liegt zum Beispiel den ganzen Tag im Bett, ohne krank zu sein, wandert nachts umher, spielt laut Musik, reagiert nicht auf Ansprache, leidet unter Unruhe und Schlaflosigkeit, zerstört Mobiliar oder bedroht andere. Die Angehörigen suchen ärztliche Hilfe; der eingeschaltete Psychiater deutet die Zeichen im Sinne einer Psychose: Er erzeugt das Phänomen, indem er es benennt. Meist verordnet er Medikamente; gegebenenfalls – bei Gewalttätigkeit oder Suizidalität – kann auch eine Zwangseinweisung erfolgen.

Die zunächst vorläufige Diagnose erhärtet sich bei Rückfällen, sodass die medikamentöse Behandlung – oft lebenslang – fortgesetzt wird. Dadurch lassen die Sorgen der Angehörigen und Helfer sowie das unerklärliche Leiden des Patienten nach. Der Kliniker hat also Fakten geschaffen, und nun weiß man, was zu tun ist – in der Regel abzuwarten, bis die Krise überstanden ist. Je nach Orientierung und Zeitbudget wendet der Arzt begleitend psychotherapeutische oder psychoedukative Maßnahmen an; das Ergebnis ist ungewiss. Im günstigen Fall reiht sich der Patient sozial wieder ein, vergisst die Krise allmählich und behält nur die vage Befürchtung zurück, vielleicht genetisch (also unheilbar) krank zu sein.

Ein beunruhigendes, störendes *soziales* Phänomen wird erfasst und beschrieben; ein Sinn wird erzeugt, der die vorhandene Komplexität reduziert und dadurch den Horizont für weitere Möglichkeiten öffnet. So gesehen, reduziert die Diagnose Schizophrenie die soziale Komplexität, ordnet Phänomene einem Sinn zu und beruhigt die Beteiligten. Die begriffliche Einheit Schizophrenie schränkt also Mögliches ein und eröffnet Möglichkeiten – primär der Handhabung.

Anfangs war das Konzept Schizophrenie nur eine Arbeitshypothese und sollte den Umgang mit einem sehr komplexen sozialen Phänomen erleichtern. Durch die naturwissenschaftliche Orientierung der Psychiatrie verlor der Begriff nach und nach seine heuristische Färbung und wurde zunehmend ontologisiert. Widersprüchliche Befunde aus hundert Jahren Forschung entkräfteten ihn ebenso wenig wie die mäßigen Erfolge der psychiatrischen oder psychologischen Therapie. (Auch die Familientherapie hat seit den Fünfzigerjahren keine überzeugenden Erfolge vorzuweisen.) Vieles spricht also dafür, die Einordnung psychotischer Phänomene wieder rein heuristisch aufzufassen: Sie sollte die Kreativität von Wissenschaftlern und Praktikern anregen, statt Gewissheiten vorzutäuschen, die sich meist destruktiv auswirken.

7.3.3 Die Krise

Der Schweizer Sozialpsychiater und Psychosenforscher Luc Ciompi (1982) wies auf einen gangbaren Weg zu einem neuartigen Verständnis psychotischer Störungen hin. Nach jahrzehntelanger Auseinandersetzung mit dem Verlauf psychotischer Krisen unterschied er drei Stadien: die prämorbide Phase, die krisenhafte Destabilisierung mit akut psychotischem Verhalten und die postkritische Phase. Die erste und die dritte Phase sollten besser nicht der Schizophrenie zugeordnet werden. Zum einen gebe es keine klaren Erkenntnisse über eine typisch prämorbide Biografie – viele Menschen mit Vulnerabilitäten werden vermutlich nie im psychiatrischen Sinne psychotisch (vgl. Schulsinger a. Mednick 1981; Bock 1997). Zum anderen sei die »postkritische« Phase ein unglücklicher Ausgang der akuten und daher vom eigentlichen Phänomen der Schizophrenie zu unterscheiden. Chronische Verläufe würden oft aus dem klinischen Umgang mit der Krise folgen – seien also die Folgeerscheinung eines unglücklich gehandhabten Hospitalismus. Zwar lasse sich nicht ausschließen, dass eine Chronifizierung in der Klinik verstärkt bei den Patienten auftritt, die hirnorganisch geschädigt sind und negative Symptome im Sinne des traditionellen Schizophreniebegriffs zeigen; es spreche aber vieles dafür, dass auch sie unter günstigen Milieubedingungen, einschließlich des Klinikmilieus, bessere Genesungschancen haben.

Das klar und eindeutig Krankhafte der Schizophrenie zeigt sich nach Luc Ciompi nur in der zweiten Phase. Er schreibt:

> »Ob richtig krank oder noch gesund, ist in erster Linie eine Frage der Ausschließlichkeit, der Stabilität und der Dauer des verrückten Zustandes, weniger dagegen der Qualität des psychotischen Erlebens an sich« (1982, S. 289).

> »Als zentral erscheinen aus dieser Sicht für die psychotische Symptomatik also nicht mehr unverständliche Primär- oder Grundstörungen, sondern so gewöhnliche und allgemeinmenschliche, aber zunehmend ins Abwegige gesteigerte Phänomene wie Spannung, Verwirrung, Ambivalenz und Angst« (1982, S. 311).

Die akute Krise bilde den Kern des psychotischen Phänomens. Sie sei aber prinzipiell nur eine extreme Reaktion auf belastende, verwirrende Situationen, die auch bei sonst Gesunden auftreten könne. Den experimentellen Nachweis hierfür erbrachten in den Sechziger- und Siebzigerjahren die Untersuchungen zur sensorischen Deprivation; die in der sogenannten Camera Silens ganz von äußeren Reizen abgeschirmten Versuchspersonen begannen nach einiger Zeit, selbst Reize zu erzeugen, also zu halluzinieren (vgl. z. B. Kempe, Schönberger u. Gross 1974). Der Unterschied zur »gesunden« Reaktion liegt nach Ciompi nicht in den Symptomen selbst, sondern in der *Ausschließlichkeit, Stabilität* und *Dauer* des psychotischen Zustandes. Da man sie nicht unmittelbar auf äußere Ursachen zurückführen könne, seien diese Zustände beängstigend und kaum nachvollziehbar. Entscheidend ist also nicht, wie es zu den Symptomen psychotischer Zustände kommt, sondern vielmehr, warum sie sich in bestimmten Fällen derart ausschließlich, stabil und dauerhaft verselbstständigen, das heißt, wieso Notreaktionen für Krisenfälle in ein stabiles Dauerverhalten ausarten können. Da jede Stressreaktion durch etwas Ausschließliches geprägt ist, zumal alles Verfügbare auf die Bewältigung des Stressors konzentriert wird, kann man diesen Aspekt meines Erachtens übergehen. Die Differenz zwischen gesunden und psychotischen Krisen liegt damit in ihrer Stabilität und Dauer, ist also nicht qualitativer, sondern nur quantitativer Natur.

Heuristische Elemente

Im Folgendem erörtere ich einige Aspekte der Entstehung und Stabilisierung psychotischer Krisen (vgl. Ludewig 1989b):

- *Ungewissheit:* Psychotische Zustände können nur aus dem beobachteten Verhalten erschlossen werden. Ein Beobachter, der dieses Verhalten bloß als krankhaft und sinnlos deutet, legt ihm keinen Mitteilungswert bei und versteht es im Sinne Luhmanns nicht. Da ihm die innere Logik des beobachteten Phänomens verschlossen bleibt, folgt er nur der eigenen: Er kann das Unverständliche nicht als Kommunikation deuten und etikettiert es konsequent als symptomatisch. Damit markiert er den Beginn der Psychose.
- *Macht der Diagnose:* Die Diagnose Schizophrenie löst das Problem der doppelten Kontingenz auf spezielle Weise: Sie stabilisiert dauerhaft die Erwartungsstrukturen angesichts des Unbegreiflichen. Da sie viele Ungewissheiten rasch behebt,

beruhigt sie alle Beteiligten – auch den Betroffenen selbst – und neigt zur Stabilisierung.

- *Die Rolle der Familie:* Psychotische Krisen treten häufig im Jugendlichenalter oder bei jungen Erwachsenen im zeitlichen Zusammenhang mit der Ablösung vom Elternhaus auf. Daraus eine kausale Erklärung abzuleiten und Begriffe wie schizophrenogene Familie oder gar maligne Symbiose zu prägen, scheint sehr voreilig zu sein. Die Familie verursacht ebenso wenig Schizophrenie wie etwa die Gene. Allerdings ist im Einzelfall zu prüfen, ob bestimmte Muster einer Familie die Flexibilität blockieren, die sich gerade im Umgang mit Krisen zu bewähren hat.
- *Selbstheilungsmechanismus?* Psychotische Krisen sind Zustände hoher interner Dissonanz, in denen die Wahrnehmung des Selbst nicht mit eigenen oder fremden Erwartungen – Weltbildern – vereinbar ist. Sie verursachen Verwirrung und Leiden, das verringert werden soll. Im Rahmen eines Selbstheilungsprozesses wendet sich die Person nach innen (Autismus, Isolierung) oder nach außen (Umtriebigkeit, ungezügelter Redefluss oder gar Aggression). Sie versucht also, die innere Konsonanz wiederherzustellen, indem sie verwirrende Reize ausblendet oder verstärkt einbezieht. Im Sinne der Theorie psychischer Systeme (s. Kap. 4.5) ließe sich hypothetisch annehmen, dass der Betroffene zum Zeitpunkt der Krise auf nur wenige oder unzulängliche Muster – operationale emotionalkognitive Kohärenzen – zurückgreifen kann, um mit der aktuell auf ihn wirkenden Vielfalt gesellschaftlicher Anforderungen adäquat umzugehen. Aus dieser Sicht entspräche die psychotische Krise nicht der Spaltung einer einheitlich aufgefassten Seele (Spaltungsirresein), sondern dem Zusammenbruch der normalen »polyphrenen« Fähigkeiten zu einem eher »monophrenen«, einheitlichen Zustand. Dies würde viele Aspekte der psychotischen Krise – etwa undifferenzierte Reizverarbeitung, einförmige Logik des Denkvorgangs, stereotypes Sozialverhalten, Rigidität gegenüber Veränderung usw. –, aber auch die Beobachtung erklären, dass sich eine vielseitige prämorbide Situation auf den Verlauf positiv auswirkt. Chronische Verläufe wären hingegen Folge einer dauerhaften monophrenen Einschränkung als Resultat der Krise und ihrer Behandlung. Für die Therapie folgte,

dass sie entweder Aktivierung alternativer Kohärenzen anregen (eigentliche Therapie) oder zur Erweiterung des entsprechenden Repertoires (psychoedukativer Ansatz) beitragen sollte.

- *Stabilität:* Zu klären ist vor allem, warum derart aufreibende und anstrengende Reaktionen nicht – wie sonst üblich – rasch wieder abklingen (etwa durch Gewöhnung). Die Lösung wurde in Analogien zu physikalischen Modellen im Sinne von stabilisierten Fluktuationen nach Prigogine gesucht (vgl. Prigogine u. Stengers 1980; auch Dell u. Goolishian 1981; Ciompi 1982). Kommunikationsforscher haben vermutet, der verfehlte Versuch, sich aus der Krise zu retten, könne selbst zum Dauerproblem werden (vgl. Watzlawick, Weakland u. Fisch 1974). Denkbar wäre auch, dass der Betroffene infolge mangelnder Flexibilität in eine Endlosschleife gerät, die durch positive Rückkopplung den Ausnahmezustand stabilisiert: Unverstört durch innere oder äußere Einflüsse reproduziert er seine Zustände andauernd als Krisenzustände.
- *Einfluss der Behandlung:* Das Umfeld einer Klinik kann stabilisierend wirken. Es schafft Ablenkung, unterbricht also die Regelkreise, die den Ausnahmezustand reproduzieren. Die Folgen einer psychotischen Krise hängen aber entscheidend davon ab, wie der Patient behandelt wird. Wichtig ist vor allem, aktiv nach Alternativen zu suchen und nicht nur das Nachlassen der Krise abzuwarten oder erneute Krisen etwa durch Dauermedikation zu vermeiden. Letzteres birgt die Gefahr der somatischen und/oder psychischen Gewöhnung und darüber hinaus der Entstehung von pathogenen Erwartungen.

7.3.4 Ein therapeutisches Konzept

Der Umgang mit akuten Krisen hat lebenslange Folgen. Einige Sofortmaßnahmen, die das Leiden zunächst lindern, können das Problem auf Dauer festschreiben. Das gilt besonders für die Pathologisierung und eine ausschließliche medikamentöse Behandlung. Erstere führt das Leiden auf externe Ursachen zurück und verringert so die innere Dissonanz und Ungewissheit des Patienten. Medikamente versetzten den Patienten wiederum in einen ihm fremden organischen Zustand, der (anders als der psychotische) auf externe Faktoren bezogen werden und daher entspannend wirken kann. Beide Behandlungsformen können sinnvoll und unumgänglich sein. Sie beruhigen alle Beteiligten und entspannen die Lage, was sich sehr günstig auf die spätere Therapie auswirken kann. Bei Kindern und Jugendlichen, vermutlich auch Erwachsenen, wirken schon Beginn, Reduzierung und Absetzen der Medikation therapeutisch, nämlich als äußere Kriterien für eine günstige fachkundige Beurteilung des eigenen Zustandes. Die Annahme, eine medikamentöse Behandlung sei an sich schon ausreichend oder sinnvoll, wird jedoch weder durch klinische Erfahrungen noch durch die Forschung bestätigt.

Eine sinnvollere und umfassendere Alternative ist auch hier die Hilfe zur Selbsthilfe (vgl. Ludewig 1989b). Vor allem bei Jugendlichen bietet es sich an, das Potenzial der Familie zu nutzen. Dadurch erhält diese eine Chance, ihre Kräfte zu mobilisieren und dem Betroffenen dabei zu helfen, neue Interaktionsmuster vor Ort zu erproben. Gelingt der Familie das, verringert sich die Wahrscheinlichkeit für das Auftreten einer weiteren psychotischen Krise. Weitere Ansätze, die eher vereinzelt und am Rande der Schulmedizin stattfinden, sind zwar hilfreich, sie erfordern aber besondere Bedingungen. Das in den USA entstandene Soteria-Konzept erfordert zum Beispiel das Vorhandensein von äußerst konfliktfähigen, geduldigen und engagierten therapeutischen Kräften, die bereit sind, einen psychotisch dekompensierten Menschen so lange und ununterbrochen zu begleiten, bis dieser erste Anzeichen einer Besserung zeigt (vgl. Ciompi, Hoffmann u. Broccard 2001). Nach dem in Nordskandinavien erarbeiteten und erprobten Konzept des Offenen Dialogs werden nach Möglichkeit alle im Umfeld des Kranken verfügbaren Menschen mit den zuständigen Behandlern zusammengebracht und aufgefordert, sich mit dem psychotischen Menschen so lange normal zu unterhalten, bis dieser anfängt, sich wieder kohärenter auszudrücken (vgl. Seikkula 2002; Seikkula u. Arnkil 2007). Beide Konzepte haben gute Ergebnisse gezeigt, sie verlangen jedoch eine derart zahlreiche und intensive Manpower, wie sie in üblichen Psychiatrien kaum anzutreffen ist. Aber selbst wenn diese Konzepte nicht überall eins zu eins einzusetzen sind, können sie die Arbeit in normalen Institutionen inspirieren.

In der Therapie sollten folgende Aspekte berücksichtigt werden:

- Transparentes Handeln des Therapeuten dient der Reorientierung und wirkt als Gegengift gegen Verwirrung.
- Abstimmung der Therapie auf die Ressourcen des Betroffenen und die seiner Angehörigen.

- Aushandlung des Auftrags mit viel Feingefühl und Respekt. Meist wünschen die Betroffenen entweder, die momentane Krise möglichst rasch zu überwinden, oder sie wollen nur in Ruhe gelassen werden. Im ersten Fall empfiehlt es sich, um den psychotischen Regelkreis zu durchbrechen, vom geschlossenen Gedankenkreis nach Möglichkeit »abzulenken« und zu alternativen Denkweisen anzuregen sowie eine Rekontextualisierung der Situation zu versuchen. Hat sich der Betroffene jedoch auf einen »chronischen Lebensweg« eingestellt, obliegt es dem Helfer, für eine menschenwürdige Unterbringung zu sorgen. Das erspart beiden unfruchtbare und letztlich demütigende Erfahrungen. Manche Jugendliche setzen in und nach psychotischen Krisen erstaunliche Kräfte frei; man muss aber auch jenen Respekt zollen, die keine therapeutische Hilfe annehmen wollen oder können.

Abschließend möchte ich eine ehemalige Patientin des international bekannten britischen Psychiaters Michael Shepherd zitieren, die nach vielen Klinikaufenthalten und etwa zweihundert Elektroschocks eine erfolgreiche Schriftstellerin wurde. Nachdem ihre Genesung klinisch bestätigt war, blickte sie zurück:

> »Plötzlich war ich des Gewands beraubt, das ich gut zwölf Jahre lang getragen hatte – meiner Schizophrenie. Ich entsinne mich noch daran, wie ich es bekam; wie ich dahinter inmitten von Agonie und Panik unverhofft Wärme, Trost und Schutz fand; wie ich mich danach sehnte, es abzulegen, und mich doch nicht davon trennen mochte; obwohl ich das Gewand nicht öffentlich trug, hatte ich es immer dabei, für den Notfall, um es dann rasch als Schutz gegen die grausame Welt anzuziehen. Und nun war es weg, von Fachleuten offiziell verbannt. Es würde mir nie wieder helfen können« (Shepherd 1987, S. 37; übers. aus dem Englischen vom Verfasser).

Resümee

Diagnosen sagen als Beschreibungen immer etwas über ihre Urheber, auch wenn sie sich als kommunikativ brauchbar erweisen. Als symbolische Generalisierungen neigen sie dazu, sich zu verselbstständigen und ontologischen Charakter anzunehmen; darin liegt das Gefährliche an Diagnosen. Kategorien für menschliches Verhalten dienen dem Praktiker als Hilfsmittel, um Komplexität zu reduzieren und handlungsleitende Entscheidungen zu treffen. Modelle, wie die hier entwickelten, können nur hilfreich sein, wenn sie als Anregungen verstanden werden, ohne eine objektive Realität liefern zu müssen. Diese Modelle sollen vor allem öffnend wirken und die verfügbaren Möglichkeiten erweitern – sollen dazu beitragen, die Neugier und Kreativität des Klinikers anzuregen und die Last einengender Gewissheiten abzulegen.

8 Evaluation

Zum Erscheinungszeitpunkt der ersten Auflage dieses Bands war es angebracht, einzelne Ergebnisse der Forschung über Psychotherapie und speziell zur systemischen Therapie in ein Grundlagenwerk einzubeziehen. Mittlerweile liegt eine derart ausführliche Fachliteratur zu diesem Thema vor, dass es in diesem letzten Kapitel im Wesentlichen nur darum geht, die Möglichkeiten zu diskutieren, klinische Hilfe zu bewerten, ohne den Neigungen nachzugeben, die Gurman und Kniskern (1978b) als »Technolatrie« und »Methodolatrie« bezeichneten: die soziale Komplexität von Therapien auf Standardtechniken zu reduzieren bzw. in unangemessene, naturwissenschaftlich begründete Modelle hineinzuzwingen. In einem ersten Schritt gehe ich kursorisch auf den Stand der Diskussion über Evaluation in der Psychotherapie ein.

8.1 Evaluation in der Psychotherapie

Evaluation (Bemessung, Wertbestimmung) mutet als Begriff zunächst unkompliziert an: Etwas ist wertvoll oder nicht. Die Frage aber, wie der Wert eines Sachverhalts konsensualisiert werden kann, setzt geeignete Kriterien, Kenntnis der Variablen, glaubwürdige Beurteiler und vergleichbare Ergebnisse voraus. Darin zeigt sich die Problematik jeder Evaluationsforschung, die über das bloße Wertbemessen hinauszugehen hat und nach wissenschaftlich akzeptablen Kriterien durchgeführt wird. In den exakten Wissenschaften ist der Wert eines Sachverhaltes eine inhärente Eigenschaft und durch geeignete Methoden objektiv zu erfassen. Systemische Forscher müssen jedoch davon ausgehen, dass der Wert eines Sachverhalts – ebenso wie alle Erkenntnisse und Erklärungen – den biologischen strukturellen Möglichkeiten von Beobachtern entspringt. Wollen sie aber ihre Wertaussagen konsensualisieren und dabei dem Vorwurf des bloßen Subjektivismus begegnen, müssen sie ihre Erkenntnisse und Bewertungsmaßstäbe kommunikativ brauchbar mit anderen koordinieren.

8.1.1 Der Sog der Tradition

Evaluationsforschung bedeutet in der Psychotherapie traditionell, den Nutzen der angewandten Methoden bereinigt von allen sonstigen

Einflüssen einzuschätzen. Nach dem Modell des wissenschaftlichen Experiments gelten die therapeutischen Methoden als unabhängige, ihre kausalen Effekte als abhängige Variablen. Eventuelle Störvariablen sind nach Möglichkeit auszugrenzen, etwa: subjektiv kontaminierte Urteile, das Charisma des Therapeuten, Placebo-Effekte, spontane Remission, natürliche Veränderungen, Zufälle, äußere Einflüsse usw. Zu diesem Zweck werden quasiexperimentelle Studien durchgeführt, zum Beispiel Zeitreihenvergleiche oder Vergleiche mit Kontroll- und Wartegruppen, auch nach Placebo- und Pseudo-Behandlung.

Diese Forschung behandelt Lebensprobleme als diskrete, zeitstabile Einheiten, die man objektiv erfassen und messen sowie auch kausal beeinflussen kann, sie unterliegen also der linealen Kausalität und der Trennung von Subjekt und Objekt. Aus dieser Sicht sind die Urteile der Beteiligten – Therapeut und Kunde – prinzipiell unzuverlässig und unbrauchbar, da sie schwer einschätzbaren und nicht auszuschließenden Einflüssen unterliegen, nicht zuletzt der Emotionalität der therapeutischen Beziehung. Statt die Beteiligten nach dem Wert einer Therapie zu fragen, benötigt man im Idealfall neutrale Beurteiler und objektive Messungen, mindestens jedoch ein in sich konsistentes und valides Untersuchungsdesign. Da aber im psychotherapeutischen Bereich diese Voraussetzungen kaum zu erfüllen sind, lasten viele Kritiker der konventionellen Evaluationsforschung an, sie genüge in der Regel noch nicht einmal ihren eigenen Kriterien. Bozok und Bühler (1988) stellten zum Beispiel vor 25 Jahren bei ihrer Durchsicht der Literatur Folgendes fest:

- Psychotherapie hat, ungeachtet ihrer Ausrichtung, nur geringe bis mittlere Wirkung und wird zudem von spontanen Heilungen überlagert.
- Bisher hat keine Schule die postulierten Wirkfaktoren und Effekte spezifisch nachweisen können.
- Die Erfolge der Psychotherapie gehen auf unspezifische Faktoren der Beziehung zwischen Patient und Therapeut zurück. Daher müssen diese unspezifischen Faktoren gebührend beachtet werden (vgl. auch Zimmer 1983; Wampold 2001, 2010).

Diese Feststellung muss nach einem Vierteljahrhundert der weiteren spezialisierten Forschung revidiert bzw. ergänzt werden. Schon die ersten Meta-Analysen von Erfolgsstudien zeigten, dass Psychotherapie im Allgemeinen hilfreicher als alle anderen psychosozialen Maßnahmen ist. Smith, Glass und Miller (1980) prüften 475 Therapieberichte von 18 Therapieansätzen und fanden bei aller später erkannter methodischer Unzulänglichkeit akzeptable Effektstärken. Die wichtigsten Ergebnisse dieser ersten Meta-Analyse waren: 1) Psychotherapie ist besser als keine Behandlung (dem Durchschnittspatienten geht es am Ende der Therapie besser als achtzig Prozent der Nicht-Behandelten); 2) negative Effekte der Psychotherapie sind geringfügig und selten; 3) verbale und Verhaltenstherapien sind etwa gleich wirkungsvoll; 4) die Wirkung von Psychotherapie lässt nach zwei Jahren stark nach; 5) weibliche Patienten profitieren mehr als männliche; 6) bei depressiven und monosymptomatischen Patienten wirkt die Therapie besser als bei psychotischen, neurotischen oder behinderten; 7) Dauer der Therapie und Erfahrung der Therapeuten beeinflussen nicht den gemessenen Effekt; 8) Individual- und Gruppentherapien sind gleich effizient und 9) methodisch streng konzipierte Evaluationsstudien zeigen die besten Resultate. Diese Ergebnisse waren zu ihrer Zeit revolutionär und werden seitdem kontrovers diskutiert; sie wurden interpretiert im Sinne des von Saul Rosenzweig im Jahr 1936 zum ersten Mal verwendeten Dodo-Effekts aus *Alice in Wonderland*, der lautet:

> »Everybody has won and all must have prizes«.

Die in der Folgezeit durchgeführten Studien haben im Wesentlichen diese Ergebnisse bestätigt. Dabei wurden die sogenannten unspezifischen Faktoren gegenüber den angewandten spezifischen Techniken als bedeutungsvoller erkannt (vgl. z. B. Lambert 1992; Hubble, Duncan a. Miller 1999; Wampold 2001, 2010). Bruce Wampold (2001, S. 207 f.) schloss anhand seiner ausgiebigen und methodisch raffinierten Meta-Analysen, dass der Anteil an den Ergebnissen, der auf die spezifischen Techniken der einzelnen Schulen zurückging, höchstens 8 % beträgt, die sogenannten allgemeinen Faktoren hingegen würden bis zu 70 % der Varianz erklären. Er fand zudem unter anderem, dass es keinen signifikanten Unterschied zwischen den untersuchten Ansätzen gab, dass die Identifikation mit der angewandten Methode *(Allegianz)* mehr als die Einhaltung von Manualen *(Adhärenz)* erbringt, dass die Qualität der therapeutischen Beziehung und die persönlichen Eigenschaften der Therapeuten maßgeblich sind. Diese Ergebnisse stimmen mit denen des Teams um Michael Lambert in Chicago überein, der 15 % den spezifischen Techniken und den Rest unspezifischen

Faktoren zuordnet (vgl. Lambert 1992; Lambert a. Ogles 2004; für eine ausführliche Übersicht vgl. Hubble, Duncan a. Miller 1999). Selbst wenn die spezifischen Techniken einen relativ geringen Anteil an der therapeutischen Veränderung haben, darf dies nicht zu dem Schluss verleiten, dass Therapie ohne einen methodischen Rahmen stattfinden sollte. Das entspräche der Vorstellung, dass man ein Auto ohne Kenntnis und Beachtung der dazu notwendigen Abläufe fahren kann. Andererseits aber, wie jeder Fahrschüler spätestens dann lernt, wenn er sich im Verkehr zurechtfinden soll, reicht die Beherrschung der technischen Abläufe – wie auf das Gaspedal oder auf die Bremse zu drücken, die Gänge rechtzeitig zu wechseln, den Lenker festzuhalten usw. – für die Bewältigung des Fahrens im Verkehr nicht aus.

Eine Gegenposition zum Hervorheben der allgemeinen Faktoren nahm u. a. der Verhaltenstherapeut Klaus Grawe ein. Zusammen mit seiner Arbeitsgruppe in Bern wandte er sich gegen die Aussagen, die zwischen den Beiträgen der einzelnen Ansätze nicht differenzierten. Aufgrund seiner Vergleichsdaten unterschied er scharf zwischen den seiner Meinung nach konfessionellen, durch Glauben statt durch Wissen gekennzeichneten Psychotherapien und jenen, die empirisch-wissenschaftlich begründet und insofern professionell ausgerichtet waren. Er folgerte im Jahr 1994, dass in der Hauptsache nur der Verhaltenstherapie wissenschaftlicher Wert zuzumessen sei (vgl. Grawe, Donati u. Bernauer 1994). Immer um Differenzierung und Wissenschaftlichkeit bemüht, erweiterte Grawe 1998 sein Konzept auf das einer Allgemeinen Psychotherapie, die von Schulen unabhängig alles nutzen sollte, was wissenschaftlich belegt war. In einem letzten Schritt in dieser Richtung setzte er sich für eine Neuropsychotherapie, welche die Psychotherapie über das psychologische Wissen hinaus an den Erkenntnisstand der Neurowissenschaften anbinden sollte (vgl. Grawe 2004). Dies alles blieb aber nicht ohne Widerspruch, so z. B. vom Psychoanalytiker Wolfgang Mertens (1994). Die Forderung von Klaus Grawe und anderen, Psychotherapie als Allgemeine Psychotherapie nach medizinischem Zuschnitt zu vereinheitlichen, übersieht meines Erachtens mit ihrem unmäßigen Streben nach objektivistischer Reinheit die menschliche Vielfalt bei den möglichen Anwendern. Das halte ich für unpassend und am Menschen vorbeigedacht. Der Umkehrschluss wiederum, dass alles erlaubt sei, ist allerdings noch verfehlter.

Die Diskussion um die Wege zu einer angemessenen Evaluationsforschung in der Psychotherapie hält unvermindert an. Es geht letzten

Endes um das Verständnis von Wissenschaft und dessen Umsetzung auf menschliche, hier: psychotherapeutische Verhältnisse. Infolge des 1999 in Deutschland verabschiedeten Psychotherapeutengesetzes wurde ein wissenschaftlicher Beirat etabliert, der zu befinden hat, ob ein Psychotherapieverfahren wissenschaftlich anerkennungswürdig ist und deshalb legal ausgeübt werden darf. In den ersten Jahren begnügte sich dieser Beirat – der allein aus Psychoanalytikern und Verhaltenstherapeuten zusammengesetzt war – damit die ohnehin bereits etablierten Verfahren – tiefenpsychologische und Verhaltenstherapie – als wissenschaftlich anzuerkennen. Das gab Anlass zu heftiger Kritik, die nicht nur die dubiose Diskriminierung anderer Verfahren, einschließlich der systemischen Therapie, bemängelte, sondern vor allem die zugrunde gelegte, für die Auswertung von Psychotherapie inadäquate Auffassung von Wissenschaftlichkeit:

> »Das Vorgehen, prinzipiell nur Psychotherapiestudien anzuerkennen, die sich einer reduktionistischen Labor-Wirksamkeit (Efficacy) beugen, … kann allenfalls für die Pharmaforschung taugen, jedoch niemals für die Psychotherapie« (Kriz 2004a, S. 70).

Einige Jahre später erweiterte sich die Zusammensetzung des Wissenschaftlichen Beirats um Vertreter anderer Ansätze, und so konnten die Gesprächspsychotherapie und die systemische Therapie als wissenschaftlich anerkannt werden. Zu diesem Zweck war es allerdings notwendig, »das Spiel der anderen« zu spielen und eine Sammlung kontrollierter, in objektivistisch anerkannter Manier durchgeführter Studien als Beleg für die Wissenschaftlichkeit der Verfahren einzureichen (vgl. von Sydow et al. 2007).

Margison et al. (2000) argumentierten, dass die Psychotherapie erst Akzeptanz in der Forschergemeinschaft erlangen kann, wenn eine Forschungsstrategie vorliegt, welche die augenscheinliche praxisbezogene Evidenz systemischer Praxis in solide evidenzbasierte Ergebnisse übersetzen kann. Ob die Erfüllung dieser Forderung das Ziel sein soll, das heißt, die psychotherapeutische Praxis nach den Maßstäben einer evidenzbasierten Medizin (EBM) bzw. nach RCT (Randomized Controlled Trial) auszurichten, bleibt allerdings diskussionswürdig bis ablehnenswert. Zumal diese am Vorbild der Pharmakologie angelehnt sind und auf Konzepten naturwissenschaftlicher Wissenschaft beruhen, die für den Umgang mit dem Phänomenbereich der menschlichen Interaktion ungeeignet sind. Die Forderung nach einem wissenschaftlich akzeptablen Vorgehen bei der Evaluation von Psychotherapien wäre nur unter der Bedingung zu erfüllen, dass die Konzeptualisierung und Methodologie der Komplexität und Variabilität menschlicher und zwischenmenschlicher Belange angepasst würde. Eine Möglichkeit, beide Probleme auf einmal zu lösen, nämlich wissenschaftliche Akzeptanz zu erlangen, ohne die komplexen Bedingungen psychosozialer Phänomene zu verletzen, könnte sich in der umsichtigen Anwendung neuartiger mathematischer Methoden erweisen, wie sie in der Chaostheorie und der Synergetik erarbeitet wurden (vgl. z. B. Schiepek 1999, 2010, 2012; Haken u. Schiepek 2006; Ochs u. Schweitzer 2012). Mit umsichtiger Anwendung meine ich die Beachtung der inhärenten Einschränkungen der Mathematik, die zum Beispiel Werner Heisenberg im Hinblick auf die Quantentheorie formuliert hat; sie dürfte aber auch für den Umgang mit unserem flüchtigen, sich immer verändernden Gegenstand gelten, dem Menschen und seinen Interaktionen:

> »Die mathematischen Formeln bilden dabei allerdings nicht mehr die Natur, sondern unsere Kenntnis von der Natur ab« (Heisenberg 1971, S. 108).

8.1.2 Evaluation in der Familientherapie

Die Familientherapie trat in den Fünfziger- und Sechzigerjahren als Alternative zur individuumszentrierten Psychotherapie mit dem Ziel an, die Psychotherapie auf ein neues theoretisches Fundament zu stellen und dabei den Fokus vom Individuum auf die Familie zu erweitern. Neben diesen pragmatischen Erweiterungen brachte sie aber keine eigenständige Evaluationsforschung hervor, sondern verlief sich gewissermaßen in der selbst gebauten Sackgasse des Objektivismus. Die bisherigen Ergebnisse sind darüber hinaus widersprüchlich. So schlossen einerseits Gurman und Kniskern (1981) in ihrer Studie:

- Familientherapie ist auf jeden Fall effektiver als keine Therapie.
- Zwei Drittel der Familien zeigen nach einer Therapie irgendeine Besserung.
- Nur fünf bis zehn Prozent der behandelten Familien klagen über negative Effekte.
- Familientherapie eignet sich besonders für eheliche und familiale Probleme sowie für Störungen bei Kindern und Jugendlichen.

Wells und Dezen (1978) wandten dagegen ein, dass Familientherapie zwar vermutlich wirksam sei, klare Beweise für ihre Effizienz aber noch ausstünden. Auch im deutschsprachigen Bereich war bis Ende des 20. Jahrhunderts die Frage der Effizienz weitgehend ungeklärt geblieben:

> »Die Familientherapie hat sich also weitgehend, wenn nicht völlig, ohne gesicherte ›Erfolgsmeldungen‹ ausgebreitet« (Heekerens 1990, S. 8).

Bommert, Henning und Wälte (1990) kamen in Deutschland wiederum zu einer günstigeren Einschätzung, die sich weitgehend mit der von Gurman und Kniskern deckt: Familientherapie ist eindeutig effektiv, vom jeweiligen Setting (ambulant oder stationär) unabhängig und besonders wirksam bei Kommunikationsproblemen; zwei Drittel der Familien würden Erfolge vorweisen, negative Effekte seien nicht häufiger als bei anderen Verfahren; die Dauer der Therapie sei nicht maßgebend für das Gelingen.

Lesenswerte Kritiken an Fragestellungen und Methodik der Evaluationsforschung in der Familientherapie wurden Anfang der Achtzigerjahre veröffentlicht (vgl. Lebow 1981; Pinsof 1981; Rabin 1981). Diese Kritik erfasste offenbar die allgemeine Enttäuschung über die Ergebnisse der Jahre davor und bremste den Forschungselan für eine gewisse Zeit. Im Jahr 2002 fasste dann Douglas Sprenkle in einem Sammelband eine Reihe wissenschaftlicher Studien zur paar- und familientherapeutischen Evaluation zusammen und kam zu dem Schluss, dass die stark zugenommene Forschung der letzten Jahrzehnte den Eindruck einer wachsenden wissenschaftlichen Fundierung dieser Disziplinen vermittelte (vgl. u. a. Gurman a. Kniskern 1991). Dadurch würden diese allmählich das Diktum überwinden, dass die psychotherapeutischen Schulen wie religiöse Sekten wirken, die von charismatischen Propheten geleitet um den einzig wahren Glauben kämpfen (vgl. Sprenkle 2002, S. 9).

8.2 Klinische Positionsbestimmung

Evaluation ist Kommunikation. Das verweist alle Urteile externer und beteiligter Beobachter in enge Grenzen: Jede noch so neutral durchgeführte Erhebung am Anfang oder Ende einer Therapie betrifft nur diesen bestimmten Ausschnitt der Kommunikationsmöglichkeiten, und ihr Sinn hängt davon ab, wie die Beteiligten den Kontext der Erhebung erkennen und bewerten sowie was sie mitzuteilen bereit sind. Als kommunikativ bedingter Prozess ist Evaluation immer subjektiv und emotional gefärbt, sodass der Versuch, diese Grenzen durch noch so raffinierte Methoden zu überschreiten, nicht die Fakten objektiviert, sondern neue Phänomene und neue Systeme erzeugt.

8.2.1 Evaluation und logische Buchhaltung

Um die Evaluation von Therapien gruppieren sich unterschiedliche Kommunikationssysteme mit je eigenen Zielen und Themen. Ohne hier auf die Vielfalt von Beiträgen einzugehen, welche mittlerweile die Wirksamkeit der systemischen Therapie belegen – darüber liegen spezialisierte Fachbücher und Aufsätze vor (vgl. z. B. Schiepek 1999; Sprenkle 2002; Carr 2000a, 2000b; Shadish et al. 1995; von Sydow et al. 2007; Ochs u. Schweitzer 2012) –, beleuchtet die folgende Diskussion die Unterschiede zwischen den an der Evaluation von Psychotherapien beteiligten Diskursen. Dabei wird die Beachtung einer klaren logischen Buchhaltung angestrebt, die helfen soll, die immer wieder auftretenden Vermengungen von Phänomentypen und die dabei unnötigerweise entstehenden Konflikte zu vermeiden.

Eine systemisch verstandene Evaluationsforschung, die weder reduktionistisch angelegte Messungen und Vergleiche noch in erster Linie diskussionswürdige induktive Aussagen auf der Grundlage von Zufallsstichproben anstrebt, müsste sich idiografisch begreifen, das heißt, am Einzelfall orientieren. Eine Therapie, die als soziale Begegnung immer nur ein singuläres Ereignis ist und bleibt, verliert über eine überindividuelle Mathematisierung eben jene Singularität, die sie auszeichnet. Eine solche Maßnahme ist allenfalls mit Blick auf therapiefremde, etwa soziopolitische Erfordernisse zu rechtfertigen. Eine systemisch angemessene Psychotherapieforschung müsste vom ausgehandelten Auftrag ausgehen und prüfen, inwiefern die Therapie diesen Auftrag erfüllt hat und inwieweit sie zur Zufriedenheit der Klienten verlaufen ist. Erst in einem zweiten Schritt könnten die so erhobenen Daten als Grundlage für statistische Analysen verwendet werden.

Im Folgenden geht es nicht um eine noch zu erarbeitende, systemisch kongruente Form der Evaluation systemischer Therapien, sondern um die allgemeinere Frage nach den Diskursen, die Evaluation anstreben und unterhalten. Die Evaluation von Psychotherapien als kommunikativer Prozess dazu befähigter sozialer Systeme beruht auf einer Reihe von hypothetischen Annahmen. Zu diesen gehört die Einschätzung, dass behandlungsbedürftige Lebensprobleme und Problemsysteme aufgrund ihrer besonderen Eigenschaften einer Klasse von Störungen – Diagnosen – zugeordnet werden können, zumal sie objektiv feststellbar seien. Weil sie Träger einer gemeinsamen Diagnose sind, seien die jeweiligen Besonderheiten dieser Systeme sowie der beteiligten Personen vernachlässigbar, und sie können daher einer gemeinsamen Untersuchungsstichprobe zugeordnet werden. Des Weiteren wird hypothetisch angenommen, dass auf diese Störungen durch geeignete Maßnahmen kausal eingewirkt werden kann, sodass Veränderungen als Folge der Therapie auftreten. Schließlich wird hypothetisch angenommen, dass die Träger dieser Störungen nicht imstande sind, von selbst festzustellen, ob es ihnen besser geht und sie die Störung überwunden haben; das müssen trainierte Fachleute oder eingeweihte Dritte vollbringen.

8.2.2 Diskurstypen

Bei der Beurteilung von Psychotherapien, die an der Nahtstelle zwischen den verschiedenen persönlichen, wissenschaftlichen und gesundheitspolitischen Interessen angesiedelt ist, handelt es sich also um wertende Kommunikationen, deren Ergebnisse von den Kriterien und Möglichkeiten der Beurteiler abhängen und nicht unbedingt vom tatsächlichen Wert der beurteilten Prozesse. Es kann also durchaus vorkommen, dass das, was in einem dieser Diskurse wertvoll erscheint, in dem anderen berechtigterweise wertlos ist: Die Logik des einen Systems ist nicht ohne Weiteres in ein anderes zu übertragen, außer man ist aus persönlichen oder politischen Gründen daran interessiert, eine logische Vermengung in Kauf zu nehmen. In solchen Fällen geht es, wie Humberto Maturana (1988a) treffend formulierte, um das Anbringen »zwingender Argumente«, um eigene Machtansprüche durchzusetzen.

Systemisch gesehen, ist die Evaluation von Psychotherapien das Thema bzw. der Diskurs unterschiedlicher sozialer Systeme. Diese haben jeweils eigene Kriterien und Ziele und werden von jeweils anderen Mitgliedern anhand unterscheidbarer Operationen getragen. Folgende vier Arten von Diskursen lassen sich voneinander abheben:

- der Diskurs der Kunden, welche das Interesse haben, die erhaltene Hilfe zu beurteilen und danach zu handeln;

- der Diskurs der Therapeuten, die ein professionelles Interesse haben, ihr Handeln hilfreich und angemessen zu orientieren;
- der Diskurs der Forscher, die ein wissenschaftlich begründetes Interesse an anschlussfähigen Erklärungen haben;
- der gesellschaftliche Diskurs, der zum Ziel hat, die Hilfesuchenden vor ineffizienten oder schädlichen Maßnahmen zu schützen und die gesellschaftlichen Organe (Ämter, Krankenkassen usw.) vor unmäßigen Kosten zu bewahren.

Die Kunden

Den Diskurs des ersten Typus führen diejenigen, die um Therapie nachgesucht haben. Das Interesse der Kunden muss weder gefordert noch geregelt werden, sondern ist spontan und unausweichlich vorhanden. Ihr legitimes und letzten Endes einziges Kriterium für ihre Beurteilung ist ihre Zufriedenheit mit dem eigenen Zustand, egal wie diese zustande gekommen ist. Es spielt hier keine Rolle, ob das subjektiv empfundene Nachlassen des Leidens ein unmittelbares Ergebnis der Therapie ist, auf die Vergabe von Placebos folgt oder auf andere außertherapeutische Faktoren zurückgeht. Mit Bezug auf diesen Diskurs lässt sich mit Steve de Shazer und seinen Mitarbeitern (1986) übereinstimmend feststellen, dass Klienten das Recht, Probleme zu nennen und Besserung festzustellen, zuzubilligen ist. Einschätzungen hingegen, die diesen Diskurs hinterfragen oder entwerten, sprechen den Hilfe suchenden Menschen ihre Mündigkeit ab und begehen eine anmaßende Respektlosigkeit. An dieser Stelle erweist es sich als sinnvoll, über die Unterscheidung von statistischer »Effizienz«, die meistens unter wirklichkeitsfremden kontrollierten Bedingungen erbracht wird, und der unter »realen« Bedingungen ermittelten »Effektivität« von Therapien bezüglich der Zufriedenheit der Kunden nachzudenken (vgl. z. B. Seligman 1995). Die für diesen Diskurs der Hilfesuchenden maßgebliche Leitdifferenz lautet *Leid/Erlösung* bzw. *Zufriedenheit/Unzufriedenheit.*

Die Therapeuten

Als Professionelle, die ihre Tätigkeit über die Einzelfälle hinaus rechtfertigen müssen, sind die Therapeuten aufgefordert, den Wert ihrer Arbeit auch für Dritte nachvollziehbar zu machen. Anders als die Kunden, die jedes Recht zur subjektiven Beurteilung haben, sind hier der Wertung engere, professionelle Grenzen gesetzt. Da aber die meisten Praktiker nicht über die notwendigen Mittel und die Zeit für eine regelrechte Therapieforschung verfügen, verbleibt ihnen im Allgemeinen als einzige Möglichkeit ihre mit Blick auf die zugrunde gelegte Methode vorgenommene, aber letzten Endes doch subjektive klinische Beurteilung. Diese kann unter günstigen Bedingungen dennoch Ergebnisse liefern, die nicht nur für die weitere Durchführung der jeweiligen Therapie, sondern auch für eine übergeordnete Evaluation sinnvoll sein können (vgl. Reiter 1995).

Systemische Therapeuten sind aufgefordert, sich an diesem Diskurs zu beteiligen und dabei nachzuweisen, dass sie die Therapie den Vorgaben der eigenen Methode entsprechend korrekt durchführen. Dies sagt jedoch nichts darüber aus, ob die so geführte Therapie auch im Sinne des Auftrags erfolgreich ist. Es ist durchaus möglich, dass ein Therapeut seine Arbeit nach bestem Wissen und Gewissen als gelungen beurteilt, der Klient aber damit unzufrieden ist. Werden aber die Beurteilungen von Therapeut und Klient aufeinander bezogen, ergibt sich eine um einiges komplexere Situation, an der eine Anzahl von kaum kontrollierbaren Variablen beteiligt ist. Auf der Seite des Klienten kann zum Beispiel Sympathie oder Antipathie gegenüber dem Therapeuten zu Beurteilungen führen, die nicht mit dem Ergebnis der Therapie korrelieren; auf der Seite des Therapeuten kann sich zum Beispiel eine gewisse Affinität zum behandelten Problem verstellend auswirken.

Die Therapieforscher

Die an der Psychotherapie interessierten Wissenschaftler haben im Vergleich mit Praktikern den Vorteil, dass sie verschiedene Therapien beurteilen und aus ihrer Metaperspektive nur geringfügig oder gar nicht emotional involviert werden. Das erleichtert ihnen ein nomothetisch, an Gesetzmäßigkeiten orientiertes Vorgehen. Das Thema dieses Diskurstyps orientiert sich implizit an den Differenzen wahr/unwahr, richtig/falsch, begründet/beliebig, explizit aber und mangels einer realisierbaren Alternative an der statistisch erschließbaren Differenz von replizierbar/zufällig. Die Verwirklichung dieses Diskurses hängt von einer Reihe kontextueller Bedingungen ab, vor allem aber vom Zugang zu wissenschaftlichen Einrichtungen, von der damit verbundenen finanziellen Unterstützung und der Verfügbarkeit von geeignetem Personal. Speziell in Deutschland sind nach wie vor die Universitätsabteilungen, die über diese Ressourcen verfügen, fast ausschließlich von behavioristisch und psychoanalytisch orientierten Leitern besetzt, die kaum Interesse an anderen Ansätzen haben. In anderen europäischen, aber auch in amerikanischen Ländern kommt diese thematische Einschränkung nicht in dem Ausmaß vor. Gerade deshalb musste in Deutschland für die Beantragung der wissenschaftlichen Anerkennung der Familien-/systemischen Therapie zu einem großen Teil auf ausländische Studien zurückgegriffen werden (vgl. von Sydow et al. 2007). Dass es in Deutschland eine Reihe von Studien gibt, die Effektivität *unter realen Arbeitsbedingungen* nachweisen, hätte dazu nicht ausgereicht.

Die Politiker

Ob an der Gestaltung der Gesundheits-, Sozial- oder Wirtschaftspolitik beteiligt, führen die Politiker im Hinblick auf den Wert von Psychotherapie einen eigenen Diskurs. Dieser wohl folgenreichste Diskurs bleibt am wenigsten überschaubar und vorhersagbar. Beteiligt sind auf der einen Seite jene Instanzen, die Therapien finanzieren (Kranken- und Rentenkassen), für staatliche Ordnung und den Schutz der Konsumenten gegen Scharlatanerie sorgen (Ministerien und Ämter) und für die Vertretung der Bürger im Allgemeinen antreten (politische Parteien). Auf der anderen Seite beteiligen sich die Berufsverbände der Therapeuten und gelegentlich auch Organisationen der Kunden selbst. Dieses komplexe Geflecht von Interessen wird zudem von Vertretern der Pharmaindustrie und der Anstalten flankiert. Alle diese Instanzen verfolgen naturgemäß divergierende Absichten; der Diskurs ist demgemäß instabil, konflikt- und störanfällig. In Deutschland zum Beispiel waren noch vor Inkrafttreten des Psychotherapeutengesetzes die Vertreter der Kostenträger und Ministerien durchaus an preiswerten und effektiven Kurzzeittherapien, also auch an systemischer Therapie interessiert. Danach änderte sich die Blickrichtung und aus rational nicht zu erklärenden Gründen wurden nur die bereits etablierten Ansätze beachtet. Weder den politischen Parteien noch den Krankenkassen und nicht einmal den Psychotherapeuten untereinander scheint es zu gelingen, eine gemeinsame Plattform zu finden, auf der sie das zumindest von der Anlage her gemeinsame Anliegen tatsächlich gemeinschaftlich vertreten könnten. Bei diesem Diskurs geht es mindestens um zwei leitende Differenzen, die leicht gegeneinander ausgespielt werden: *hilfreich/schädlich und preiswert/kostspielig.*

Eine unbedachte Vermengung dieser verschiedenen Diskurse führt unweigerlich zu folgenreichen Komplikationen, denn weder die tragenden Mitglieder noch die Kommunikationen noch die Themen sind ineinander überführbar. Die Illusion, man könnte die Psychotherapie von der Vielfältigkeit der Ansätze im Sinne Grawes (1998, et al. 1994) auf eine einheitliche Methode einschränken, verkennt, dass der hierfür als maßgeblich betrachtete wissenschaftliche Diskurs bloß einer unter vielen und zudem uneinheitlich ist. Eine von Hybris befreite Forschung müsste, um auf offenes Gehör zu stoßen, die Besonderheit der angesprochenen Diskurse beachten und das Forschungsdesign nach Möglichkeit so ausrichten, dass die zu erwartenden Ergebnisse imstande sind, die Enge des eigenen Diskurses zu überwinden. Auf diesem Wege würde zumindest die logische Verirrung vermieden, dass spezifische Aspekte des einen Systems bedenkenlos auf ein anderes übertragen werden, etwa wenn die Ergebnisse quasiexperimenteller Studien der akademischen Psychotherapieforschung verwendet werden, um die Anwendung eines Ansatzes unter realen Bedingungen des Alltags von Praxiseinrichtungen zu rechtfertigen. Eine Psychotherapieforschung, die ihren flüchtigen Gegenstand ernst nimmt, muss darauf achten, in welchem Kontext und zu welchem Zweck sie betrieben wird. Erst unter Berücksichtigung der unterschiedlichen daran beteiligten Diskurse ist man in der Lage, sinnvolle, kontextbezogene Aussagen zu machen, die nicht einfach auf einer Zusammenzählung von Äpfeln und Birnen beruhen.

Eine systemisch konzipierte Evaluation, das heißt eine, die von der Autonomie der Beteiligten – Kunde, Therapeut und Forscher – ausgeht, sich als Kommunikation versteht und sich deshalb auf das Urteil der Betroffenen stützt, ohne die wissenschaftlichen und gesellschaftlichen Interessen oder jene der Therapeuten zu ignorieren, steht noch aus.

8.3 Systemische Ansätze

Evaluation hängt unausweichlich in irgendeinem Ausmaß von den Wertmaßstäben und Präferenzen der Beurteilenden ab. Die Ergebnisse einer Studie von Luborsky und seinen Mitarbeitern (1999, zit. nach Lambert a. Ogles 2004, S. 163) lassen vermuten, dass im Rahmen von vergleichenden Studien bei der Bevorzugung eines Verfahrens ein nicht unwesentlicher Anteil auf »Forscher-Allegianz«, d. h. auf die Identifikation des Forschers mit dem entsprechenden Verfahren, zurückgeht. Darüber hinaus ist zu bedenken, dass die zugrunde gelegte Differenz krank/gesund durchaus variiert, zumal die Beurteilung, was ein normaler oder akzeptabler Lebensstil im Vergleich zu einem abnormen oder krankhaften ist, je nach sozioökonomischem und kulturellem Hintergrund sehr unterschiedlich ausfallen wird. Andererseits ergebe es wenig Sinn, die Evaluation neutralen, unbeteiligten Beurteilern zu überlassen, denn sie würden ebenfalls aufgrund der eigenen Wertmaßstäbe urteilen (vgl. Lebow 1981).

In den Achtzigerjahren war in der systemischen Literatur der Ruf nach einer phänomenadäquaten Forschung unüberhörbar geworden (vgl. u. a. Auerswald 1987; Atkinson a. Heath 1987; Sadler a. Hulgus 1991). Außer einigen wenigen Vorstößen in dieser Richtung, wie sie insbesondere Günter Schiepek (2010, 2012) unternommen hat, ist dieser Ruf dennoch weitgehend folgenlos verschallt. Ein Großteil der Forschung ist nach traditionellem Zuschnitt durchgeführt worden. Systemischen Therapeuten hat überdies eine lange Zeit der Ruf angehaftet, nicht nur keine eigene, zum systemischen Denken passende Forschungsmethodologie erbringen zu können, sondern ganz und gar negativ gegenüber einer empirischen Forschung eingestellt zu sein.

Jay Haley (1977) gab erste Impulse zu einem systemischen Verständnis von Evaluation. Er grenzte die Arbeit des Therapeuten strikt von der des Forschers ab und beschrieb Symptome als Einheiten, die nur in dem kommunikativen Zusammenhang verständlich sind, in dem sie entstehen. Sie konstituieren also keine isolierbaren Informationseinheiten, die gemessen und verglichen werden könnten, sondern sinnstiftende Äußerungen in einem kommunikativen Prozess. Die Äußerungen von Patienten nach einer Therapie – etwa bei einer katamnestischen Nachbefragung – entstehen im Rahmen einer spezifischen Kommunikation und sind nicht unmittelbar mit denen zu vergleichen, die zur Therapie motivierten. Der Vergleich von Angaben vor und nach einer Therapie entspräche dem Vergleich zweier Unbekannten ohne gemeinsame Bezugsgröße. Daher schlägt Haley vor, die Therapiebewertung auf folgende Fragen zu beschränken:

- Ist das Problem gelöst oder besteht es noch?
- Hat der Patient nach der Therapie eine andere Hilfeinstanz aufgesucht? (vgl. Haley 1977, S. 102 f.)

Diese Kriterien entsprächen sowohl dem Wunsch der Klienten nach Problembewältigung als auch dem Erkenntnisinteresse der Kliniker. Wer mehr fordere, verkenne das kommunikative Moment der Evaluation und verdingliche den therapeutischen Prozess.

Lyman Wynne (1988) schlug vor, die Evaluationsforschung von zwei unterschiedlichen Grundlinien ausgehen zu lassen: das »präsentierte Problem« und das gemeinsam erarbeitete »Therapieproblem«. Sie trügen sowohl die Durchführung der Therapie als auch die Evaluation. Als aktiver Familientherapeut plädierte Wynne zudem dafür, gemeinsam mit der Familie das ursprüngliche »Problem« zu einem »Beziehungsproblem« umzudeuten:

> »Für mich persönlich ist Familientherapie erst dann ›richtige‹ Familientherapie, wenn ein Konsens über ein Beziehungsproblem erzielt worden ist und gleichzeitig ein formaler oder informaler Kontrakt geschlossen wurde mit dem Ziel, diese Beziehungsstörung zu behandeln« (Wynne 1988, S. 13).

Steve de Shazer und seine Kollegen (1986) griffen bei ihren Therapiestudien auf die subjektiven Beurteilungen der Kunden zurück. Dies mag zwar aus Sicht der herkömmlichen Evaluationsforschung anfechtbar sein, es beruht aber auf der Entscheidung, den Kunden ernst zunehmen und zum zentralen Maßstab jeder Therapiebewertung zu machen. De Shazer wendet zu Recht ein, dass, wenn am Anfang einer Therapie die Selbstbeurteilung »Ich/wir habe/n ein Problem« schon ausreiche, um professionelle Hilfe zu bekommen, dann müsse auch eine Selbstbeurteilung als Kriterium für den Wert einer Therapie gelten:

> »Alles in allem sind wir der Meinung, dass die Klienten bereits wissen, was sie tun können, um die Probleme zu lösen, deretwegen sie uns aufsuchen. Sie wissen nur nicht, dass sie das wissen. Unsere Aufgabe in der Kurztherapie ist es, ihnen dabei zu helfen, das Wissen, das sie bereits haben, auf neue Weise für sich nutzbar zu machen« (de Shazer et al. 1986, S. 204).

Stützt man die Evaluation auf die Selbstbeurteilung der Kunden – Kundigen oder »Experten ihrer selbst« –, geht man von ihrer Mündigkeit aus: Da sie wissen, wann sie ein Problem haben und professionelle Hilfe brauchen, können sie auch am besten einschätzen, ob das Problem weiter besteht und ob die Hilfe angemessen war. Zu diesem Thema kommentierte der US-amerikanische Psychologe Nicholas

Cummings:

> »Patients know when to terminate better than we, as therapists, do« (1986, S. 430);

Talmon ergänzte:

> »Eine ›korrekte‹ Diagnose zu stellen oder die ›richtige‹ Behandlung zu empfehlen, ist oftmals der beste Weg, ineffektiv zu sein« (1990, S. 123)

und dass:

> »... fast in der Hälfte der Fälle die Probleme sich spontan lösen und dass der Therapeut nicht mehr tun muss, als zu erlauben, dass dies geschieht« (1990, S. 122, übers. aus dem Englischen vom Verfasser).

Die vielerorts vorgebrachte Kritik an den von Klienten vorgenommenen Beurteilungen ist sicher angebracht, wenn es um eine allgemeine, von den einzelnen Therapien abstrahierende Evaluation geht, nicht jedoch, wie im vorigen Abschnitt diskutiert wurde, wenn es sich um das Wohl unserer Kunden und um die Lernbereitschaft der Therapeuten handelt.

8.3.1 Erste Ergebnisse

Auch dann, wenn die obige Forderung nach phänomenadäquaten Methoden noch nicht realisiert ist, möchte ich zum Schluss und aus historischer Perspektive einige Studien nennen, die nicht nur im Allgemeinen Einfluss auf die Entwicklung der systemischen Therapie hatten, sondern insbesondere unsere damalige Arbeit in Hamburg beflügelten. Es handelt sich zumeist um Effektivitätsstudien, die im Umkreis von Paar- und Familientherapien, aber auch von systemischer Familientherapie durchgeführt wurden:

Die McMaster Family Therapy Outcome Study (vgl. Woodward et al. 1981) stützte sich auf eine Nachuntersuchung von 279 Familien nach Abschluss familienbezogener Kurztherapien mit im Durchschnitt sechs Sitzungen. Dabei wurde ein Maß der Zufriedenheit mit den Ergebnissen und dem Verlauf der Therapie zugrunde gelegt. Es zeigte sich, dass trotz hoher Besserungsrate (79 %) Erfolg und Zufriedenheit nicht durchgehend zusammenhingen. Ein globales Maß der *»consumer satisfaction«* sei zwar ein wichtiges Bewertungskriterium, wenn es sorgfältig auf die Besonderheiten des jeweiligen Falls bezogen werde, der Prozess einer Therapie sei jedoch ein komplexes Phänomen, dessen einzelne Merkmale nicht unbedingt zusammentreffen.

Im Redwood Center in Kalifornien (vgl. Green a. Herget 1989a, 1989b) untersuchte man den Effekt von Konsultationen à la Mailand. Dabei wurden die Kunden einmalig von einem anderen als dem sonst mit ihnen arbeitenden Therapeuten interviewt, während der reguläre Therapeut das Interview hinter der Einwegscheibe beobachtete. Die Ergebnisse zeigen, dass Familien, die Therapien plus Konsultation erlebt hatten, bessere Ergebnisse erzielten. Die Konsultation unterbreche den nach den ersten Sitzungen bereits strukturierten Prozess des Therapiesystems und führe Unerwartetes, also die Möglichkeit von Veränderung ein.

Die Ergebnisse der Kurztherapie in Milwaukee beruhen auf knappen telefonischen Nachbefragungen einer repräsentativ zusammengestellten Stichprobe von 25 % der 1.600 zwischen 1978 und 1983 behandelten Fälle mit im Durchschnitt 6 Sitzungen. Rund 70 % der Befragten gaben an, entweder ihr Therapieziel oder zumindest so viel Besserung erreicht zu haben, dass sie keine weitere Therapie benötigten (vgl. de Shazer et al. 1986). Diese Ergebnisse stimmen mit denen anderer Studien zur lösungsorientierten Kurztherapie überein (vgl. Weakland et al. 1974; umfassender in Zeig a. Gilligan 1990). Bei einer späteren Studie stellte man fest, dass bei Erhebungen, die im Abstand von sechs Monaten nach Beendigung von rund fünf Therapiesitzungen wiederholt wurden, die Besserungsraten jeweils weiter angestiegen waren und eine Größenordnung von über 80 % erreichten (vgl. Miller u. de Shazer 1991).

Die Ergebnisse der Heidelberger Arbeitsgruppe um Helm Stierlin (vgl. u. a. Weber et al. 1987; Weber u. Stierlin 1989; Retzer et al. 1989) deuten darauf hin, dass ihr Konzept der systemischen Familientherapie sich bei Familien mit psychotischen und magersüchtigen Mitgliedern positiv auswirkt. Dabei stützen sie ihre Erhebung auf faktische Daten (niedrigere Hospitalisierungsfrequenz und geringere Medikation einerseits, andererseits Veränderung des Essverhaltens, Gewichtszunahme und Besserung in anderen körperlichen Merkmalen) und ergänzen diese durch Selbsteinschätzungen der Patienten bezüglich ihrer Familienstruktur und der Zufriedenheit mit ihrem Lebensablauf.

Die Wiener Arbeitsgruppe um Ludwig Reiter (vgl. u. a. Reiter 1986; Reiter-Theil et al. 1985) erbrachte Resultate bei der Evaluation ihrer Praxis, die ganz im Trend der üblichen Drei-Drittel-Regel stehen: ein Drittel Problemlösung, ein Drittel Besserung und ein Drittel ohne Veränderung.

Moshe Talmon (1990) belegte den eindrucksvollen Wert einer »Single Session Therapy«. Menschen, die trotz eines vorhandenen Angebots nur eine Sitzung in Anspruch nahmen, berichteten dennoch zu einem großen Prozentsatz von eindeutigen Besserungen. Anders als ursprünglich angenommen, handelte es sich bei diesen sog. Abbrechern weder um Menschen, die Widerstand leisteten, unmotiviert, ungeeignet oder ungeduldig waren, noch um schlecht behandelte, sondern um durchaus zufriedene Kunden.

Nicholas Cummings (1986) stellte bei den Kunden seiner Einrichtung in San Francisco fest, dass 85 % von ihnen kurze Therapien bevorzugten und nur 10 % langfristige Therapien forderten und bekamen; die restlichen 5 % hätten sich auf eine endlose Therapie eingerichtet und würden von einem zum nächsten Therapeuten laufen.

Alle berichteten Ergebnisse rühren vom Ansatz her, die Therapie so kurz wie nur möglich zu halten. Die Kürze einer Therapie bietet meines Erachtens die beste Garantie, dass die Autonomie der Kunden respektiert wird: Der Therapeut erfüllt mit einem Minimum an Einmischung seinen Auftrag. Zudem nutzt dieser Ansatz den Vorteil erster therapeutischer Begegnungen. Studien zum Dosis-Effekt-Verhältnis in der Psychotherapie haben gezeigt, dass der Effekt anfangs steil ansteigt und bereits in der achten Sitzung eine Besserungsrate von etwa 50 % erreicht; ab dann sind unproportional mehr Sitzungen notwendig, um einen weiteren bedeutsamen Anstieg festzustellen (vgl. Howard et al. 1986).

8.3.2 Eigene Studien

In einer Reihe von Untersuchungen, die wir zwischen 1981 und 1988 an der Ambulanz der Abteilung für Kinder- und Jugendpsychiatrie der Universität Hamburg durchführten, befragten wir im Nachhinein die Klientenfamilien nach ihrer Zufriedenheit mit der Therapie und ihrem aktuellen Zustand zum Zeitpunkt der Nachbefragung. Die ersten Vorarbeiten dienten der Vorbereitung für eine größer angelegte Katamnese, die alle behandelten Familien der Jahrgänge 1983–86 einbeziehen sollte.[57] In einem nächsten Schritt erreichten wir postalisch im Rahmen von zwei größeren Katamnesen insgesamt 532 unselektierte Familien (die Kinder bekamen alle gängigen Dia-

57 Vgl. Ludewig, Schwarz u Kowerk 1984; Ludewig u. Schwarz 1984a, 1984b sowie die unveröffentlichten Diplomarbeiten am Fachbereich Psychologie der Universität Hamburg aus den Achtzigerjahren von Raili Ludewig, Thomas Manthey und Stefan Scharowsky.

gnosen der Kinder- und Jugendpsychiatrie), die unsere Einrichtung in den Jahren 1983–1986 aufgesucht hatten. Wir verschickten einen zu diesem Zweck erstellten und mehrfach revidierten Fragebogen: »Hamburger-Evaluations-Fragebogen HEF«. 225 Familien sandten den beantworteten Fragenbogen zurück (Rücklaufquote: 42 %). Um abzusichern, dass nicht nur uns freundlich gesinnte Kunden geantwortet hätten, führten wir Telefonate mit zufällig ausgewählten Klienten und konnten feststellen, dass diese im gleichen Verhältnis wie die Antwortenden zum Verlauf und Ergebnis der Therapie standen (vgl. Ludewig 1993).

Ergebnisse: Bei einer durchschnittlichen Therapiedauer von nur *drei Sitzungen* (etwa je ein Drittel hatte nur eine, zwei bis drei oder maximal zwölf Sitzungen gehabt) gaben rund 50 bzw. 60 % der Antwortenden an, das Problem sei jetzt gelöst oder gebessert. 75 % von ihnen äußerten darüber hinaus, mit dem jetzigen Zustand des Kindes, das damals Anlass zur Therapie gewesen war, und insgesamt mit ihrer Lebenssituation zufrieden zu sein. Dabei stimmte die Beurteilung der Therapiebedingungen – etwa Verhalten des Therapeuten und Klima der Gespräche – mit obigen Angaben überein: Rund 75 % der Befragten würden bei ähnlichen Problemen diese Art von Therapie empfehlen, 77 % sehen heute eher eigene Möglichkeiten, neu auftretende Probleme selbst zu lösen.

Diese Ergebnisse gehen auf die Arbeit von nur wenigen Therapeuten einer einzigen Einrichtung zurück und können daher weder verallgemeinert noch als Beleg für die Wirksamkeit »der« systemischen Therapie betrachtet werden. Darüber hinaus lässt eine anonyme postalische Befragung viele Aspekte unberücksichtigt und eine Besserungsrate von rund 60 % gibt, zumal bei sich naturgemäß in Entwicklung befindlichen Kindern und Jugendlichen, keinen Anlass für übertriebene Erwartungen. Andererseits ist bei der unselektierten Klientel einer kinder- und jugendpsychiatrischen Ambulanz mit bekanntlich schwierigen Problemen und zum Teil unabänderlichen Leiden kaum zu erwarten, dass sie alle von ihren Problemen restlos befreit werden könnten. Kurzum: Bei aller Unzulänglichkeit des verwendeten Untersuchungsdesigns stimmten uns diese ersten Ergebnisse mit einem neuen Therapieverfahren zuversichtlich, und sie nutzten uns bei der Weiterentwicklung unserer theoretischen und praktischen Konzepte. Auch dann, wenn unsere systemische Therapie vor allem jenen am meisten nützt, die ihr Problem ohnehin mit der Zeit gelöst hätten, erspart sie ihnen die Mühsal eines langen diagnostischen und therapeutischen Prozesses. In diesem Sinne scheint sich der Wert unserer systemischen Therapie vor allem durch folgende Aspekte zu erweisen: ihre Kürze, die Anregung zur Selbsthilfe und den so geäußerten Respekt vor der Autonomie unserer Kunden.

Resümee

Ein wesentlicher Aspekt der Evaluation von Therapien ist, zumal aus der Sicht von Kostenträgern, das Verhältnis von Nutzen und Dauer. Während an Gründlichkeit und Tiefe orientierte Schulen prinzipiell in Jahren rechnen, orientiert sich die systemische Therapie an der Zahl der Sitzungen und versucht, diese möglichst gering zu halten. Dagegen werden von unterschiedlichen Seiten etwa folgende Einwände vorgebracht:

- Was langsam entsteht, kann nur langsam vergehen.
- Schwierige Probleme erfordern komplizierte Therapien.
- Kunden fürchten Veränderung und üben daher Widerstand.
- »Doctor knows best.«
- Erst Diagnose, dann Therapie.
- Lebensprobleme sind endgültig heilbar oder lösbar; dies erfordert tiefe Selbsterkenntnis und einen langen Prozess.

Trotz bester Absichten können diese Vorgaben in Maßnahmen der Kontrolle und Bevormundung ausarten, die sich nicht mit Respekt vor dem Sosein und Willen der Kunden vereinbaren lassen. Insofern erscheint mir folgender Vorschlag als eine sinnvolle Grundlage für die Beziehung zwischen Therapeut und Kunde:

> »Ich werde Ihnen beistehen, solange Sie mich brauchen. Dafür erwarte ich von Ihnen, dass Sie mit mir zusammen daran arbeiten, meine Hilfe so bald wie möglich überflüssig zu machen« (Cummings 1986, S. 430; übers. aus dem Englischen vom Verfasser).

In diesem Buch habe ich die Anwendung einer Denkweise erkundet, die den Menschen als autonomes und zugleich kommunizierendes Wesen begreift. Vor dem Hintergrund, dass eine Psychotherapie sich in das Leben der Hilfesuchenden unweigerlich einmischt und durchaus Einfluss darauf nimmt, lässt sich behaupten, dass die beste Therapie eben keine Therapie wäre. Wird dennoch therapeutische Hilfe als unvermeidlich eingeschätzt, dann sollte sie möglichst gezielt und konzentriert sein. Damit möchte ich jedoch nicht der kontextfreien Vorgabe folgen, dass Therapie an sich und unabhängig vom Problemkontext kurz zu sein habe. Sie soll selbstredend nicht ausufern, ihre Dauer sollte aber stets individuellen und keinen absoluten Maßstäben unterliegen. Mag für jede Psychotherapie gelten: »In der Kürze liegt die Würze«, im Einzelfall hat sie sich aber an der Problemlage und am Respekt zu orientieren.

Literatur

Ackerknecht, L. K. (1983): Individualpsychologische Familientherapie. Rückblick und gegenwärtige Praxis. In: K. Schneider (Hrsg.): Familientherapie in der Sicht psychotherapeutischer Schulen. Paderborn (Junfermann).

Adorno, T. W. (1967): Ohne Leitbild. Parva aesthetica. Frankfurt a. M. (Suhrkamp).

Andersen, T. (1987): The reflecting team: Dialogue and meta-dialogue in clinical work. *Family Process* 26: 415–428.

Andersen, T. (Hrsg.) (1990): Das Reflektierende Team. Dortmund (modernes lernen).

Anderson, H. (1999): Das Therapeutische Gespräch. Der gleichberechtigte Dialog als Perspektive der Veränderung. Stuttgart (Klett-Cotta).

Anderson, H. (2007): Collaborative Therapy. Relationships and Conversations that Make a Difference. New York (Routledge).

Anderson, H. a. H. A. Goolishian (1990a): Beyond Cybernetics: Comments on Atkinson and Heath's »Further thoughts on second-order family therapy«. *Family Process* 29: 157–163.

Anderson, H. u. H. A. Goolishian (1990b): Menschliche Systeme als sprachliche Systeme. *Familiendynamik* 15: 212–243.

Anderson, H. a. H. A. Goolishian (1991): The client is the expert: A not-knowing approach to therapy. In: S. McNamee a. K. Gergen (eds.): Social Construction and the Therapeutic Process. Newbury Park (Sage). [dt. (1992): Der Klient ist Experte. Ein therapeutischer Ansatz des Nicht-Wissens. *Zeitschrift für systemische Therapie* 10: 176–189.]

Anderson, H., H. Goolishian a. L. Winderman (1986): Problem determined systems: Towards transformation in family therapy. *Journal of Strategic and Systemic Therapies* 5:1–13.

Anderson, H., H. A. Goolishian, G. Pulliam a. L. Winderman (1986): The Galveston Family Institute: Some Personal and Historical Perspectives. In: D. E. Efron (ed.): Journeys: Expansion of the Strategic-Systemic Therapies. New York (Brunner/Mazel), pp. 97–122.

Asay, T. P. a. M. J. Lambert (1999): The Empirical Case for the Common Factors in Therapy: Quantitative Factors. In: M. A. Hubble et al., S. 23–55.

Asen, E. u. M. Scholz (2009): Praxis der Multifamilientherapie. Heidelberg (Carl-Auer).

Atkinson, B. J. a. A.W. Heath (1987): Beyond objectivism and relativism: Implications for family therapy research. *Journal of Strategic and Systemic Therapies* 6: 8–17.

Auerswald, E. H. (1987): Epistemological confusion in family therapy and research. *Family Process* 26: 317–330.

Baisette, G. (1986): Die Medizin bei den Griechen. In: R. Toellner (Hrsg.): Illustrierte Geschichte der Medizin. Salzburg (Andreas & Andreas), S. 179–299.

Balint, M., P. H. Ornstein u. E. Balint (1973): Fokaltherapie. Ein Beispiel angewandter Psychoanalyse. Frankfurt a. M. (Suhrkamp).

Balmer, H. (Hrsg.) (1982): Geschichte der Psychologie. Band 1 u. 2. Weinheim/ Basel (Beltz).

Banaschewski, T., W. Retz u. M. Rösler (Hrsg.) (2013): ADHS bei Erwachsenen. Stuttgart (Thieme).

Bandura, A. (1971): Principles of Behavior Modification. London (Holt, Rinehart & Winston).

Bartling, G., L. Echelmeyer u. M. Engberding (2008): Problemanalyse im therapeutischen Prozeß. Leitfaden für die Praxis. Stuttgart (Kohlhammer), 5. überarb. u. erw. Auflage.

Bateson, G. (1980): Ökologie des Geistes. Frankfurt a. M. (Suhrkamp). [am. Orig. (1972): Steps to an Ecology of Mind. A Revolutionary Approach to Man's Understanding of Himself. New York (Ballantine).]

Bateson, G. (1982): Geist und Natur. Eine notwendige Einheit, Frankfurt a. M. (Suhrkamp). [am Orig. (1979): Mind and Nature. A Necessary Unit. Boston/New York (E. P. Dutton).]

Bateson, G., D. Jackson, J. Haley, J. H. Weakland, L. C. Wynne, I. M. Ryckoff, J. Day, S. J. Hirsch, T. Lidz, A. Cornelison, S. Fleck, D. Terry, H. F. Searles, M. Bowen, E. F. Vogel, N. W. Bell, R. D. Laing u. J. Foudrain (1969): Schizophrenie und Familie. Frankfurt a. M. (Suhrkamp).

Bauriedl, Th. (1994): Auch ohne Couch – Psychoanalyse als Beziehungsanalyse und ihre Anwendungen. Stuttgart (Klett-Cotta).

Beck, A. T., G. Emery a. R. L. Greenberg (1985): Anxiety Disorders and Phobias. A Cognitive Perspective. New York (Basic Books).

Bengoa, J. (1985): Historia del pueblo mapuche. Santiago de Chile (Sur).

Bense, M. (1982): Aesthetica. Baden-Baden (Agis).

Berg, H. van den, M. Bökmann, R. Ludewig u. K. Ludewig (1989): (Re-)Konstruktion familiärer Geschichte unter Verwendung des »Familienbretts«. Methodische Zugänge. *Familiendynamik* 14: 127–146.

Berger, P. L. u. T. Luckmann (1969): Die gesellschaftliche Konstruktion der Wirklichkeit. Frankfurt a. M. (Fischer).

Bertalanffy, L. von (1969): General System Theory. Foundations, Development, Applications. New York (Braziller).

Bertalanffy, L. von (1972): Vorläufer und Begründer der Systemtheorie. In: R. Kurzrock (Hrsg.): Systemtheorie. Berlin (Colloquium) S. 17–28.

Bilden, H. (1989): Geschlechterverhältnis und Individualität im gesellschaftlichen Umbruch. In: H. Keupp u. H. Bilden (Hrsg.): Verunsicherungen. Das Subjekt im gesellschaftlichen Wandel. Göttingen (Hogrefe), S. 19–46.

Bleckwedel, J. (2011): Systemische Therapie in Aktion. Kreative Methoden in der Arbeit mit Familien und Paaren. Göttingen (Vanderhoeck & Ruprecht), 3. Aufl.

Bleuler, M. (1972): Die schizophrenen Geistesstörungen im Lichte langjähriger Kranken- und Familiengeschichten. Stuttgart (Thieme).

Bloch, D. A. (1982): Thirteen years: An editor's valedictory. *Family Process* 21: 383–389.

Bock, T. (1997): Lichtjahre – Psychosen ohne Psychiatrie. Bonn (Psychiatrie).

Bodenheimer, A. R. (1984): Warum? Von der Obszönität des Fragens. Stuttgart (Reclam).

Böhme, H. (1992): Die anthropologische und autobiographische Dimension der Frage und des Fraglichen im Werk Hubert Fichtes. J. Barkhoff u. E. Sagarra (Hrsg.): Anthropologie und Literatur um 1800; München (iudicium), S. 247–274.

Bohus, M. (2002): Borderline-Störung. Göttingen (Hogrefe).
Bommert, H. (1982): Grundlagen der Gesprächspsychotherapie. Stuttgart (Kohlhammer).
Bommert, H., T. Henning u. S. Wälte (1990): Indikation zur Familientherapie. Stuttgart (Kohlhammer).
Bonney, H. (2003): Kinder und Jugendliche in der familientherapeutischen Praxis. Heidelberg (Carl-Auer).
Bonney, H. (Hrsg.) (2008): ADHS – Kritische Wissenschaft und therapeutische Kunst. Heidelberg (Carl-Auer).
Boscolo, L. a. P. Bertrando (1996): Systemic Therapy with Individuals. London (Karnac). [dt. (1997): Systemische Einzeltherapie. Heidelberg (Carl-Auer-Systeme).]
Boscolo, L., G. Cecchin, L. Hoffman u. P. Penn (1988): Familientherapie – Systemtherapie. Dortmund (modernes lernen).
Bourgey, L. u. M. Martiny (1986): Hippokrates und die griechische Medizin des klassischen Zeitalters. In: R. Toellner (Hrsg.): Illustrierte Geschichte der Medizin. Salzburg (Andreas & Andreas). S. 301–349.
Bozok, B. u. K. E. Bühler (1988): Wirkfaktoren der Psychotherapie – spezifische und unspezifische Einflüsse. *Fortschritte der Neurologie u. Psychiatrie* 56: 119–132.
Brandau, H. (Hrsg.) (1991): Supervision aus systemischer Sicht. Salzburg (Otto Müller).
Brisch, K. H., K. E. Grossmann, K. Grossmann u. L. Köhler (Hrsg.) (2002): Bindung und seelische Entwicklungswege. Grundlagen, Prävention und klinische Praxis. Stuttgart (Klett-Cotta).
Brocher, T. H. u. C. Sies (1986): Psychoanalyse und Neurobiologie. Jahrbuch der Psychoanalyse, Beiheft 10. Stuttgart (Frommann-Holzboog).
Brock, B. (1986): Ästhetik gegen erzwungene Unmittelbarkeit. Köln (DuMont).
Brody, H. (1977): Placebos and the Philosophy of Medicine. Chicago (Univ. of Chicago).
Bruch, H. (1980): Der goldene Käfig: Das Rätsel der Magersucht. Frankfurt a. M. (Fischer) [am. Orig. (1978): The Golden Cage: The Enigma of Anorexia Nervosa. New York (Vintage Books).]
Brunner, E. J. (1986): Grundfragen der Familientherapie. Systemische Theorie und Methodologie. Berlin (Springer).
Buchholz, M. B. (1990): Die unbewußte Familie. Psychoanalytische Studien zur Familie in der Moderne. Berlin (Springer).
Bundesärztekammer (2005): Stellungnahme zur Aufmerksamkeitsdefizit-/Hyperaktivitätsstörung (ADHS). Unter: http://www.bundesaerztekammer.de/page.asp?his=0.7.47.3161 [19.11.2013].
Carr, A. (2000a): Evidence-based practice in family therapy and systemic consultation. I Child-focused problems. *Journal of Family Therapy* 22: 29–60.
Carr, A. (2000b): Evidence-based practice in family therapy and systemic consultation. II Adult-focused problems. *Journal of Family Therapy* 22: 273–295.
Caspar, F. (1996a): Beziehungen und Probleme verstehen. Eine Einführung in die psychotherapeutische Plananalyse. Bern (Huber), 2. überarb. Aufl.
Caspar, F. (1996b): Psychotherapeutische Problemanalyse. Tübingen (DGVT).
Castells, M. (2010): The Information Age. Economy, Society, and Culture. Vol. I: The Rise of the Network Society. Chichester UK (Wiley-Blackwell), 2nd ed.

Cecchin, G. (1988): Zum gegenwärtigen Stand von Hypothetisieren, Zirkularität und Neutralität: Eine Einladung zur Neugier. *Familiendynamik* 13: 190–203.

Cecchin, G., G. Lane u. W. A. Ray (1993): Respektlosigkeit. Eine Überlebensstrategie für Therapeuten. Heidelberg (Carl-Auer-Systeme).

Ciompi, L. (1982): Affektlogik. Stuttgart (Klett-Cotta).

Ciompi, L. (1997): Die emotionalen Grundlagen des Denkens. Entwurf einer fraktalen Affektlogik. Göttingen (Vandenhoeck & Ruprecht).

Ciompi, L. u. C. Müller (1976): Lebensweg und Alter der Schizophrenien. Eine katamnestische Langzeitstudie bis ins Senium. Berlin (Springer).

Ciompi, L., H. Hoffmann u. M. Broccard (Hrsg.) (2001): Wie wirkt Soteria? Eine atypische Psychosenbehandlung kritisch durchleuchtet. Bern (Huber).

Clement, U. (2004): Systemische Sexualtherapie. Stuttgart (Klett-Cotta).

Cohen, R. a. U. Borst (1987): Psychological models of schizophrenia impairments. In: H. Häfner, W. F. Gattaz a. W. Janzarik (eds.): Search for the Causes of Schizophrenia. Berlin (Springer), pp. 189–202.

Combs, G. a. J. Freedman (1996): Narrative Therapy: The Social Construction of Preferred Realities. New York (Norton).

Conen, M.-L. (2002): Wo keine Hoffnung ist, muss man sie erfinden. Aufsuchende Familientherapie. Heidelberg (Carl-Auer).

Cozolino, L. (2002): The Neuroscience of Psychotherapy. New York (Norton).

Cromwell, R. E., D. G. Fournier a. D. J. Kvebaek (1981): The Kvebaek Family Sculpture Technique: A Diagnostic and Research Tool in Family Therapy. Jonesboro (Pilgrimage).

Cummings, N. A. (1986): The dismantling of our Health System. Strategies for the survival of psychological practice. *American Psychologist* 41: 426–431.

Dastague, J. (1986): Die Paläopathologie. In: R. Toellner (Hrsg.): Illustrierte Geschichte der Medizin. Band 1. Salzburg (Andreas & Andreas), S. 19–47.

Deissler, K. (1997): Sich selbst erfinden? Von systemischen Interventionen zu selbstreflexiven Gesprächen. Münster (Waxmann).

Deissler, K. u. S. McNamee (Hrsg.) (2000): Phil und Sophie auf der Couch. Die soziale Poesie therapeutischer Gespräche. Heidelberg (Carl-Auer-Systeme).

Dell, P. F. (1981a): Some irreverent thoughts on paradox. *Family Process* 20: 37–42.

Dell, P. F. (1981b): Untersuchung der Familientheorien zur Schizophrenie: Eine Übung in epistemologischer Konfusion. *Familiendynamik* 6: 310–332.

Dell, P. F. (1982a): Beyond Homeostasis: Toward a concept of coherence. *Family Process* 21: 21–41 [dt. (1986): In: P. F. Dell (1986): Klinische Erkenntnis. Zu den Grundlagen systemischer Therapie. Dortmund (modernes lernen), S. 46–77.]

Dell, P. F. (1982b): From systemic to clinical epistemology. Zürich (Institut für Ehe und Familie), *Zusammenhänge* 3: 51–78.

Dell, P. F. (1984): Von systemischer zur klinischen Epistemologie. I. Von Bateson zu Maturana. *Zeitschrift für systemische Therapie* 2: 147–171.

Dell, P. F. (1986): Klinische Erkenntnis. Zu den Grundlagen systemischer Therapie. Dortmund (modernes lernen).

Dell, P. F. u. H. A. Goolishian (1981): Ordnung durch Fluktuation: Eine evolutionäre Epistemologie für menschliche Systeme. *Familiendynamik* 6: 104–122.

Deneke, F. W. (1989): Das Selbst-System. *Psyche* 43: 577–608.

de Shazer, S. (1982a): Some conceptual distinctions are more useful than others. *Family Process* 21: 71–84 de Shazer, S. (1982b): Patterns of Brief Family Therapy. New York, London (Guilford). [dt. (2012): Muster familientherapeutischer Kurzzeit-Therapie. Heidelberg (Carl-Auer).]

de Shazer, S. (1985): Keys to Solution in Brief Therapy. New York, London (Norton). [dt. (1989): Wege der erfolgreichen Kurztherapie. Stuttgart (Klett-Cotta).]

de Shazer, S. (1988): Clues. Investigating Solutions in Brief Therapy. New York, London (Norton). [dt. (1989): Der Dreh. Überraschende Lösungen in der Kurzzeittherapie. Heidelberg (Carl-Auer).]

de Shazer, S. (1990): Kreatives Mißverstehen. *Systeme* 4: 136–148.

de Shazer, S. (1991): Putting Difference to Work. New York (Norton). [dt. (1992): Das Spiel mit Unterschieden. Wie therapeutische Lösungen lösen. Heidelberg (Carl-Auer).]

de Shazer, S. (1994): Words were Originally Magic. New York (Norton). [dt. (1996): Worte waren ursprünglich Zauber. Der lösungsorientierte Ansatz in Theorie und Praxis. Dortmund (modernes lernen); sowie (2009): Worte waren ursprünglich Zauber. Von der Problemsprache zur Lösungssprache. Heidelberg (Carl-Auer).]

de Shazer, S. u. I. K. Berg (1984): A part is not a part: Working with only one of the partners present. In: A. S. Gurman (ed.): Casebook of Marital Therapy. New York (Guilford), pp. 97–110.

de Shazer, S. u. A. Molnar (1983): Rekursivität: Die Praxis-Theorie Beziehung. *Zeitschrift für systemische Therapie* 1 (3): 2–10.

de Shazer, S. a. A. Molnar (1984): Changing teams/changing families. *Family Process* 23: 481–486.

de Shazer, S., I. K. Berg, E. Lipchik, E. Monally, A. Molnar, W Gingerich u. M. Weiner-Davis (1986): Kurztherapie – Zielgerichtete Entwicklung von Lösungen. *Familiendynamik* 11: 182–205.

Döpfner, M., J. Frölich u. G. Lehmkuhl (2013): Aufmerksamkeitsdefizit-/Hyperaktivitätsstörung (ADHS). Göttingen (Hogrefe), 2. überarb. Aufl.

Dörner, D., H. W. Kreuzig, F. Reither u. T. Ständel (Hrsg.) (1983): Lohhausen. Vom Umgang mit Unbestimmtheit und Komplexität. Bern (Huber).

Dörner, K. (1969): Bürger und Irre. Frankfurt (Europäische Verlagsanstalt).

Dörner, K. (1975): Diagnosen der Psychiatrie. Frankfurt a. M. (Campus).

Duerr, H. P. (1983): Traumzeit. Über die Grenzen zwischen Wildnis und Zivilisation. Frankfurt a. M. (Syndikat).

Eckert, J., E.-M. Biermann-Ratjen u. D. Höger (Hrsg.) (2012): Gesprächspsychotherapie. Lehrbuch. Heidelberg (Springer) 2. überarb. Aufl.

Eco, U. (1972): Einführung in die Semiotik. München (Fink).

Eggers, C. (1973): Verlaufsweisen kindlicher und präpuberaler Schizophrenien. Berlin (Springer).

Eysenck, H. J. (1952): The effects of psychotherapy: An evaluation. *Journal of Consulting Psychology* 16: 319–324.

Eysenck, H. J. (1961): The effects of psychotherapy. In: H. J. Eysenck (ed.): Handbook of Abnormal Psychology. New York (Basic Books).

Eysenck, H. J. (1973): Behaviour Therapy: Present and Future. In: J. C. Brengelmann u. W. Tunner (Hrsg.): Behaviour Therapy – Verhaltenstherapie. München (Urban & Schwarzenberg), S. 5–27.

Eysenck, H. J. a. S. Rachman (1965): The Causes and Cures of Neuroses. London (Routledge & Kegan Paul).

Färber, H. (1989): Ausdruck des Erlebens und Miterlebens in der Psychose – Einblicke in die gestaltungs- und musiktherapeutische Arbeit. In: W. Rotthaus (Hrsg): Psychotisches Verhalten Jugendlicher. Dortmund (modernes lernen), S. 211–225.

Faulstich, J. (2007): Aufstellungen im Kontext systemischer Organisationsberatung. Heidelberg (Carl-Auer).

Fischer. H. R. (1987): Sprache und Lebensform. Frankfurt a. M. (Athenäum).

Fischer. H. R. (1990): Sprachspiele und Geschichten. Zur Rolle der Sprache in der Therapie. *Familiendynamik* 15: 190–211.

Foerster, H. von (1985): Sicht und Einsicht. Braunschweig (Vieweg).

Foerster, H. von (1987): Entdecken oder Erfinden – Wie läßt sich Verstehen verstehen? In: W. Rotthaus (Hrsg.): Erziehung und Therapie in systemischer Sicht. Dortmund (modernes lernen), S. 22–60.

Foerster, H. von (1993): KybernEthik. Berlin (Merve).

Foerster, H. von u. B. Pörksen (1998): Wahrheit ist die Erfindung eines Lügners. Gespräche für Skeptiker. Heidelberg (Carl-Auer).

Frank, J. D. (1997): Die Heiler. Wirkungsweisen psychotherapeutischer Beeinflussung. Stuttgart (Klett-Cotta).

Freud, S. (1974): Studienausgabe. Band I–X mit einem Ergänzungsband. Frankfurt a. M. (Fischer).

Fromm, E. (1970): The Crisis of Psychoanalysis. Greenwich (Fawcett).

Fromm, E. (1971): Man for Himself. London (Routledge & Kegan Paul), 5. Aufl.

Fromm, E. (1980): Die Kunst des Liebens. Frankfurt a. M. (Ullstein). [am. Orig. (1956): The Art of Loving. New York (Harper & Row).]

Fuchs, P. (2005): Die Psyche. Weilerswist (Velbrück).

Fürstenau, P. (1992): Entwicklungsförderung durch Therapie. Grundlagen psychoanalytisch-systemischer Psychotherapie. München (Pfeiffer).

Fürstenau, P. (2001): Psychoanalytisch verstehen, systemisch denken, suggestiv intervenieren. Stuttgart (Pfeiffer bei Klett-Cotta).

Gehring, T. M. (1990): Familiensystem-Test FAST. Weinheim (Beltz).

Gergen, K. J. (1990): Die Konstruktion des Selbst im Zeitalter der Postmoderne. *Psychologische Rundschau* 41: 191–199.

Gergen, K. J. (1991): The Saturated Self. New York (Basic Books). [dt. (1996): Das übersättigte Selbst. Identitätsprobleme im heutigen Leben. Heidelberg (Carl-Auer-Systeme).]

Gergen, K. J. (1999): An Invitation to Social Construction. London (Sage). [dt. (2002): Konstruierte Wirklichkeiten. Eine Hinführung zum sozialen Konstruktionismus. Stuttgart (Kohlhammer).]

Gergen, K. J. a. M. Gergen (2004): Social Construction: Entering the Dialogue. Chagrin Falls (Tao Institute). [dt. (2009): Einführung in den sozialen Konstruktionismus. Heidelberg (Carl-Auer-Systeme).]

Glaser, H. (1967): Das Denken in der Medizin. Berlin (Duncker & Humblot).

Glasersfeld, E. von (1987a): Wissen, Sprache und Wirklichkeit. Braunschweig (Vieweg).

Glasersfeld, E. von (1987b): Siegener Gespräche über Radikalen Konstruktivismus. In: S. J. Schmidt (Hrsg.): Der Diskurs des Radikalen Konstruktivismus. Frankfurt a. M. (Suhrkamp), S. 401–440.

Glasersfeld, E. von (1990): Zuerst muß man zu zweit sein. *Systeme* 4: 119–135.

Goldner, C. (Hrsg.) (2003): Der Wille zum Schicksal. Die Heilslehre des Bert Hellinger. Wien (Ueberreuter).

Goolishian, H. A. (1991): Ein Ausgangspunkt für Konversation. In: L. Reiter u. C. Ahlers (Hrsg.): Systemisches Denken und therapeutischer Prozess. Berlin (Springer), S. 11–22.

Goolishian, H. A. u. H. Anderson (1988): Menschliche Systeme. Vor welche Probleme sie uns stellen und wie wir mit ihnen arbeiten. L. Reiter, E. J. Brunner u. S. Reiter-Theil (Hrsg.): Von der Familientherapie zur systemischen Perspektive. Berlin (Springer), 2. überarb. Aufl. 1997, S. 189–216.

Goolishian, H. A. a. H. Anderson (1990): Understanding the therapeutic process: From individuals and families to systems in language. In: E. Kaslow (ed.): Voices in Family Psychology. Newbury Park (Sage).

Grawe, K. (1998): Psychologische Therapie. Göttingen (Hogrefe).

Grawe, K. (2004): Neuropsychotherapie. Göttingen (Hogrefe).

Grawe, K., R. Donati u. F. Bernauer (1994): Psychotherapie im Wandel. Von der Konfession zur Profession. Göttingen (Hogrefe).

Green, R.-J. a. M. Herget (1989a): Outcomes of systemic/strategic team consultation: I. Overview and one-month results. *Family Process* 28: 37–58.

Green, R.-J. a. M. Herget (1989b): Outcomes of systemic/strategic team consultation: II. Three-year follow-up and a theory of »emergent design«. *Family Process* 28: 419–437.

Grossmann, K. E. u. K. Grossmann (Hrsg.) (2003): Bindung und menschliche Entwicklung. Stuttgart (Klett-Cotta).

Guntern, G. (1980): Die kopernikanische Revolution in der Psychotherapie: Der Wandel vom psychoanalytischen zum systemischen Paradigma. *Familiendynamik* 5: 2–41.

Gurman, A. S. a. D. P. Kniskern (1978b): Technolatry, methodolatry, and the results of family therapy. *Family Process* 17: 275–281.

Gurman, A. S. a. D. P. Kniskern (1981): Family Therapy Outcome Research: Knowns and Unknowns. In: A. S. Gurman a. D. P. Kniskern (eds.): Handbook of Family Therapy. New York (Brunner/Mazel), pp. 742–775.

Gurman A. S. a. D. P. Kniskern (eds.) (1991): Handbook of Family Therapy. Vol. II. New York (Brunner/Mazel).

Häfner, H. (2000): Das Rätsel Schizophrenie. Eine Krankheit wird entschlüsselt. München (Beck).

Häfner, H., W. F. Gattaz a. W. Janzarik (eds.) (1987): Search for the Causes of Schizophrenia. Berlin (Springer).

Hagenhoff, S. (2003): Zusammenhang zwischen der Gewichtsentwicklung und den Problemeinschätzungen magersüchtiger Patientinnen durch Selbst- und Fremdbeurteilungen während und nach einer stationären Therapie in einer kinder- und jugendpsychiatrischen Klinik. Münster. (Unveröffentl. Med. Diss.).

Haken, H. (1981): Erfolgsgeheimnisse der Natur. Synergetik: Die Lehre vom Zusammenwirken. Stuttgart (Deutsche Verlags-Anstalt); rev. Fassung (1995), Reinbek (Rowohlt).

Haken, H. u. G. Schiepek (2006): Synergetik in der Psychologie. Selbstorganisation verstehen und gestalten. Göttingen (Hogrefe).

Haley, J. (1975): Why a Mental Health Clinic should avoid family therapy. *Journal of Marriage & Family Counseling* 1: 3–13.

Haley, J. (1977): Direktive Familientherapie. Strategien für die Lösung von Problemen. München (Pfeiffer) [am. Orig (1976): Problem-Solving Therapy: New Strategies for Effective Family Therapy. San Francisco (Jossey-Bass).]

Haley, J. (1978): Die Psychotherapie Milton H. Ericksons. München (Pfeiffer).
Hall, A. D. a. R. E. Fagan (1956): Definition of System. *General Systems Yearbook* 1: 18–29.
Hanswille, R. u. A. Kissenbeck (2008): Systemische Traumatherapie. Konzepte und Methoden für die Praxis. Heidelberg (Carl-Auer-Systeme).
Hare-Mustin, R. T. (1987): The problem of gender in family therapy theory. *Family Process* 26: 15–27.
Heekerens, H. P. (1990): Familientherapie bei Problemen von Kindern und Jugendlichen: Eine Sekundärevaluation der Effektivitätsstudien. *System Familie* 3: 1–10.
Hehl, F.-J. u. I. Ponge (1997): Der Prozess der Aussiedlung – Veränderungen von familiären Strukturen. *System Familie* 10: 10–20.
Heisenberg, W. (1971): Das Naturbild der heutigen Physik. W. Heisenberg: Schritte über Grenzen. München (Piper), S. 95–113.
Heisenberg, W. (1981): Der Teil und das Ganze. Gespräche im Umkreis der Atomphysik. München (Piper), 5. Aufl.
Henker, B. a. C. K. Whalen (1989): Hyperactivity and attention deficits. *American Psychologist* 44: 216–223.
Herrmann, T. (1982): Ganzheitspsychologie und Gestalttheorie. H. Balmer (Hrsg.): Geschichte der Psychologie. Band 1. Weinheim/Basel (Beltz), S. 573–658.
Hesse, P. U. (2003): Teilearbeit. Konzepte der Multiplizität in ausgewählten Bereichen moderner Psychotherapie. Heidelberg (Carl-Auer-Systeme).
Hinsch, J. u. K. Hinsch (2010): Vom Pendeln zwischen Autonomie und Bezogensein. In: A. Brandl-Nebehay u. J. Hinsch (Hrsg.): Paartherapie und Identität. Denkansätze für die Praxis. Heidelberg (Carl-Auer).
Hinsch, J. u. E. Steiner (1993): Vom Paar zum Subjekt. Ein Beitrag zur Paartherapie. *Systeme* 7: 34–45.
Hirsch, S. (1987): Biological hypothesis of schizophrenia: Discussion. In: H. Häfner, W. F. Gattaz a. W. Janzarik (eds.): Search for the Causes of Schizophrenia. Berlin (Springer), pp. 267–272.
Hitt, W. D. (1969): Two Models of Man. *American Psychologist* 24: 651–658.
Hoffman, L. (1981): Foundations of Family Therapy. New York (Basic). [dt. (1987): Grundlagen der Familientherapie. Hamburg (Isko).]
Hoffman, L. (1987): Jenseits von Macht und Kontrolle: Auf dem Wege zu einer systemischen Therapie »zweiter Ordnung«. *Zeitschrift für systemische Therapie* 5: 76–93. [am. Orig. (1985): Beyond power and control: Toward a »second order« family systems therapy. *Family Systems Medicine* 3: 381-396.]
Hoffman, L. (1990): Constructing Realities: An art of lenses. *Family Process* 29: 1–12. [dt. (1991): Das Konstruieren von Realitäten: eine Kunst der Optik. *Familiendynamik* 16: 207–225.]
Hoffman, L. (2000): Eine gemeinschaftsorientierte Perspektive der Therapie. *Zeitschrift für systemische Therapie* 18: 152–160.
Hofstätter, P. R. (1957): Psychologie. Frankfurt a. M. (Fischer).
Hofstätter, P. R. (1966): Einführung in die Sozialpsychologie. Stuttgart (Kröner).
Holland, J. G. u. B. F. Skinner (1974): Analyse des Verhaltens. München (Urban & Schwarzenberg), 2. überarb. Aufl.
Hollingshead, A. B. a. F. C. Redlich (1958): Social class and mental illness. New York (Wiley).
Holzkamp, K. (1972): Kritische Psychologie. Frankfurt a. M. (Fischer).

Horkheimer, M. (1985): Dialog über den Dialog. In: M. Horkheimer: Gesammelte Schriften. Frankfurt a. M. (Fischer), Band 7, S. 300–307.
Hörmann, G., W. Körner u. F. Buer (Hrsg.) (1988): Familie und Familientherapie. Opladen (Westdeutscher).
Howard, K. I., S. M. Kopta, M. S. Krause a. D. E. Orlinsky (1986): The dose-effect relationship in psychotherapy. *American Psychologist* 41: 159–164.
Hubble, M. A., B. L. Duncan a. S. D. Miller (eds.) (1999): The Heart and Soul of Change. What Works in Therapy. Washington D.C. (American Psychological Ass.) [dt. einzelne Kapitel (2001): So wirkt Psychotherapie. Empirische Folgerungen und praktische Ergebnisse. Dortmund (modernes lernen)].
Huber, G., G. Gross u. R. Schüttler (1979): Schizophrenie. Berlin (Springer).
Huppert, R. u. N. Kienzle (2010): Schizophrenie. Göttingen (Hogrefe).
Hüther, G. u. H. Bonney (2013): Neues vom Zappelphilipp: ADS verstehen, vorbeugen und behandeln. Weinheim (Beltz).
Illich, I. (1977): Die Nemesis der Medizin. Reinbek (Rowohlt).
Jackson, D. D. (1981): The Question of Family Homeostasis. *International Journal of Family Therapy* 3: 5–15.
Jacobson, E. (1973): Das Selbst und die Welt der Objekte. Frankfurt a. M. (Suhrkamp). [am. Orig. (1964): The Self and the Object World. Guilford CT (International Universities)].
James, W. (1909): Psychologie. Leipzig (Quelle & Meyer).
Janzarik, W. (1987): Concept of schizophrenia: History and problems. In: H. Häfner, W. F. Gattaz a. W. Janzarik (eds.): Search for the Causes of Schizophrenia. Berlin (Springer), pp. 11–18.
Jüttemann, G. (Hrsg.) (1986): Die Geschichtlichkeit des Seelischen. Weinheim (Psychologie Verlagsunion).
Kanfer, F. H. u. J. S. Phillips (1975): Lerntheoretische Grundlagen der Verhaltenstherapie. München (Kindler). [am. Orig (1970): Learning Foundations of Behavior Therapy. New York (Wiley).]
Kanfer, F. H., H. Reinecker u. D. Schmelzer (1991): Selbstmanagement – Therapie. Ein Lehrbuch für die klinische Praxis. Berlin (Springer).
Kaye, W. H. (1999): The new biology of anorexia and bulimia nervosa. Implications for advances in treatment. *European Eating Disorders Review* 7: 157–161.
Keeney, B. F. (1981): Pragmatics of family therapy. *Journal of Strategic and Systemic Therapies* 1 (2): 44–53.
Keeney, B. F. (1982a): What is an epistemology of family therapy? *Family Process* 21: 153–168. [dt. (1983): Was ist eine Epistemologie der Familientherapie? *Zeitschrift für systemische Therapie* 1 (2): 1–22.]
Keeney, B. F. (1982b): Not pragmatics, not aesthetics. *Family Process* 21: 429–434.
Keeney, B. F. (1983): Aesthetics of Change. New York (Guilford). [dt. (1987): Ästhetik des Wandels. Hamburg (Isko).]
Keeney, B. F. (Hrsg.) (1987): Konstruieren therapeutischer Wirklichkeiten. Dortmund (modernes lernen).
Keller, T. u. N. Greve (Hrsg.) (1996): Systemische Praxis in der Psychiatrie. Bonn (Psychiatrie). [Überarbeitete Auflage in: N. Greve u. Th. Keller (Hrsg.) (2002): Systemische Praxis in der Psychiatrie. Heidelberg (Carl-Auer-Systeme).]
Kelly, G. A. (1986): Die Psychologie der persönlichen Konstrukte. Paderborn (Junfermann).

Kempe, P., J. Schönberger u. J. Gross (1974): Sensorische Deprivation als Methode in der Psychiatrie. *Der Nervenarzt* 45: 561–568.

Keupp, H. (1972): Psychische Störungen als abweichendes Verhalten. München (Urban & Schwarzenberg).

Keupp, H. (1976): Abweichung und Alltagsroutine – Die Labeling-Perspektive in Theorie und Praxis. Hamburg (Hoffmann u. Campe).

Keupp, H. (1989): Auf der Suche nach der verlorenen Identität. H. Keupp u. H. Bilden (Hrsg.): Verunsicherungen. Das Subjekt im gesellschaftlichen Wandel. Göttingen (Hogrefe), S. 47–69.

Keupp, H., T. Ahbe, W. Gmür, R. Höfer, B. Mitzscherlich, W. Kraus u. F. Sraus (1999): Identitätskonstruktionen. Das Patchwork der Identitäten in der Spätmoderne. Reinbek (Rowohlt).

Kilian, H. (1989): Eine systemische Betrachtung zur Hyperaktivität – Überlegungen und Fallbeispiele. *Praxis der Kinderpsychologie und Kinderpsychiatrie* 38: 90–96.

Kisker, K. P., H. Lauter, J.-E. Meyer, C. Müller u. E. Strömgren (Hrsg.) (1987): Psychiatrie der Gegenwart. Band 4: Schizophrenien. Berlin (Springer).

Klein, R. (2002): Berauschte Sehnsucht. Zur ambulanten systemischen Therapie süchtigen Trinkens. Heidelberg (Carl-Auer). 2. korr. Aufl. 2005.

Kleve, H. (2011): Aufgestellte Unterschiede. Systemische Aufstellung und Tetralemma in der Sozialen Arbeit. Heidelberg (Carl-Auer).

Kowerk, H. (1991): Qualitative Evaluation systemischer Aspekte bei stationärer Therapie in der Kinder- und Jugendpsychiatrie. *Praxis der Kinderpsychologie und Kinderpsychiatrie* 40: 4–22.

Kraiker, C. (Hrsg.) (1974): Handbuch der Verhaltenstherapie. München (Kindler).

Kringlen, E. (1987): Contribution of genetic studies on schizophrenia. In: H. Häfner, W. F. Gattaz a. W. Janzarik (eds.): Search for the Causes of Shizophrenia. Berlin (Springer), S. 123–142.

Kriz, J. (1985): Grundkonzepte der Psychotherapie. München (Urban & Schwarzenberg) [6. Aufl. (2007): Weinheim (Beltz)].

Kriz, J. (1990): Pragmatik systemischer Therapie-Theorie. Teil II: Der Mensch als Bezugspunkt systemischer Perspektiven. *System Familie* 3: 97–107.

Kriz, J. (1997): Chaos, Angst und Ordnung. Wie wir unsere Welt gestalten. Göttingen (Vandenhoeck & Ruprecht).

Kriz, J. (1999): Systemtheorie für Psychotherapeuten, Psychologen und Mediziner. Wien (Facultas).

Kriz, J. (2004a): Gutachten über den Begriff der Wissenschaftlichkeit in der Psychotherapie. *Kontext* 35: 67–91.

Kriz, J. (2004b): Personzentrierte Systemtheorie. Grundfragen und Kernaspekte. In: A. von Schlippe u. W. C. Kriz (Hrsg.): Personzentrierung und Systemtheorie. Perspektiven für psychotherapeutisches Handeln. Göttingen (Vandenhoeck & Ruprecht), S. 13–67.

Kriz, J. (2010): Weisen in der Welt zu sein. Die Teilhabe des Menschen an der Mitwelt auf körperlicher, psychischer, psychosozialer und kultureller Ebene. *Systeme* 24: 130–153.

Krüger C., G. Reich, P. Buchheim u. M. Cierpka (2010): Essstörungen und Adipositas: Epidemiologie – Diagnostik – Verläufe. In: G. Reich u. M. Cierpka (Hrsg.): Psychotherapie der Essstörungen. Stuttgart (Thieme), 2. Aufl., S. 24–42.

Krüll, M. (1987): Systemisches Denken und Ethik. *Zeitschrift für systemische Therapie* 5: 250–255.

Krüll, M. (1991): Ethische und politische Dimensionen systemischer Theorie und Praxis. In: L. Reiter u. C. Ahlers (Hrsg.): Systemisches Denken und therapeutischer Prozess. Berlin (Springer), S. 75–87.

Krüll, M., N. Luhmann u. H. R. Maturana (1987): Grundkonzepte der Theorie autopoietischer Systeme. *Zeitschrift für systemische Therapie* 5: 4–25.

Kuhn, T. S. (1967): Die Struktur wissenschaftlicher Revolutionen. Frankfurt a. M. (Suhrkamp).

Laireiter, A. R. (Hrsg.) (2000): Selbsterfahrung in Psychotherapie und Verhaltenstherapie. Empirische Befunde. Tübingen (DGVT).

Laireiter, A. R. u. U. Willutzki, U. (Hrsg.) (2005): Ausbildung in Verhaltenstherapie. Göttingen (Hogrefe).

Lambert, M. J. (1992): Implications of Outcome Research for Psychotherapy Integration. In: J. C. Norcross, M. R. Goldstein (eds.): *Handbook of Psychotherapy Integration*. New York (Basic), pp. 94–129.

Lambert, M. J. a. B. M. Ogles (2004): The effectiveness and efficacy of psychotherapy. In: M. J. Lambert (ed.): Bergin and Garfield's Handbook of Psychotherapy and Behavior Change. New York (Wiley), pp. 139–193.

Lauterbach, M. (1988): Systemische Therapie in einem psychiatrischen Krankenhaus. *Zeitschrift für systemische Therapie* 6: 219–225.

Lebow, J. (1981): Issues in the assessment of outcome in family therapy. *Family Process* 20: 167–188.

LeDoux, J. (2002): Synaptic Self. How Our Brains Become Who We Are. New York (Penguin).

Leff, J. P. a. C. Vaughn (1986): Expressed Emotion in Families. Its Significance for Mental Illness. New York (Guilford).

Lempp, R. (1973): Psychosen im Kindes- und Jugendalter. Eine Realitätsbeziehungsstörung. Bern (Huber).

Levold, T. (1997): Problemsystem und Problembesitz: die Diskurse der sexuellen Gewalt und die institutionelle Praxis des Kinderschutzes. Teil I. *System Familie* 10: 21–31.

Levold, T. (1998): Affektive Kommunikation und systemische Therapie. In: R. Welter-Enderlin u. B. Hildenbrand (Hrsg.): Gefühle und Systeme. Heidelberg (Carl-Auer-Systeme), S. 18–51.

Levold, T. (2008): Person, Selbst, Mitgliedschaft – Zur Konzeptualisierung des Gegenüber in der Systemischen Therapie. *Kontext* 39: 127–142.

Levold, T. u. M. Wirsching (Hrsg.) (2014): Systemische Therapie und Beratung. Das große Lehrbuch. Heidelberg (Carl-Auer).

Liddle, H. A. (1991): Training and supervision in family therapy: A comprehensive and critical analysis. In: A. S. Gurman a. D. P. Kniskern (eds.): Handbook of Family Therapy. Vol. II. New York (Brunner/Mazel), pp. 638–697.

Lieb, H. (1995): Verhaltenstherapie, Systemtheorie und die Kontrolle menschlichen Verhaltens. Regensburg (Roderer).

Linehan, M. (1996): Dialektisch-Behaviorale Therapie der Borderline-Persönlichkeitsstörung München (CIP).

Lipchik, E. a. S. de Shazer (1986): The purposeful interview. *Journal of Strategic & Systemic Therapies* 5: 88–99.

Loth, W. (1991): Problem-Systeme, Institutionen, Systemische Evaluation: »Autonomie« und »Kontrolle« im Kontext. *Zeitschrift für systemische Therapie* 9: 31–42.

Loth, W. (1998): Auf den Spuren hilfreicher Veränderungen. Das Entwickeln Klinischer Kontrakte. Dortmund (modernes lernen).

Loth, W. u. K. Ludewig (1994): Ich werde in jeder Therapie ein anderer sein – ein Gespräch. *Systhema* 8 (2): 22–31.

Ludewig, K. (1983): Die therapeutische Intervention. Eine signifikante Verstörung der Familienkohärenz im therapeutischen System. In: K. Schneider (Hrsg.): Familientherapie in der Sicht psychotherapeutischer Schulen. Paderborn (Junfermann), S. 78–95.

Ludewig, K. (1986): Von Familien, Therapeuten und Beschreibungen. Vorschläge zur Einhaltung der ›logischen Buchhaltung‹. *Familiendynamik* 11: 16–28.

Ludewig, K. (1987a): Vom Stellenwert diagnostischer Maßnahmen im systemischen Verständnis von Therapie. In: G. Schiepek (Hrsg.): Systeme erkennen Systeme. München (Psychologie), S. 155–173.

Ludewig, K. (1987b): 10 + 1 Leitsätze bzw. Leitfragen. Grundzüge einer systemisch begründeten Klinischen Theorie im psychosozialen Bereich. *Zeitschrift für systemische Therapie* 5: 178–191.

Ludewig, K. (1988a): Welches Wissen soll Wissen sein? Reflexionen eines Praktikers zu Fragen einer systemischen Forschung. *Zeitschrift für systemische Therapie* 6: 122–127.

Ludewig, K. (1988b): Nutzen, Schönheit, Respekt – Drei Grundkategorien für die Evaluation von Therapien. *System Familie* 1: 103–114.

Ludewig, K. (1988c): Problem – ›Bindeglied‹ klinischer Systeme. Grundzüge eines systemischen Verständnisses psychosozialer und klinischer Probleme. In: L. Reiter, E. J. Brunner u. S. Reiter-Theil (Hrsg.): Von der Familientherapie zur systemischen Perspektive. Berlin (Springer), 2. überarb. Aufl. 1997, S. 306-329.

Ludewig, K. (1989a): Schritte in die Vergangenheit – Mit dem Familienbrett ins Land der Mapuche. *Familiendynamik* 14: 163–177.

Ludewig, K. (1989b): »Realität«, Realitäten – »Normale«, Verrückte. Reflexionen zur Realität von Zuordnungskategorien am Beispiel der Schizophrenie. In: W. Rotthaus (Hrsg.): Psychotisches Verhalten Jugendlicher. Dortmund (modernes lernen), S. 16–41.

Ludewig, K. (1991a): Unruhige Kinder. Eine Übung in epistemischer Konfusion. *Praxis der Kinderpsychologie und Kinderpsychiatrie* 40: 158–166.

Ludewig, K. (1991b): Grundarten des Helfens. Ein Schema zur Orientierung der Helfer und der Helfer der Helfer. In: H. Brandau (Hrsg.): Supervision aus systemischer Sicht. Salzburg (Otto Müller), S. 54–68.

Ludewig, K. (1992): Systemische Therapie. Grundlagen klinischer Theorie und Praxis. Stuttgart (Klett-Cotta).

Ludewig, K. (1993): Evaluation systemischer Therapien in einer Kinder- und Jugendpsychiatrie: Erste Ergebnisse. *System Familie* 6: 21–35.

Ludewig, K. (1999a): »Überlebensdiagnostik« – eine systemische Option. Kontext 30 (2): 121–135.

Ludewig, K. (1999b): Selbstreflexion in der systemischen Weiterbildung – zum Sinn und Unsinn eines traditionellen Vorgehens. *System Familie* 12: 159–164.

Ludewig, K. (2002): Leitmotive systemischer Therapie. Stuttgart (Klett-Cotta).

Ludewig, K. (2004): Plan schlägt Geist – Ein systemisches Konzept der stationären Behandlung magersüchtiger Jugendlicher. *Psychotherapie im Dialog* 5: 24–31. [(auch in: H. Schindler, A. von Schlippe (Hrsg.) (2005): Anwendungsfelder systemischer Praxis. Ein Handbuch. Dortmund (Borgmann), S. 165–184.]

Ludewig, K. (2005): Einführung in die theoretischen Grundlagen der systemischen Therapie. Heidelberg (Carl-Auer).
Ludewig, K. (2011): Psychische Systeme – ein nützliches Konzept für die systemische Praxis? *Familiendynamik* 36: 222–238.
Ludewig, K. (2012): Zum Menschenbild der systemischen Therapie. Über polysystemische Biologie, Polyphrenie und vielfältige Mitglieder. In: H. G. Petzold (Hrsg.): Die Menschenbilder in der Psychotherapie. Wien (Krammer), S. 323–343.
Ludewig, K. (2013): Entwicklungen systemischer Therapie. Einblicke, Entzerrungen, Ausblicke. Heidelberg (Carl-Auer).
Ludewig, K. y H. R. Maturana (1992): Conversaciones con Humberto Maturana: Preguntas del Psicoterapeuta al Biólogo. Temuco, Chile (Univ. de la Frontera). [dt. Ludewig, K. u. H. R. Maturana (2006): Gespräche mit Humberto Maturana. Fragen zur Biologie, Psychotherapie und dem »Baum der Erkenntnis« oder: die Fragen, die ich ihm immer stellen wollte. Verfügbar unter: http://www.systemagazin.de/bibliothek/texte/ludewig-maturana.pdf]
Ludewig, K., K. Pflieger, U. Wilken u. G. Jacobskötter (1983): Entwicklung eines Verfahrens zur Darstellung von Familienbeziehungen: Das Familienbrett. *Familiendynamik* 8: 235–251.
Ludewig, K. u. R. Schwarz (1984a): Systemische Familientherapie in der Kinder- und Jugendpsychiatrie. In: H. Remschmid (Hrsg.): Psychotherapie mit Kindern, Jugendlichen und Familien. Band 1. Stuttgart (Enke), S. 93–98.
Ludewig, K. u. R. Schwarz (1984b): Ambulante Familientherapie: Versuch einer empirischen Bewertung. In: H. Remschmidt (Hrsg.): Psychotherapie mit Kindern, Jugendlichen und Familien. Band 1. Stuttgart (Enke), S. 99–107.
Ludewig, K., R. Schwarz u. H. Kowerk (1984c): Systemische Therapie mit Familien mit einem ›psychotischen‹ Jugendlichen. *Familiendynamik* 9: 108–125.
Ludewig, K. u. U. Wilken (Hrsg.) (2000): Das Familienbrett. Ein Verfahren für die Forschung und Praxis mit Familien und anderen sozialen Systemen. Göttingen (Hogrefe).
Luhmann, N. (1971): Moderne Systemtheorien als Form gesamtgesellschaftlicher Analyse. In: J. Habermas u. N. Luhmann: Theorie der Gesellschaft oder Sozialtechnologie – Was leistet die Systemforschung? Frankfurt a. M. (Suhrkamp), S. 7–24.
Luhmann, N. (1984): Soziale Systeme. Grundriß einer allgemeinen Theorie. Frankfurt a. M. (Suhrkamp).
Luhmann, N. (1990a): Sthenographie. In: N. Luhmann, H. Maturana, M. Namiki, V. Redder u. F. Varela: Beobachter. Konvergenz der Erkenntnistheorien? München (Fink). S. 119–137.
Luhmann, N. (1990b): Die Wissenschaft der Gesellschaft. Frankfurt a. M. (Suhrkamp).
Luhmann, N. (1995): Die Form »Person«. In: Soziologische Aufklärung 6. Die Soziologie und der Mensch. Wiesbaden (VS Sozialwissenschaften), 3. Aufl. 2008.
Luhmann, N. (1997): Die Gesellschaft der Gesellschaft. Frankfurt a. M. (Suhrkamp).
Luhmann, N. (2000): Vertrauen. Stuttgart (Lucius u. Lucius), 4. Aufl.
Malan, D. H. (1965): Psychoanalytische Kurztherapie. Bern (Huber).
Maranhão, T. (1986): Therapeutic Discourse and Socratic Dialogue. Madison (Wisconsin Univ.).
Manteufel, A. u. G. Schiepek (1998): Systeme spielen. Selbstorganisation und Kompetenzentwicklung in sozialen Systemen. Göttingen (Vandenhoeck & Ruprecht).

Margison, F. R., M. Barkham, C. Evans, G. McGrath, J. M. Clark, K. Audin a. J. Connell (2000): Measurement and psychotherapy. Evidence-based practice and practice-based evidence. *British Journal of Psychiatry* 177: 123–130.

Maslow, A. H. (1970): Motivation and Personality. New York (Harper & Row).

Maturana, H. R. (Hrsg.) (1982a): Erkennen: Die Organisation und Verkörperung von Wirklichkeit. Braunschweig (Vieweg).

Maturana, H. R. (1982b): Biologie der Kognition. In: H. R. Maturana (Hrsg.): Erkennen: Die Organisation und Verkörperung von Wirklichkeit. Braunschweig (Vieweg), S. 32–80. [am. Orig (1970): Biology of Cognition. Urbana (BCL Report 9.0).]

Maturana, H. R. (1982c): Biologie der Sprache: die Epistemologie der Realität. In: H. R. Maturana (Hrsg.): Erkennen. Die Organisation und Verkörperung von Wirklichkeit. Braunschweig (Vieweg), S. 236–271. [am. Orig. (1976): Biology of language: The epistemology of reality. In: G. A Miller a. E. Lenneberg (eds.): Psychology and Biology of Language and Thought. New York (Academic).]

Maturana, H. R. (1985a): Biologie der Sozialität. *Delfin* V: 6–14. [Auch in: S. J. Schmidt (Hrsg.) (1987): Der Diskurs des Radikalen Konstruktivismus. Frankfurt a. M. (Suhrkamp), S. 287–302.]

Maturana, H. R. (1985b): Reflexionen über Liebe. *Zeitschrift für systemische Therapie* 3: 129–131.

Maturana, H. R. (1988a): Reality: The search for objectivity or the quest for a compelling argument. *Irish Journal of Psychology* 9: 25–82. [dt. Maturana, H. R. (1998): Realität. Die Suche nach Objektivität oder der Kampf um ein zwingendes Argument. In: H. R. Maturana: Biologie der Realität. Frankfurt a. M. (Suhrkamp), S. 226–319.]

Maturana, H. R. (1988b): Hinter den Kulissen der Kognition. Mit Humberto Maturana im Gespräch. *Familiendynamik* 13: 165–170.

Maturana, H. R. (1990a): Science and Daily Life: The ontology of scientific explanations. In: W. Krohn, G. Küppers a. H. Nowotny (eds.): Selforganization. Portrait of a Scientific Revolution. Sociology of the Sciences. Vol. XIV. Yearbook 1990. Dordrecht/Boston/London (Kluwer), pp. 12–35. [dt. Maturana, H. R. (1998): Wissenschaft und Alltagsleben. Die Ontologie wissenschaftlicher Erklärungen. In: H. R. Maturana: Biologie der Realität. Frankfurt a M. (Suhrkamp), S. 320–360.]

Maturana, H. R. (1990b): Ontologie des Konversierens. In: K. W. Kratky u. F. Wallner (Hrsg.): Prinzipien der Selbstorganisation. Darmstadt (Wissenschaftliche Buchgesellschaft) [span. Orig. (1990): Ontología del conversar. *Sistemas Familiares* 6: 43–53.]

Maturana, H. R. (1990c): Biología de la Cognición y Epistemología. Temuco (Univ. de La Frontera).

Maturana, H. R. (1990d): The biological foundations of self consciousness and the physical domain of existence. In: N. Luhmann, H. Maturana, M. Namiki, V. Redder u. F. Varela: Beobachter. München (Fink), S. 47–117. [dt. Maturana, H. R. (1998): Ontologie des Beobachtens. Die biologischen Grundlagen des Selbst-Bewusstseins und des physikalischen Bereichs der Existenz. In: H. R. Maturana: Biologie der Realität. Frankfurt a. M. (Suhrkamp), S. 145–225.]

Maturana, H. R. (1994): Was ist Erkennen? München (Piper).

Maturana, H. R. (1998): Biologie der Realität. Frankfurt a. M. (Suhrkamp).

Maturana, H. R. u. B. Pörksen (2008): Vom Sein zum Tun: Die Ursprünge der Biologie des Erkennens. Heidelberg (Carl-Auer).

Maturana, H. R. u. F. J. Varela (1982): Autopoietische Systeme: eine Bestimmung der lebendigen Organisation. In: H. R. Maturana (Hrsg.) (1982a): Erkennen: Die Organisation und Verkörperung von Wirklichkeit. Braunschweig (Vieweg), S. 170–235 [span. Orig. (1972): De máquinas y seres vivos. Santiago de Chile (Universitaria).]

Maturana, H. R. u. F. J. Varela (1987): Der Baum der Erkenntnis. Bern, München/Wien (Scherz). [span. Orig. (1984): El árbol del conocimiento. Santiago de Chile (Universitaria).]

McGoldrick, M. u. R. Gerson (1990): Genogramme in der Familienberatung. Bern (Huber).

McKinnon, L. K. a. D. Miller (1987): The new epistemology and the Milan approach: Feminist and sociopolitical considerations. *Journal of Marital and Family Therapy* 13: 139–155.

Meichenbaum, D. (1994): Treating Post-Traumatic Stress Disorder. Chichester (Wiley).

Mertens, W. (1994): Psychoanalyse auf dem Prüfstand? Eine Erwiderung auf die Meta-Analyse von Klaus Grawe. München (Quintessenz).

Metzger, W. (1982a): Psychologie zwischen Natur- und Geisteswissenschaften. In: H. Balmer (Hrsg.): Geschichte der Psychologie. Band 1. Weinheim/Basel (Beltz), S. 3–16.

Metzger, W. (1982b): Gestalttheorie im Exil. In: H. Balmer (Hrsg.): Geschichte der Psychologie. Band 1. Weinheim/Basel (Beltz), S. 659–683.

Miller, G. u. S. de Shazer (1991): Jenseits von Beschwerden: Ein Entwurf der Kurztherapie. In: L. Reiter u. C. Ahlers (Hrsg.): Systemisches Denken und therapeutischer Prozess. Berlin (Springer), S. 117–135.

Miller, G. u. S. de Shazer (2000): Mit Gefühlen arbeiten. Die Sprache der Gefühle in der lösungsorientierten Kurztherapie. *Familiendynamik* 25: 206–228.

Minde, K. (1985): Hyperaktives Syndrom (hyperkinetisches, hypermotorisches Syndrom). In: H. Remschmidt u. M. H. Schmidt (Hrsg.): Kinder- und Jugendpsychiatrie in Klinik und Praxis. Band III. Stuttgart (Thieme), S. 1–18.

Minuchin, S. (1977): Familie und Familientherapie. Freiburg (Lambertus).

Minuchin, S., B. Rosman u. L. Baker (1983): Psychosomatische Krankheiten in der Familie. Stuttgart (Klett-Cotta). [am. Orig. (1978): Psychosomatic Families: Anorexia Nervosa in Context. Cambridge, Mass. (Harvard University).]

Moreno, J. L. (1974): Psychodrama: Theorie und Praxis. Berlin (Springer).

Neimeyer, R. A. a. M. J. Mahoney (eds.) (1995): Constructivism in Psychotherapy. Washington D.C. (American Psychological Association).

Nichols, M. P. (1987): The Self in the System. Expanding the Limits of Family Therapy. New York (Brunner/Mazel).

Noack, H. (1962): Die Philosophie Westeuropas. Darmstadt (Wissenschaftliche Buchgesellschaft).

Nowotny, H. (1989): Eigenzeit. Entstehung und Strukturierung eines Zeitgefühls. Frankfurt a. M. (Suhrkamp).

Ochs, M. u. J. Schweitzer (Hrsg.) (2012): Handbuch Forschung für Systemiker. Göttingen (Vandenhoeck & Ruprecht).

O'Donohue, E. a. R. F. Kitchener (eds.) (1996): The Philosophy of Psychology. London (Sage).

Omer, H. u. A. von Schlippe (2004): Autorität durch Beziehung. Die Praxis des gewaltlosen Widerstands in der Erziehung. Göttingen (Vandenhoeck & Ruprecht).

Panksepp, J. (1998): Affective Neuroscience. The Foundations of Human and Animal Emotions. New York/Oxford (Oxford Univ.).

Parsons, T. (1951): The Social System. Glencoe (Free).

Pearce, W. B. a. V. E. Cronen (1980): Communication, Action, and Meaning. New York (Praeger).

Penn, P. (1986): ›Feed-Forward‹ – Vorwärts-Kopplung: Zukunftsfragen, Zukunftspläne. *Familiendynamik* 11: 206–222. [am. Orig. (1985): Feed-forward: Future questions, future maps. *Family Process* 24: 299–310.]

Perls, F. S. (1974): Gestalt-Therapie in Aktion. Stuttgart (Klett-Cotta), 9. Auflage 2002. [am. Orig. (1969): Gestalt Therapy Verbatim. Lafayette (Real People).]

Perrez, M. (1982): Was nützt Psychotherapie? *Psychologische Rundschau* 33: 121–126.

Pervin, L. A. (1987): Persönlichkeitstheorien. München (Reinhardt).

Petzold, H. (1973): Gestalttherapie und Psychodrama. Kassel (Nicol).

Petzold, H. G. (Hrsg.) (2012): Die Menschenbilder in der Psychotherapie. Wien (Krammer).

Piaget, J. (1973): Einführung in die genetische Erkenntnistheorie. Frankfurt a. M. (Suhrkamp).

Pinsof, W. M. (1981): Family Therapy Process Research. In: A. S. Gurman a. D. P. Kniskern (eds.): Handbook of Family Therapy. New York (Brunner/Mazel), pp. 699–741.

Prendergast, M., E. Taylor, J. L. Rapoport, J. Bartko, M. Donnelly, A. Zametkin, M. B. Ahearn, G. Dunn a. H. M. Wieselberg (1988): The diagnosis of childhood hyperactivity. A US-UK cross-national study of DSM-III and ICD-9. *Journal of Child Psychology and Psychiatry* 29: 289–300.

Prigogine, I. u. I. Stengers (1980): Dialog mit der Natur. München (Piper).

Rabin, C. (1981): The single-case design in family therapy evaluation research. *Family Process* 20: 351–366.

Reich, G. u. M. Cierpka (2010): Psychotherapie der Essstörungen: Krankheitsmodelle und Therapiepraxis – störungsspezifisch und schulenübergreifend. Stuttgart (Thieme), 3. vollst. überarb. u. erw. Aufl.

Reinecker, H. (1987): Grundlagen der Verhaltenstherapie. München (Psychologie). [3. vollst. überarb. Aufl (2005): Weinheim (Beltz)]

Reiter, L. (Hrsg.) (1986): Theorie und Praxis der systemischen Familientherapie. Wien (Facultas).

Reiter, L. (1990a): Die depressive Konstellation. Eine integrative therapeutische Metapher. *System Familie* 3: 130–147.

Reiter, L. (1990b): Identität aus systemtheoretischer Sicht. *Praxis der Kinderpsychologie und Kinderpsychiatrie* 39: 222–228.

Reiter, L. (1991): Clinical Constellations. A concept for therapeutic practice. In: W. Tschacher, G. Schiepek a. E. J. Brunner (eds.): Self-Organization and Clinical Psychology. Empirical Approaches to Synergetics in Psychology. Berlin (Springer).

Reiter, L. (1995): Das Konzept der »Klinischen Nützlichkeit«. Theoretische Grundlagen und Praxisbezug. *Zeitschrift für systemische Therapie* 13: 193–211.

Reiter, L. u. C. Ahlers (Hrsg.) (1991): Systemisches Denken und therapeutischer Prozeß. Berlin (Springer).

Reiter, L., E. J. Brunner u. S. Reiter-Theil (Hrsg.) (1988): Von der Familientherapie zur systemischen Perspektive. Berlin (Springer), 2. überarb. Aufl. 1997.

Reiter-Theil, S., L. Reiter, E. Steiner u. M. Much (1985): Einstellungen von Klienten zur Eheberatung und Beratungserfolg. *Familiendynamik* 10: 147–169.

Retzer, A., F. B. Simon, G. Weber, H. Stierlin u. G. Schmidt (1989): Eine Katamnese manisch-depressiver und schizo-affektiver Psychosen nach systemischer Familientherapie. *Familiendynamik* 14: 214–235.
Retzer, A. (2004): Systemische Paartherapie: Konzepte – Methoden – Praxis. Stuttgart (Klett-Cotta).
Retzlaff, R. (2008): Spiel-Räume. Lehrbuch der systemischen Therapie mit Kindern und Jugendlichen. Stuttgart (Klett-Cotta).
Richter, H. E. (1963): Eltern, Kind und Neurose. Stuttgart (Klett).
Roback, A. A. (1970): Weltgeschichte der Psychologie und Psychiatrie. Olten (Walter).
Roedel, B. (1994): Praxis der Genogrammarbeit. Dortmund (modernes lernen).
Rogers, C. R. (1951): Cient-centered Therapy. Boston (Houghton Mifflin). [dt. (1972): Die klientenzentrierte Gesprächspsychotherapie. München (Kindler).].
Rogers, C. R. (1961): On Becoming a Person. London (Constable). [dt. (2000): Psychotherapie aus der Sicht eines Therapeuten. Stuttgart (Klett-Cotta), 13. Auflage].
Rogers, C. R. a. B. Stevens (1967): Person to Person: The Problem of Being Human. Lafayette (Real People). [dt. (1984): Von Mensch zu Mensch. Möglichkeiten, sich und anderen zu begegnen. Paderborn (Junfermann)].
Rosenzweig, S. (1936): Some implicit common factors in diverse methods of psychotherapy. *American Journal of Orthopsychiatry* 6: 412–415.
Roth, G. (1987): Autopoiese und Kognition: Die Theorie H. R. Maturanas und die Notwendigkeit ihrer Weiterentwicklung. G. Schiepek (Hrsg.): Systeme erkennen Systeme. München (Psychologie), S. 50–74.
Roth, G. (2001): Fühlen, Denken, Handeln. Wie das Gehirn unser Verhalten steuert. Frankfurt a. Main (Suhrkamp).
Roth, G. a. H. Schwegler (1990): Self-organization, emergent properties and the unity of the world. In: W. Krohn, G. Küppers a. H. Nowotny (eds.) (1990): Selforganization. Portrait of a Scientific Revolution. Sociology of the Sciences. Vol. XIV. Yearbook 1990. Dordrecht/Boston/London (Kluwer), pp. 36–50.
Rotthaus, W. (1990): Stationäre systemische Kinder- und Jugendpsychiatrie. Dortmund (modernes lernen).
Rotthaus, W. (Hrsg.) (2001): Systemische Kinder- und Jugendlichenpsychotherapie. Heidelberg (Carl-Auer).
Rowan, J. a. M. Cooper (eds.) (1999): The Plural Self. Multiplicity in Everyday Life. London (Sage).
Ruf, G. D. (2005): Systemische Psychiatrie. Ein ressourcenorientiertes Lehrbuch. Stuttgart (Klett-Cotta).
Rufer, M. (2012): Erfasse komplex, handle einfach. Systemische Psychotherapie als Praxis der Selbstorganisation – ein Lernbuch. Göttingen (Vandenhoeck & Ruprecht).
Rutter, M., O. Chadwick a. R. Schachar (1983): Hyperactivity and minimal brain dysfunction: Epidemiological perspectives on questions of cause and classification. In: R. E. Tarter, (ed.): The Child at Psychiatric Risk. Oxford (Oxford Univ.), pp. 80–107.
Sachse, R. u. J. Howe (Hrsg.) (1989): Zur Zukunft der klientenzentrierten Psychotherapie. Heidelberg (Asanger).
Sadler, J. Z. a. Y. F. Hulgus (1991): Clinical controversy and the domains of scientific evidence. *Family Process* 30: 21–36.
Saile, H. (1997): Wenn sich alles nur noch um das hyperaktive Kind dreht: Zur Integration verschiedener Behandlungsansätze unter systemischer Perspektive. In:

F. Baumgärtel, F.-W. Wilker u. U. Winterfeld (Hrsg.): Innovation und Erfahrung. Analysen, Planungen und Erfahrungsberichte zu psychologischen Arbeitsfeldern. Bonn (Deutscher Psychologen), S. 145–156.

Saile, H. u. I. Forse (2002): Allgemeine und differenzielle Effekte von behavioraler und systemischer Familientherapie bei Aufmerksamkeitsdefizit-/Hyperaktivitätsstörungen von Kindern. *Zeitschrift für Klinische Psychologie, Psychiatrie und Psychotherapie* 50: 281–299.

Saile, H. u. J. Trosbach (2001): Behaviorale und systemische Familientherapie bei Aufmerksamkeitsdefizit-/Hyperaktivitätsstörungen von Kindern: Unterschiede in der Einschätzung von Experten und im beobachtbaren Therapeutenverhalten. *Zeitschrift für Klinische Psychologie, Psychiatrie und Psychotherapie* 49: 33–48.

Satir, V. (1964): Conjoint Family Therapy – A Guide to Theory and Technique. Palo Alto (Science & Behavior). [dt. (1977): Familienbehandlung. Freiburg (Lambertus), 2. Auflage.]

Satir, V. (1975): Selbstwert und Kommunikation. München (Pfeiffer). [am. Orig. (1972): Peoplemaking. Palo Alto (Science & Behavior)]

Schiepek, G. (1986): Systemische Diagnostik in der Klinischen Psychologie. München (Psychologie).

Schiepek, G. (1988a): Beitrag zu einer Diskussion im Vorfeld systemischer Methodologie. *Zeitschrift für systemische Therapie* 6: 74–80.

Schiepek, G. (1988b): Psychologische Praxis und Forschung: ein methodologischer Entwurf aus systemischer Sicht. In: L. Reiter, E. J. Brunner u. S. Reiter-Theil (Hrsg.): Von der Familientherapie zur systemischen Perspektive. Berlin (Springer), S. 51–73.

Schiepek, G. (1991): Systemtheorie der Klinischen Psychologie. Braunschweig (Vieweg).

Schiepek, G. (1993): Lebensformen in der postmodernen Gesellschaft: Konsequenzen für die Therapie. *Systeme* 7: 16–28.

Schiepek. G. (1999): Die Grundlagen der systemischen Therapie. Theorie, Praxis, Forschung. Göttingen (Vandenhoeck & Ruprecht).

Schiepek, G. (2010): Systemische Forschung. Eine Positionsbestimmung. *Familiendynamik* 35: 60–70.

Schiepek, G. (2012): Systemische Forschung – ein Methodenüberblick. In: M. Ochs u. J. Schweitzer (Hrsg.): Handbuch Forschung für Systemiker. Göttingen (Vandenhoeck & Ruprecht), S. 33–68.

Schiepek, G. u. G. Strunk (1994): Dynamische Systeme. Grundlagen und Analysemethoden für Psychologen und Psychiater. Heidelberg (Asanger).

Schlippe, A. von u. J. Schweitzer (1996): Lehrbuch der systemischen Therapie und Beratung. Göttingen (Vandenhoeck & Ruprecht); erw. Auflage (2012): Lehrbuch der systemischen Therapie und Beratung I. Das Grundlagenwissen.

Schmela, M. (2004): Vom Zappeln und vom Philipp. ADHS: Integration von familien-, hypno- und verhaltenstherapeutischen Behandlungsansätzen. Heidelberg (Carl-Auer).

Schmidbauer, W. (1971): Psychotherapie. Ihr Weg von der Magie zur Wissenschaft. München (Nymphenburger).

Schmidt, S. J. (Hrsg.) (1987a): Der Diskurs des Radikalen Konstruktivismus. Frankfurt a. M. (Suhrkamp).

Schmidt, S. J. (1987b): Der Radikale Konstruktivismus: Ein neues Paradigma im interdisziplinären Diskurs. In: S. J. Schmidt (Hrsg.): Der Diskurs des Radikalen Konstruktivismus. Frankfurt a. M. (Suhrkamp), S. 11–88.

Schmidt, S. J. (Hrsg.) (1991): Gedächtnis. Frankfurt a. M. (Suhrkamp).

Schorr, A. (1984): Die Verhaltenstherapie. Ihre Geschichte von den Anfängen bis zur Gegenwart. Weinheim (Beltz).

Schulsinger, F. a. S. A. Mednick (1981): Implications from the first 18 years of a prospective study on children at high risk for schizophrenia. In: E. Huber (Hrsg.): Schizophrenie. Stand und Entwicklungstendenzen der Forschung. Stuttgart (Schattauer), S. 167–198.

Schweitzer, J. u. a. von Schlippe (2006): Lehrbuch der systemischen Therapie und Beratung II. Das störungsspezifische Wissen. Göttingen (Vandenhoeck & Ruprecht).

Schweitzer, J. u. G. Weber (1982): Beziehung als Metapher: die Familienskulptur als diagnostische, therapeutische und Ausbildungstechnik. *Familiendynamik* 7: 113–128.

Seikkula, J. (2002): Offener Dialog mobilisiert selbst bei schwierigen Psychiatriepatienten die verborgenen Ressourcen. In: N. Greve u. T. Keller (Hrsg.) (2002): Systemische Praxis in der Psychiatrie. Heidelberg (Carl-Auer-Systeme), S. 141–162.

Seikkula, J. u. T. E. Arnkil (2007): Dialoge im Netzwerk. Neue Beratungskonzepte für die psychosoziale Praxis. Neumünster (Paranus).

Seligman, M. E. P. (1995): The Effectiveness of Psychotherapy. The Consumer Report Study. *American Psychologist* 50: 965–974.

Selvini Palazzoli, M., L. Boscolo, G. Cecchin u. G. Prata (1978): Paradoxon und Gegenparadoxon. Stuttgart (Klett-Cotta). [ital. Orig. (1975): Paradosso e controparadosso. Mailand (Feltrinelli).]

Selvini Palazzoli, M., L. Boscolo, G. Cecchin u. G. Prata (1981): Hypothetisieren, Zirkularität, Neutralität. Drei Richtlinien für den Leiter der Sitzung. *Familiendynamik* 6: 123–139. [am. Orig (1980): Hypothesizing – Circularity – Neutrality: Three Guidelines for the conductor of the session. *Family Process* 19: 3–18.]

Selvini Palazzoli, M. a. G. Prata (1983): A new method for therapy and research in the treatment of schizophrenic families. In: H. Stierlin, L. C. Wynne a. M. Wirsching (eds.): Psychosocial Intervention in Schizophrenia. Berlin (Springer), pp. 237–243.

Selvini Palazzoli, M., C. Stefano, M. Selvini u. A. M. Sorrentino (1992): Die psychotischen Spiele der Familie. Stuttgart (Klett-Cotta). [am. Orig. (1989): Family Games. General Models of Psychotic Processes in the Family. New York (Norton).]

Shadish, W. R., K. Ragsdale, R. R. Glaser a. L. M. Montgomery (1995): The efficacy and effectiveness of marital and family therapy. *Journal of Marital & Family Therapy* 21: 345–360. [dt. (1997): Effektivität und Effizienz von Paar- und Familientherapie: Eine metaanalytische Perspektive. *Familiendynamik* 22: 5–33.]

Shepherd, M. (1987): Formulations of new research strategies on schizophrenia. In: H. Häfner, W. F. Gattaz a. W. Janzarik (eds.): Search for the Causes of Schizophrenia. Berlin (Springer), pp. 29–38.

Shotter, J. a. K. J. Gergen (eds.) (1989): Texts of Identity. London (Sage).

Simon, F. B. (1988): Unterschiede, die Unterschiede machen. Berlin (Springer).

Simon, F. B. (1990): Meine Psychose, mein Fahrrad und ich. Heidelberg (Carl-Auer).

Simon, F. B. (1995): Die andere Seite der Gesundheit. Ansätze einer systemischen Krankheits- und Therapietheorie. Heidelberg (Carl-Auer-Systeme), 3. Aufl. 2012.

Simon, F. B. u. C. Rech-Simon (1999): Zirkuläres Fragen. Systemische Therapie in Fallbeispielen. Ein Lernbuch. Heidelberg (Carl-Auer).

Simon, F. B. u. H. Stierlin (1984): Die Sprache der Familientherapie. Ein Vokabular. Stuttgart (Klett-Cotta). [auch: Simon, F. B., U. Clement u. H. Stierlin (2004): Die Sprache der Familientherapie. Ein Vokabular. Kritischer Überblick und Integration systemtherapeutischer Begriffe, Konzepte und Methoden. Stuttgart (Klett-Cotta), 6. erw. u. überarb. Aufl.]

Simon, F. B., G. Weber, H. Stierlin, A. Retzer u. G. Schmidt (1989): »Schizo-affektive« Muster: Eine systemische Beschreibung. *Familiendynamik* 14: 190–213.

Smith, M. L., G. V. Glass a. T. I. Miller (1980): The Benefits of Psychotherapy. Baltimore, London (Johns Hopkins Univ.).

Snell, B. (1948): Die Entdeckung des Geistes. Studien zur Entstehung des europäischen Denkens bei den Griechen. Hamburg (Claassen & Goverts).

Sommer, J. (1987): Dialogische Forschungsmethoden. München (Psychologie).

Sparrer, I. (2006): Systemische Strukturaufstellungen. Theorie und Praxis. Heidelberg (Carl-Auer).

Sparrer, I. u. M. Varga von Kibéd (2000): Ganz im Gegenteil. Tetralemmaarbeit und andere Grundformen systemischer Strukturaufstelluengen. Heidelberg (Carl-Auer), 5. Aufl. 2005.

Spengler, Ch. (1997): Psychische Systeme. *Familiendynamik* 22: 363–395.

Spohr, B., A. Gantner, J. A. Bobbink u. H. A. Liddle (2011): Multidimensionale Familientherapie. Jugendliche bei Drogenmissbrauch und Verhaltensproblemen wirksam behandeln. Göttingen (Vandenhoeck & Ruprecht).

Sprenkle, D. H. (ed.) (2002): Effectiveness Research in Marriage and Family Therapy. Alexandria, VA (AAMFT).

Staabs, G. von (1964): Der Scenotest. Bern (Huber).

Stangl, W. (1989): Das neue Paradigma der Psychologie. Braunschweig (Vieweg).

Steier, F. (1988): On cybernetics as reflexive understanding. *Continuing the Conversation: A Newsletter of Ideas in Cybernetics* 12: 7–8.

Steiner, E. u. L. Reiter (1986): Zum Verhältnis von Individuum und sozialem System: Hierarchie, strukturelle Koppelung oder Interpenetration? *Familiendynamik* 11: 325–342.

Stern, D. N. (1992): Die Lebenserfahrung des Säuglings. Stuttgart (Klett-Cotta). [am. Orig (1985): The interpersonal world of the infant. New York (Basic)].

Stierlin, H. (1978): Delegation und Familie. Frankfurt a. M. (Suhrkamp).

Stierlin, H. (1983): Familientherapie: Wissenschaft oder Kunst? *Familiendynamik* 8: 364–377.

Stierlin, H. (1988): Über die Familie als Ort psychosomatischer Erkrankungen. *Familiendynamik* 13: 288–299.

Sydow, K. von, S. Beher, R. Retzlaff u. J. Schweitzer (2007): Die Wirksamkeit der Systemischen Therapie/Familientherapie. Göttingen (Hogrefe).

Szasz, T. S. (1960): The Myth of Mental Illness. *American Psychologist* 15: 113–118.

Szasz, T. S. (1972): Geisteskrankheit – Ein moderner Mythos? Grundzüge einer Theorie des persönlichen Verhaltens. Freiburg i.Br. (Olten). [s. auch vollst. überarb. u. aktual. Aufl. (2013): Heidelberg (Carl-Auer).] [am. Orig. (1961): The

Myth of Mental Illness. Foundations of a Theory of Personal Conduct. New York (Harper & Row).]

Szasz, T. S. (1979): Schizophrenie. Das heilige Symbol der Psychiatrie. Frankfurt a. M. (Fischer). [am. Orig. (1976): Schizophrenia: The Sacred Symbol of Psychiatry. New York (Basic).]

Talmon, M. (1990): Single Session Therapy: Maximizing the Effect of the First (and Often Only) Therapeutic Encounter. San Francisco (Jossey-Bass).

Tausch, R. (1968): Gesprächspsychotherapie. Göttingen (Hogrefe).

Thomä, H. u. H. Kächele (1985): Lehrbuch der psychoanalytischen Therapie. Berlin (Springer).

Toellner, R. (Hrsg.) (1986): Illustrierte Geschichte der Medizin. Band 1. Salzburg (Andreas & Andreas).

Tomm, K. (1988a): Das systemische Interview als Intervention: Teil I. Strategisches Vorgehen als vierte Richtlinie für den Therapeuten. *System Familie* 1: 145–159.

Tomm, K. (1988b): Das systemische Interview als Intervention: Teil II. Reflexive Fragen als Mittel zur Selbstheilung. *System Familie* 1: 220–243.

Tomm, K. (1989): Das systemische Interview als Intervention: Teil III. Lineale, zirkuläre, strategische oder reflexive Fragen? *System Familie* 2: 21–40.

Tomm, K. (1994): Die Fragen des Beobachters. Heidelberg (Carl-Auer).

Ullmann, L. P. a. L. Krasner (1969): A Psychological Approach to Abnormal Behavior. Englewood Cliffs (Prentice-Hall).

Varela, F. J. (1976): Not one, not two. *CoEvolution Quarterly* 11: 62–67.

Varela, F. J. (1979): Principles of Biological Autonomy. New York, Oxford (Elsevier North Holland).

Varela, F. J. (1989): Reflections on the circulation of concepts between a biology of cognition and systemic family therapy. *Family Process* 28: 15–24.

Varela, F. J. (1990): Kognitionswissenschaft – Kognitionstechnik. Frankfurt a. M. (Suhrkamp).

Varela, F. J., E. Thompson u. E. Rosch (1992): Der Mittlere Weg der Erkenntnis. Bern (Scherz) [am. Orig. (1991): The Embodied Mind. Cambridge, Mass. (MIT-Press).]

Vattimo, G. (1990): Das Ende der Moderne. Stuttgart (Reclam).

Voß, R. (Hrsg.) (1983): Pillen für den Störenfried? München (Reinhardt u. Hoheneck).

Voß, R. (1987): Anpassung auf Rezept. Die fortschreitende Medizinisierung auffälligen Verhaltens von Kindern und Jugendlichen. Stuttgart (Klett-Cotta).

Voß, R. u. R. Wirtz (1999): Keine Pillen für den Zappelphilipp. Alternativen im Umgang mit unruhigen Kindern. Reinbek bei Hamburg (Rowohlt).

Wahrig (1997): Deutsches Wörterbuch. Gütersloh (Bertelsmann), 6. Aufl.

Wampold, B. E. (2001): The Great Psychotherapy Debate. Models, Methods, and Findings. Mahwah, N. J. (Lawrence Erlbaum).

Wampold, B. E. (2010): The Basics of Psychotherapy. An Introduction to Theory and Practice. Washington D.C. (American Psychological Ass.).

Watzlawick, P., J. H. Beavin u. D. D. Jackson (1969): Menschliche Kommunikation. Bern (Huber). [am. Orig. (1967): Pragmatics of Human Communication. New York (Norton).]

Watzlawick, P., J. H. Weakland u. R. Fisch (1974): Lösungen. Zur Theorie und Praxis menschlichen Wandels. Bern/Stuttgart/Wien (Huber). [am. Orig. (1974): Change: Principles of Problem Formation and Problem Resolution. New York (Norton).]

Weakland, J. H., R. Fisch, P. Watzlawick a. A. M. Bodin (1974): Brief Therapy: Focused problem resolution. *Family Process* 13: 141–168.

Weber, G. (Hrsg.) (1993): Zweierlei Glück. Die systemische Psychotherapie Bert Hellingers. Heidelberg (Carl-Auer-Systeme).

Weber, G. (Hrsg.) (2000): Praxis des Familien-Stellens. Heidelberg (Carl-Auer-Systeme).

Weber, G., G. Schmidt u. F. B. Simon (2005): Aufstellungsarbeit revisited ... nach Hellinger? Heidelberg (Carl-Auer).

Weber, G. u. F. B. Simon (1987): Systemische Einzeltherapie. *Zeitschrift für systemische Therapie* 5: 192–206.

Weber, G., F. B. Simon, H. Stierlin u. G. Schmidt (1987): Die Therapie der Familien mit manisch-depressivem Verhalten. *Familiendynamik* 12: 139–161.

Weber, G. u. H. Stierlin (1989): In Liebe entzweit. Reinbek (Rowohlt).

Weiss, T. (1988): Familientherapie ohne Familie. München (Kösel).

Wells, R. A. a. A. E. Dezen (1978): The results of family therapy revisited: The non-behavioral methods. *Family Process* 17: 251–274.

Welsch, W. (1988): Unsere postmoderne Moderne. Weinheim (VCH, Acta humaniora).

Welter-Enderlin, R. u. B. Hildenbrand (1996): Systemische Therapie als Begegnung. Stuttgart (Klett-Cotta).

Welter-Enderlin, R. u. B. Hildenbrand (Hrsg.) (1998): Gefühle und Systeme. Die emotionale Rahmung beraterischer und therapeutischer Prozesse. Heidelberg (Carl-Auer-Systeme).

Westmeyer, H. (1978): Wissenschaftstheoretische Grundlagen Klinischer Psychologie. In: U. Baumann, H. Berbalk u. G. Seidenstücker (Hrsg.): Klinische Psychologie. Trends in Forschung und Praxis. Band 1. Bern (Huber), S. 108–132.

White, M. (1989a): The externalizing of the problem and the re-authoring of lives and relationships. In: M. White (Hrsg.): Selected Papers. Adelaide (Dulwich Centre), pp. 5–28.

White, M. (1989b): Der Vorgang der Befragung: eine literarisch wertvolle Therapie? *Familiendynamik* 14: 114–128.

White, M. a. D. Epston (1989): Literate Means to Therapeutic Ends. Adelaide (Dulwich Centre). [dt. (1990): Die Zähmung des Monsters. Heidelberg (Carl-Auer).

Willke, H. (1982): Systemtheorie. Ein Einführung in die Grundprobleme. Stuttgart (Gustav Fischer). [auch (2000): Systemtheorie I: Grundlagen. Stuttgart (Lucius & Lucius), 6. Aufl.]

Wing, J. K. (1987): History, classification, and research strategies: Discussion. In: H. Häfner, W. F. Gattaz a. W. Janzarik (eds.): Search for the Causes of Schizophrenia. Berlin (Springer), pp. 39–43.

Wirsching, M. u. P. Scheib (Hrsg.) (2002): Paar- und Familientherapie. Heidelberg (Springer).

Wirth, J. V. u. H. Kleve (Hrsg.) (2012): Lexikon des systemischen Arbeitens. Heidelberg (Carl-Auer).

Wischka, B. u. C. Beckers (Hrsg.) (1990): Psychologie im System Justizvollzug. Band 6. Linden (Kriminalpädagogischer).

Wolman, B. B. (1960): Contemporary Theories and Systems in Psychology. New York (Harper & Row).

Woodward, C. A., J. Santa-Barbara, S. Levin a. N. B. Epstein (1978): Aspects of consumer satisfaction with brief family therapy. *Family Process* 17: 399–407.

Wynne, L. C. (1988): Zum Stand der Forschung in der Familientherapie: Probleme und Trends. *System Familie* 1: 4–22.

Young, J. E., J. S. Klosko u. M. E. Weishaar (2005): Schematherapie. Ein praxisorientiertes Handbuch. Paderborn (Junfermann).

Zeig, J. K. a. S. B. Gilligan (eds.) (1990): Brief Therapy. Myths, Methods, and Metaphors. New York (Brunner/Mazel).

Zimmer, D. (Hrsg.) (1983): Die therapeutische Beziehung. Weinheim (edition psychologie).

Zubin, J. (1987): Epidemiology and course of schizophrenia. In: H. Häfner, W. F. Gattaz a. W. Janzarik (eds.): Search for the Causes of Schizophrenia. Berlin (Springer), pp. 114–119.

Über den Autor

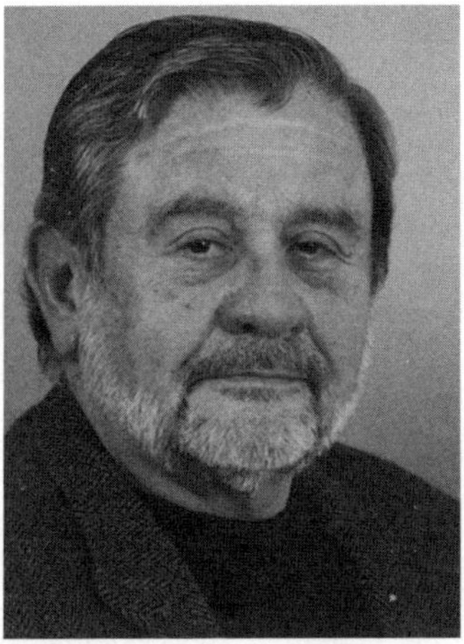

Kurt Ludewig, geb. 1942 in Valparaiso, Chile, Dr. phil., Diplom-Psychologe. 1974–1992 Klinischer Psychologe und Dozent an der Abteilung für Kinder- und Jugendpsychiatrie der Universität Hamburg; 1992–2004 Leitender Psychologe der Klinik für Kinder- und Jugendpsychiatrie und Psychotherapie der Universität Münster. 1984 Mitgründer des Instituts für systemische Studien e. V. Hamburg, 1993–1999 Gründungsvorsitzender der deutschen Systemischen Gesellschaft e. V., 2001–2005 Vorstandsmitglied der Kammer der Nationalen Organisationen an der European Family Therapy Association (EFTA).

Arbeitsschwerpunkte: Systemische Beratung und Supervision mit Einzelnen, Paaren, Familien, Gruppen und Teams.

Veröffentlichungen u. a.: *Einführung in die theoretischen Grundlagen der systemischen Therapie* (2., akt. Aufl. 2009), *Entwicklungen systemischer Therapie* (2013) sowie mehr als 150 Fachpublikationen zum systemischen Denken, zur Psychotherapie und systemischen Therapie.

Kontakt: mail@ludewigs.eu
www.kurtludewig.de